U0295715

社区卫生服务
实践指导

PRACTICAL GUIDANCE OF
COMMUNITY HEALTH SERVICE

主　编　邢文华

副主编　韩丽媛　王应白

上海交通大学出版社
SHANGHAI JIAO TONG UNIVERSITY PRESS

内容提要

本书分四部分:第一部分为全科医学实践,从全科医生的角度,主要对从实践前的准备到实践中的各个具体环节进行指导;第二部分为社区卫生服务实践,从公共卫生人员和管理人员的角度,介绍了常用的社区卫生服务方法以及社区卫生服务实践中的关键环节;第三部分为全球社区卫生服务发展现状,介绍全球社区卫生服务发展对我国的借鉴意义;第四部分为社区卫生服务相关制度,对社区卫生服务相关制度实施效果进行了分析。本书融合了全科医学、公共卫生管理以及卫生政策学的相关专业知识,在把握社区卫生服务发展全局下,从社区卫生服务从业者的角度,介绍和分析社区卫生服务实践。

本书适用于高等院校医学专业学生,也可作为社区卫生从业人员开展工作的参考书。

图书在版编目(CIP)数据

社区卫生服务实践指导/邢文华主编.—上海:上海交通大学出版社,
2017
ISBN 978 - 7 - 313 - 14447 - 8

Ⅰ.①社… Ⅱ.①邢… Ⅲ.①社区服务-卫生服务-高等学校-教材
Ⅳ.①R197.1

中国版本图书馆 CIP 数据核字(2016)第 016544 号

社区卫生服务实践指导

主　　编:邢文华
出版发行:上海交通大学出版社　　　　　　地　　址:上海市番禺路 951 号
邮政编码:200030　　　　　　　　　　　电　　话:021 - 64071208
出 版 人:谈　毅
印　　制:上海景条印刷有限公司　　　　　经　　销:全国新华书店
开　　本:710mm×1000mm　1/16　　　印　　张:14.5
字　　数:275 千字
版　　次:2017 年 12 月第 1 版　　　　　印　　次:2017 年 12 月第 1 次印刷
书　　号:ISBN 978 - 7 - 313 - 14447 - 8/R
定　　价:45.00 元

编写委员会

主　编　邢文华(宁波大学医学院)

副主编　韩丽媛(宁波大学医学院)

　　　　王应白(宁波市江北区文教街道社区卫生服务中心)

编　委(按姓氏拼音排序)

　　　　方　坚(宁波市镇海区妇幼保健院)

　　　　傅海蛟(宁波市江北区孔浦街道社区卫生服务中心)

　　　　郭春燕(宁波市江北区孔浦街道社区卫生服务中心)

　　　　林伟良(宁波市鄞州区横溪中心卫生院)

　　　　张　静(宁波市鄞州区明楼街道社区卫生服务中心)

　　　　张莉娜(宁波大学医学院)

前　言

　　社区卫生服务是公共卫生、医疗服务、医疗保障、药品供应四大体系的重要交汇点，国内外相关的研究都共同表明社区卫生服务是使城市的居民基本卫生服务需求可以得到满足的最佳方式。其为居民提供的便捷、连续、综合、廉价以及协调的卫生服务，不论是政府，还是社会各界都给予了高度重视。

　　社区卫生服务是我国卫生体系的重要环节，也是目前卫生改革的重点。在1997年，《中共中央、国务院关于卫生改革与发展的决定》中就对城市卫生服务的体系建设以及发展进行了明确的规划，并且提出了对我国城市卫生服务体系进行改革，各项政策及措施纷至沓来，并逐步合理化，社区卫生服务机构已经成为为群众提供方便的卫生服务网络的重要环节。截至2011年底，我国98％的城市已完成社区卫生服务体系建设，初步形成了一支从事社区卫生服务的医疗卫生队伍。近10年来，国家对社区卫生服务重视程度也越来越高，相继出台文件和规定，以规范和强化社区卫生服务工作，社区卫生服务已经成为进行医药卫生体制改革的重点。2010年，国家六部委印发了《以全科医生为重点的基层医疗卫生队伍建设规划》（发改社会〔2010〕561号），提出"到2020年，通过多种途径培养30万名全科医生，逐步形成一支数量适宜、质量较高、结构合理、适应基本医疗卫生制度需要的基层医疗卫生队伍，基本满足'小病在基层'的人力支撑要求"。同年，我国全科医师规范化培养纳入住院医师规范化培养，自此进入标准化与同质化培养进程。2011年，《国务院关于建立全科医生制度的指导意见》（国发〔2011〕23号）正式出台，决定建立全科医生制度，并计划"到2020年，在我国初步建立充满生机和活力的全科医生制度，基本形成统一规范的全科医生培养模式和'首诊在基层'的服务模式，基本实现城乡每万名居民有2～3名合格的全科医生，全科医生服务水平全面提高，基本适应人民群众基本医疗卫生服务需求"。实践层面,自 2010 年以来,北京、上海等发达地区积极探索并创新了多种全科医疗模式,包括全科医疗团队、家庭医生责任制等,试图全面促进社区卫生服务多功能并进。总之,我国各地社区卫生服务机构建设渐成体系,服务功能逐步到位,社区卫生服务的成效初步显现。然而,卫生资源投入相对不足,全科实用型人才培养缺乏,卫生服务质量有待提升,对双向转诊的意义认识不高等问题仍较为突出。

医学教育对于社区卫生服务相关内容的重视度也在升高。在 2008 年版的《本科医学教育标准—临床医学专业(试行)》中,临床医学专业毕业生应达到的基本要求提及:知识目标应"掌握全科医学基本知识",技能目标应"具备从事社区卫生服务的基本能力";在《中国本科医学教育标准——临床医学专业(2016 年)》中要求将全科医学课程作为核心课程,并在中国临床医学本科专业毕业生应达到的科学和学术、临床能力、健康与社会、职业素养等 4 个领域的基本要求中多次提及社区卫生相关内容。应对上述标准,国内各相关院校大多将全科医学理论和社区卫生实践作为教学内容。

本书对我国社区卫生服务实践过程中涉及的相关内容进行了论述和总结,同时结合国内外社区卫生服务发展的脉络和现状以及相关文件法规的解读,对我国社区卫生服务发展的趋势进行了分析。以上内容不但对医学生和社区卫生服务从业人员在社区卫生实践中将遇到的理论和实践问题起到指导作用,更能使医学生和社区卫生服务从业人员明确社区卫生服务发展趋势、坚定工作定位和职责具有积极的意义。

目　录

第三部分　国外社区卫生服务发展状况

第一部分

全科医学实践

第 1 章

实践前的准备

欢迎加入全科医学队伍！当你首次到达社区卫生服务机构时你可能会听到这样的欢迎词。全科医学注重情感交流。全科医生每天要与工作人员、护士当然还有他们的患者交往。其为人处世之技巧是个人素质的体现,工作人员、护士也需具备这样的素质。在全科医疗诊室实习的过程中全科医生想了解您的情况,你无须感到惊讶。因为这是他们的特点,也是全科医学的特点。

任何实习开始时,迈出正确的第一步是至关重要的。其关键在于自己,要有风度。当你的工作伙伴或者带教老师充分了解你之后,他们会和你相处得很融洽。你要尊敬你所遇到的每一个人。虽然责任不同,但在成功的以全科医师为骨干的社区卫生服务团队中,各位成员往往采用"合理分工—协同工作—分工不分家"的协作工作方式。每位成员都能够,也愿意为你们了解全科医学做出自己的贡献。

一、实习前的准备

医学生即将踏上实习岗位,很多同学对即将到来的实习生活充满期待、焦虑、彷徨、痛苦等很多复杂的情绪。对于各位同学的种种情绪,有很多的原因。期待踏上社会,享受所谓成人的自由,期待不受学校各种规章制度的约束;焦虑的是即将踏入的实习生活,害怕自己掌握知识匮乏,无法回答带教老师和病人的提问,无法适应实习地点的衣食住行等;彷徨的是今后自己的就业方向是什么,自己的归宿在哪里？痛苦的是即将与朝夕相处的师长、同学分离,心中多有不舍。医学生在实习前需要做的准备主要包括以下。

1. 理论知识的准备

先好好复习《诊断学》和《全科医学概论》,尽量多记,尤其是各种检查,要力争能看懂各种检验单,熟悉全科医学的基本思想和理论框架。当然,内、外、妇、儿也是需要抽时间多复习的。一般来讲,实习生到任何一个社区卫生服务机构都会被安排实习这些科室,要掌握这些临床常见病的诊断治疗预后等,要是提前知道自己实习单位的情况,提前了解一下自己实习机构的主要特色、运行模式以及辖区居民的常见病和多发病。

2. 实习工具的准备

实习之前准备好红色笔和黑色钢笔或中性笔,以便在带教老师需要你书写的时候随时来用。实习的时候当然少不了听诊器、白大褂,不管到哪一个科室,必须配备这些物品。另外,需要准备一个本子,用作实习笔记。带教老师应诊时遇到不懂的问题,及时记下来,以备好好地回顾复习;遇到好的治疗方法也可以及时地记在本子上。这个实习笔记是你实习的第一手资料,将来有可能对你的工作起到很大的帮助。

3. 实习区域的准备

对于到不熟悉区域实习,实习前多了解该区域,为做到心中有数早作准备。实习单位所在区域的了解主要包括社会环境、人文环境、自然环境,甚至居民可以利用的卫生机构、运动场所以及居民的人口学构成情况、经济状况、总体健康水平等,因为居民的社会背景、社区背景也是影响居民健康的重要因素。

4. 实习机构的准备

了解和熟悉实习机构的运行模式、主要特色、常设机构、诊治流程以及主要人员的专长,便于为患者提供整体化服务和内部转诊服务;了解实习机构的规章制度,作为一名实习生,要严格遵守实习机构的各项规章制度,明确自己实习目的,尤其须注重自己的仪表仪态。

5. 常用药物的准备

我国社区卫生服务机构大多已实行基本药物制度,故在实习前应了解实习单位的常用药物的目录、使用要求,熟悉医保部门对实习机构的药物使用规定。对不熟悉的药物要争取机会把科室里的药品说明书收集起来。

总之,社区实习的好坏直接影响着将来工作的质量与发展,实习不同于理论教学,是医学院校长期以来关心和研究的课题。因此,需要每一名医学生高度重视。

二、适应新环境

全科医学诊室与其他实习场所不同。这里融合了急诊的速度、精神病学的沟通技巧、外科的手眼协调能力以及内科的查体技能。所有这一切都是在 10～15 分钟内进行的,而且涵盖了各种医学知识。同时,你的带教老师也会有他们的专业特长。

要适应这个环境需要很多技巧：

一是适时提问。如果很少被提问,带教老师和护士很可能认为你已经掌握了其实你并未真正掌握的知识,所以应向他们提出各种问题。对于尚未掌握的操作可请他们做示范。带教老师希望学生们表现出渴望学习的愿望,他们也甘愿去教并从中获取新经验,学到新知识。

二是当查看患者时,请老师指导。带教老师查看患者之前可能仅给你 5 分钟时间采集基本病史,做简单的检查。向老师请教特殊患者就诊时哪些信息是最重要的。许多患者可能患有多种疾病。一位称职的带教老师将会指出需特别关注但患者却未注意的问题。在 5 分钟之内谈论 4～5 个有关疾病的问题是很困难的,但是如果从开始就有的放矢,你就有了一个获得所需信息的好机会。

三将所见所闻记录下来。全科医疗诊室会要求实习生对接诊的患者进行登记。即使没有被要求,记录也是非常有益的。日间很少有时间查阅医学信息,在一天快结束时,利用数分钟的时间来查阅你所遇到的不熟悉的疾病。查阅之后,可向带教老师提出余下的问题。全科医生都愿意讨论这种将医学知识应用于患者的艺术。

最后,将患者作为知识的源泉。就诊于带教老师的患者都愿意遇见学生要探讨疾病之外有关他们生活的话题。患者对医生最满意的是医生能将他们视为常人并关心他们。当他们对你感到满意时,他们会告诉你在这之前他们想告诉医生的一些信息。可以告诉患者体检结果,如果你认为听到了杂音,要询问他们是否曾经被告知有杂音。如果没有,要让他们放心,你将让医生再为其检查以确定是否有杂音。要询问他们所认为的病因之所在,并选择一些较随意的话题。尽管由于时间限制需直截了当,但让患者详述病情可能会更节省时间。

第 2 章

全科医学的基本内容

一、全科医学的定义

全科医学又称家庭医学,作为临床二级学科,它是第 20 个医学专科。全科医学以服务为特征,即:①基层医疗保健,是患者进入健康服务系统最先接触的专业服务及途径;②连续性服务,是一种从生前到死后的全过程服务;③综合性服务,服务对象包括所有年龄、性别、疾患类型,综合了生物临床和行为科学;④协调性服务,协调其他医务工作者为患者提供优先便捷的服务,负责转会诊及解释;⑤人性化服务,以患者为中心;⑥以家庭为单位照顾,针对所有家庭成员,以家庭为背景进行服务。

管理患者是全科医生必备的基本技能:全科医生每天都要接诊许多未经筛查的不明疾病的患者,并肩负着长期的治疗任务。一名理想的全科医生应负责对所有患者当前以及可能出现的健康问题进行诊治(即使这种诊治是次要的)。帮助患者走过健康服务的复杂迷宫是全科医师必须履行的职责,同时也是备受患者欢迎的角色。

二、全科医学的目标

全科医学是否成功地实现了以服务为特征的目标? 答案既是肯定的也是否定的。考虑到实习生的实习场所、实习目标和对全科医学的了解,如此回答问题具有一定的局限性。

从数量上看,我国 2013 年底每万常住人口全科医生数(人)为 1.07 人,远远低于欧美国家全科医生所占比例,《全国医疗卫生服务体系规划纲要(2015—2020)》指出到 2020 年此数量将达到 2.0 人。从总体上看,与其他专业相比,基层医疗保健从业人员特别是全科医生将有大幅度的增加,以满足基层卫生服务的需求。

从质量上看,基层医疗保健体系的运行已为健康和经济方面带来了益处。然而,有充分证据表明我国的卫生体系与基层医疗保健体系尚存很多问题。总体而言,我国医疗卫生资源总量不足、质量不高、结构与布局不合理、服务体系碎片化、部分公立医院单体规模不合理扩张等问题依然突出。基层医疗卫生机构服务能力不足,利用效率不高,在实现连续性服务、以患者为中心服务以及以人为本的服务目标上尚有较大的发展余地。

三、全科医学的差异

全科医学在许多方面与其他基层医疗保健专业相似。全科医生是综合程度较高的医学人才,主要在基层承担预防保健、常见病多发病诊疗和转诊、病人康复和慢性病管理、健康管理等一体化服务。然而就目前情况而言,全科医学涉及更多的医疗操作、精神保健、妇科检查。

具体而言,全科医生与其他医生的差异主要体现以下几个方面。

1. 全科医生和其他医生服务宗旨与责任不同

专科医疗和全科医疗负责健康与疾病发展的不同阶段。专科医疗负责疾病形成以后一段时期的诊治,其宗旨是根据科学对人体生命与疾病本质的深入研究来认识与对抗疾病。当遇到现代医学无法解释或解决的问题时,专科医疗就不得不宣布放弃其对病人的责任。在这种意义上,专科医生类似于"医学科学家",即充分体现了医学的科学性方面。由于专科医疗强调根除或治愈疾病,可将其称为治愈医学(cure medicine)。

全科医疗负责健康时期、疾病早期乃至经专科诊疗后无法治愈的各种病患的长期照顾,其宗旨关注的中心是人而不是病,无论其服务对象有无疾病(disease,生物医学上定位的病种)或病患(illness,有症状或不适),全科医疗都要为其提供令人满意的照顾,也即它对自己的"当事人"具有不可推卸的责任。因此,全科医师类似于"医学服务者"与"管理者",其工作遵循"照顾"的模式,其责任既涉及医学科学,又延及与这种服务相关的各个专业领域(包括医学以外的行为科学、社会学、人类学、伦理学、文学、艺术学等),其最高价值既有科学性,又顾及服务对象的满意度,即充分体现了医学的艺术性方面。此外,随着社会进步和民众健康需求的增加,基层医疗的公平性、经济性与可及性日益显现,于是关于经济学的考虑也成为全科医疗中重要的价值之一;这更体现了医学的公益性。

2. 全科医生和其他医生服务内容与方式不同

专科医疗处于卫生服务的金字塔的上部,其所处理的多为生物医学上的重病,往往需要动用昂贵的医疗资源,以解决少数人的疑难问题。其方式为各个不同专科的高新技术。全科医疗处于卫生服务的金字塔底层,处理的多为常见健康问题,其利用最多的是社区和家庭的卫生资源,以低廉的成本维护大多数民众的健康,并干预各种无法被专科医疗治愈的慢性疾患及其导致的功能性问题。这些问题往往涉及服务对象的生活方式、社会角色和健康信念。

3. 全科和通科医生

(1) 在大多数的国家,全科医生和通科医生是同时存在的。全科医生是专科医生,可以在综合性医院开业或私人开业,有较高的收入和学术地位、社会地位;而通科医生不是专科医生,只能自己开业,收入较低,学术地位和社会地位也较低。

(2) 我国的医学院校毕业生在确定去那个专科医院之前都是通科医生,虽然他们也掌握了广泛的知识和技能,但他们不是全科医生,因为他们不完全具备全科医生的标准。要得到全科医生资格证书,应该先通过国家规定的医师资格考试,然后才能参加全科医生资格考试。

四、全科医生与全能专家

从本质和功能来说,全科医生有可能成为一名全能专家(generalist),但全科医学专业的全能专家不同于其他专业的专家(specialist)。全科医学专家和其他医学专家在卫生服务体系中起到不可或缺的作用。其他专家(specialist)是在某一个医学领域中的专家,需要更可能多地了解该领域的更深、更细的知识和技能,从而为该领域的患者或者医学问题提供服务。而全科医学专家(generalist)以服务、管理整个卫生领域为己任,需要对所有医学相关知识和技能的基本内容有所涉猎,从而维持整个医学领域的最佳利益,所以全科医学专家以更广的知识和技能范围为特色,不追求某方面或者领域知识和技能的更深、更细。因此,全科医学专家并不是需要涵盖所有医学知识,也不是其他专家就一定要强于全科医学专家

全科医生要成为一名全能专家(generalist),了解你自身的不足是关键。重要的是全科医师是各种问题的处理者而不是各种问题的专家。全科医生遇到问题时可请进来(会诊),有时走出去(转诊)。优秀网上资源的相关论文和电子图书可成为全科医生的智慧之源。大多数全科医生是以团队方式进行工作,他们之间相互协作,取长补短,共同完成各项操作。

五、全科医生可以开展哪些技术操作?

2014 年我国卫计委出台了《住院医师规范化培训内容与标准(试行)》,其中,

全科培训细则中对全科医生的必须掌握的技术操作进行了详细的规定,为全科医疗技能操作提供了发展方向。但我国全科医生的培养尚处于早期阶段,各种技术操作正在逐步培训中。

全科培训细则规定的全科医生需要掌握的技术操作(2014)

类别	需要掌握的操作技术
内科	系统查体和物理诊断 吸痰术 胸部 X 射线读片 心电图机操作,书写心电图诊断报告(包括左、右心室肥大,心房肥大,左右束支传导阻滞,房室传导阻滞,心肌梗死及各种常见心律失常) 直肠指诊检查技术 临床常用检验正常值及临床意义
神经内科	体格检查 头颅 CT 阅片
儿科	小儿生长发育与评估 小儿查体方法 婴儿配奶方法 小儿用药特点、药物剂量计算方法
外科	外科疾病的查体和物理诊断 无菌操作 小伤口清创缝合 各种伤口换药与拆线 体表肿物切除 浅表脓肿的切开引流 小夹板、石膏固定 疼痛封闭治疗 肛门指诊操作
妇产科	围生期保健 更年期保健 计划生育
急诊科	初级心肺复苏技术、电除颤术、简易呼吸器的使用 洗胃术操作方法及准备工作 创伤的包扎止血固定
眼科	视力检查、眼底镜的使用及正常眼底的识别 眼冲洗治疗 外眼一般检查 结膜异物处理方法

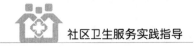

（续表）

类别	需要掌握的操作技术
耳鼻喉科	外鼻、鼻腔、鼻窦、外耳、鼓膜及咽喉的检查方法 鼻镜、耳镜的使用方法
全科医疗	健康档案的书写与使用 健康教育 家庭访视 规范管理高血压 规范管理糖尿病 管理家庭病床
基本公共卫生服务	新生儿访视 儿童智力发育测查 儿童预防接种 老年人健康综合评估

第 3 章

医学生在全科医学实习期间的职责

一、全科医学实习与住院实习或专科实习的比较

与住院实习或专科实习不同(患者因 1～2 个问题就诊),全科医学实习面对的患者各不相同,且患者常因多个复杂的医学和心理学问题而就诊。此外,还要面临全面卫生服务的挑战(危险因素的识别、疾病的预防和健康促进),而这些都要在相当短的就诊期间内完成。开始时完成这些工作对于实习生似乎是非常困难的,特别是转科初期。然而,在全科医学实习中,通过组织安排和实践,学生可以掌握应对和处理这些挑战的技能。

二、获取病史和完成体检

初诊患者的病史资料可以通过 2～3 次就诊而收集完善。每次就诊开始时先询问一些患者认为重要的问题。在倾听患者叙述病史的同时可询问其他健康方面的需求。例如,近期健康状况、慢性疾病病情等。当了解患者所关心的问题之后,医学生必须确定重点(一种内在的脑力工作),明确本次就诊需要解决的问题。与初诊患者首次接触的目标是建立一种和谐的关系,了解患者的病痛,并确保患者再次就诊进行随访。

体格检查的重点取决于患者的主诉。例如,患者主诉下背部疼痛,就没有必要做头颅五官检查。如果患者所患慢性疾病病情平稳,急性疾病似乎较为严重,那么此次就诊就可以用较短的时间来关注慢性疾病。如果更为详细的心理或健康相关行为的信息有助于患者病情的诊治,那么,获取此信息是很重要的。如果患者主诉上腹痛,应询问患者是否饮酒、有无应激情况。

对于初诊患者要获取完整的病史,包括家族史和遗传史、社会史、既往病史和

健康相关行为(HRB),并开始着手全面的体格检查。实习结束时,学生应能够在30分钟内完成初诊患者的病史采集和体格检查。

三、向教师汇报

在与带教老师初次会见时,要向他们请教如何汇报患者的情况。在获取病史和完成体检后向老师汇报病情之前,利用几分钟的时间来理顺思路,然后以条理清晰、重点突出的方式进行汇报。在汇报中应包括鉴别诊断,必要时可以说"我不知道"(如果这是以医学知识作为基础)。你的带教老师也可能说"我不知道"。这是你在网上或教科书中查阅信息的好机会,并在下次值班时把这些信息告诉教师。这种行为是向带教老师进行反馈的一种方式,并证明你是一位渴求知识的自学者。

四、记录

全科医生主要采用以问题为导向的病历记录(问题定向病案,Problem Oriented Medical Record,简称 POMR)方式记录病人每一次诊疗情况的详细记录,强调问题的突出情况。这种方法要求医师一律按 SOAP (Subjective Objective Assessment Plan)的形式进行记录。SOAP 病历是美国临床药师协会推荐的药历书写格式,事实上这也是美国绝大多数药师采用的一种格式,目前被国外的全科医生用于记录病人的健康问题。该方法在国内全科医生中也逐步得到推广使用。

在接诊期间以 SOA[主观资料(Subjective)、客观资料(Objective)、评估(Assessment)和计划(Plan)]形式有针对性地书写记录。针对每一个问题的计划包括:诊断计划(检查)、治疗计划(处方)和患者教育(忠告)。在与患者讨论这些问题之前,必须向带教老师汇报,因为这些涉及费用、患者服务和风险问题,并且在法律上是带教老师对患者负责。要掌握书写门诊处方(由带教老师签字),所有记录和处方都要让你的带教老师仔细审查并签字。

1. SOAP 的含义

S: 代表病人主观资料(Subjective data)

主观资料是由病人或其就医时的陪伴者提供的主诉、症状、病人对不适的主观感觉、担心忧虑、疾病史、家族史和社会生活史等。医生对以上情况的描述要求尽量使用(或贴近)病人的语言。

O: 代表客观资料(Objective data)

观察者(一般指医生)用各种方法获得的各种真实的资料。包括体检发现、生理学方面的资料、实验室检查结果、心理行为测量结果,以及医生观察到的病人的态度、行为等。

A：代表对健康问题的评估（Assessment）

评估是问题描述中的最重要的一部分。完整的评估应包括诊断、鉴别、问题的轻重程度及预后等。评价不同于以往的以疾病为中心的诊断，其内容可以是疾病、生理问题、心理问题、社会问题，未明确原因的症状和（或）主诉。所评价问题的名称须按统一使用的分类系统——基层医疗国际分类系统（International Classification of Primary Care，简称 ICPC）来命名。

P：代表对问题的处理计划（Plan）

处理计划是针对问题而提出的，体现以病人为中心、预防为导向，以及生物—心理—社会医学模式的全方位考虑，而不仅限于开出药物。计划内容一般应包括诊断计划、治疗策略（包括用药和治疗方式）和对病人的教育等。

2. POMR 健康问题记录方式 SOAP 书写范例

问题 1：高血压

S 头痛、头晕 1 月余，饮酒史 20 年，近 10 年来每天 2 餐饮（白）酒，每次 2 盅（约 2 两），菜肴味咸，父亲 65 岁死于脑中风。

O 面红体胖，性格开朗，血压 180/110 mmHg，HR96 次/分，眼底动脉节段性变细缩窄，反光增强。

A 根据病人主诉资料和体格检查结果，初步印象：原发性高血压（Ⅱ期）

问题 1：高血压

P 诊断计划

（1）心电图检查、X 线胸片

（2）血糖、血脂测定，肾功能检查

治疗计划

（1）口服降血压药物

（2）低盐饮食，逐步控制食盐量至不超过 6 g/d

（3）低脂饮食，减少富含胆固醇食物，增食膳食纤维

（4）控制饮酒

（5）控制体重，增加运动量

健康教育计划

（1）有关高血压知识指导、高血压危险因素评价

（2）生活方式和行为指导

（3）自我保健知识指导

（4）病人家属的教育

五、获取有价值的信息反馈

在实习期间应定期听取反馈意见,并在每一实习阶段结束时,就特殊问题向带教老师征求意见:我怎样才能提高汇报/记录水平? 怎样才能更有效地利用时间? 怎样才能做好膝关节检查? 等。适当的时候也要给带教老师一些信息反馈。"希望您能帮助我预习膝关节检查方法""我知道您很忙,但能抽个时间做一次心脏体检吗?"

六、对患者进行随访

对患者进行随访是所有临床工作尤其是全科医学的一项重要原则。开具各项检查时,应告知患者你将于何时、用何种方式通知其检查结果——不管是通过电话、电子邮件、信函还是通过随诊。仔细核对你所开具的检查结果。在实习初期,学生对各种检查结果的意义以及患者需要什么样的随诊都没有确切的把握,要和带教老师商讨这些问题。要与带教老师分析所有的异常结果。定期随访是了解连续性服务的重要性和益处的有效途径。

七、阅读时间和阅读内容

尽管全科医学实习所需时间比住院轮转花费的时间要少,但是要在两次接诊之间阅读或获取信息还是非常困难的。要提前到达诊所,在接诊之前查阅你将接诊患者的资料。通过全科医学或基层保健及网上资源或教科书,预习当日可能遇到患者所患疾病的特点及所需做的体格检查。

第4章

全科医生

一、全科医生的定义

全科医生(general practitioner)又称家庭医师(family physician)或家庭医生(family doctor),是接受了毕业后全科医学教育/全科医学住院医师培训后,在基层开展全科医疗服务的新型临床医生。对全科医生的定义并不统一,英国皇家全科医学院对全科医生的定义是"在病人家里、诊所或医院里向个人和家庭提供人性化、基层、连续性医疗服务的医生。他承担对自己的病人所陈述的任何问题做出初步决定的责任,在适当的时候请专科医生会诊。为了共同的目的,他通常与其他全科医生以团队形式一起工作,并得到医疗辅助人员、适宜的行政人员和必要设备的支持。其诊断由生物、心理、社会几个方面组成,并为了促进病人健康而对其进行教育性、预防性和治疗性的干预。"美国家庭医师学会(American Academy of Family Physicians,AAFP)对家庭医师的定义是:"家庭医师是经过家庭医疗这种范围宽广的医学专业教育训练的医师。家庭医师具有独特的态度、技能和知识,使其具有资格向家庭的每个成员提供持续性与综合性的医疗照顾,健康维持和预防服务,无论其性别、年龄或健康问题类型是生物医学的、行为的或社会的。这些专科医师由于其背景与家庭的相互作用,最具资格服务于每一个病人,并作为所有健康相关事务的组织者,包括适当地利用咨询医师、卫生服务以及社区资源。"

由以上两个定义不难看出,全科医生是经过全科医学专门训练工作在基层的临床医生,他/她能够为病人个体及其家庭成员以及社区居民提供优质、方便、经济有效、全方位负责式的健康管理。其服务对象涵盖不同的性别、年龄的人;其服务内容涉及生理、心理、社会各个层面的健康问题;能在所有与健康相关的问题上,为每个服务对象当好健康代理人。

二、全科医生的角色与工作任务

1. 全科医生的角色

(1) 对病人与家庭：对病人与家庭来说，全科医生承担着：①医生的角色：负责患者常见健康问题的诊治和全方位全过程管理，包括疾病的早期发现、干预、康复与终末期服务。除此之外，他必须完成首诊医生的角色，由于距离接近，关系密切，全科医生往往是病人第一次接触到的医生。如果在健康保险系统中建立了首诊和转诊制度，病人则必须首先到全科医生这里就诊，全科医生是法定的首诊医生，是病人进入医疗保险的"门户"。作为首诊医生，全科医生必须能够获取有效的医疗信息，并及时地对患者的健康问题及其严重程度做出判别，必要时能够帮助患者联系会诊和转诊等；②咨询者的角色；③教育者的角色；④朋友的角色：全科医生要对个人及其家庭的健康全面负责，必须全面了解所患健康问题的背景，如果不成为个人及其家庭的朋友，就无法得到他们的信任和支持，也就无法了解个人和家庭的健康问题，最终就无法有效地帮助个人和家庭解决与健康相关的问题；⑤有效管理者的角色：在全科医疗服务中，全科医生生活在社区中，是个人和家庭的朋友，并且拥有广泛的社会资源，因此，最有条件在社区中针对慢性病患者实施系统化、规范化、连续性和综合性的管理计划，在有效的维护个人和人群健康的同时，节省了大量的卫生资源；⑥协调者的角色。

(2) 对医疗保健与保险体系：对医疗保健与保险体系来说，全科医生承担着：①守门人的角色。作为首诊医生，全科医生同时也是医疗保健体系的"门户"，严格依据有关规章制度和公正原则、成本/效果原则等从事医疗保健活动，与保险系统共同做好管理化医疗保健；②团队管理与教育者的角色。全科医生作为社区卫生服务团队的核心人物，在日常医疗保健工作中管理人、财、物，协调各种人际关系以及与社区社会各方面的关系，负责团队成员的业务发展和继续教育，业务审计，保证服务质量和学术水平。

2. 全科医生的工作任务

综合来看，一个合格的全科医生应能胜任以下工作。

(1) 社区各种常见病、多发病的医疗及适宜的会诊和转诊。

(2) 急、危、重病人的院前急救、转诊与出院后管理。

(3) 社区健康人群与高危人群的健康管理，包括疾病预防、周期性健康检查与咨询。

(4) 社区慢性病人的系统管理。

(5) 根据需要提供居家照顾及其他家庭服务。

(6) 社区重点人群保健(包括老人、妇女、儿童、残疾人等)。

(7) 人群与个人健康教育。

(8) 提供基本的精神心理卫生服务(包括初步的心理咨询与治疗)。

(9) 医疗与伤残的社区康复。

(10) 计划生育技术指导。

(11) 社区卫生服务信息系统的建立与管理。

(12) 通过团队合作执行家庭护理、卫生防疫、社区初级卫生保健任务等。

三、全科医生的素质要求

1. 强烈的人文情感

全科医学以人为中心的照顾原则,要求全科医生必须具有对人类和社会生活的热爱与长久兴趣,具有服务于社区人群并与人相互交流、相互理解的强烈愿望和需求。其对病人的高度同情心和责任感历劫不变,是无条件的、全方位的、不求回报的。与纯科学或纯技术行业的要求不同,这种人格是当好一个全科医生的基本前提。

2. 出色的管理能力

全科医生的核心工作就是病人、家庭与社区居民的健康管理,以及社区卫生服务团队的发展与管理。因此,全科医生必须有自信心、自控力和决断力,敢于并善于独立承担责任、掌控局面。在团队中要具有协调意识、合作精神和足够的灵活与包容性,从而成为团队的核心,与内外各方面保持良好的人际关系;同时能随时平衡个人生活与工作的关系,以保障自己的身心健康与服务质量。

3. 执着的科学精神

因为全科医生的工作相对独立,服务的人群范围受限,容易导致知识陈旧或技术的不适当运用。为保持与改善基层医疗质量,科学态度和自我发展能力是全科医生的关键素质。全科医生必须能够严谨、敏感而孜孜不倦地对待业务工作,注重任何继续医学教育的机会,能批判性地评价新知识,理解其与社区和全科医疗的相关性;并将其结合于日常服务实践中。

四、全科医生与其他专科医生的区别

全科医生与其他专科医生的区别,如下表所示。

全科医生与专科医生的区别

	全 科 医 生	其他专科医生
训练背景	接受过全科医学专科医师培训	接受过其他专科的专科医师培训
服务模式	以生物—心理—社会医学模式为基础	以生物医学模式为基础
服务对象	不仅为就诊的病人服务,也为未就诊的病人和健康的人服务	只为就诊的病人服务
服务的单位	个人、家庭、社区兼顾	只为个人服务
诊疗手段与目标	以物理学检查为主,以满足病人的需要为目标,以维持病人的最佳利益为准则	注重疾病的治疗,只对医疗的某些方面负责
所处理问题的特点	以处理早期未分化的疾病为主	以处理高度分化的疾病为主
服务的连续性 服务的主动性 医患关系	提供连续的、整体化服务 主动为社区全体居民服务 医患关系亲密、连续	提供片段的、专科化服务 在医院里被动地坐等病人 医患关系疏远、间断

五、全科医生的知识与技能

并不像许多人认为的那样,全科医生的知识面覆盖了医学知识的整个范围。实际上,因为全科医生所面临的任务与其他专科医生明显不同,所以在全科医生的专业训练和随后的医学继续教育中,全科医生所掌握的知识都是有选择性的,这依赖于他们所服务社区居民的健康需求。

从总体上来看,全科医生应具有以下知识与技能。

(1) 与疾病诊疗和照顾相关的各种医学知识与技能;

(2) 了解与病人健康问题的发生、发展与康复相关的人文社会因素的知识与技能,如考虑病人情境、遵医性、成本-效益等;

(3) 与服务体系相关的知识与技能,如医疗服务体系利用、医疗管理、团队合作等;

(4) 职业价值观形成相关的知识与技能,如服务和诊疗的态度、价值观、职业责任感等;

(5) 与自身和团队业务发展相关的知识与技能,如终身学习的能力、参与科研和教学的能力、评估/质量保证、信息收集与批判性阅读的能力等。

冯雁等 2016 年调查了上海嘉定区社区卫生服务机构,发现仅有 22.41% 的医生参加过全科医生规范化培训,全科医生所熟悉的临床诊疗范围主要集中在内科、外科,对妇科、骨科、儿科及五官科的常见病诊疗及 X 线读片、超声检查、眼底检查等基本技能明显欠缺。具体情况如下表所示。

社区全科医师医疗服务技能掌握情况

项　　目	熟练掌握		基本不掌握	
	人次	占比/%	人次	占比/%
慢性病的诊治	270	92.15	7	2.39
心肺复苏	206	70.31	15	5.12
外伤处理	202	68.94	29	9.90
心电图诊断	136	46.42	67	22.87
医学影像 X 线读片	80	27.30	1 214	38.91
心电除颤	72	24.57	130	44.37
气管插管	31	10.58	209	71.33
检眼镜使用	26	8.87	229	78.16
B 超检查	20	6.83	182	62.12

六、全科医生在社区卫生服务中的职责

国务院关于建立全科医生制度的指导意见(国发〔2011〕23 号)指出:全科医生是综合程度较高的医学人才,主要在基层承担预防保健、常见病多发病诊疗和转诊、病人康复和慢性病管理、健康管理等一体化服务,被称为居民健康的"守门人"。国内各城市对全科医生在社区卫生服务中的职责表述不尽相同,主要包括几个方面:①守门人(首诊病人);②把关人(留家、转院);③服务人(防病、保健);④咨询者(健康教育);⑤协调者(各方协作)。

彭迎春等在 2012 年通过对社区卫生服务机构医、护、防等关键岗位进行一段时间的非参与观察,发现全科医生的岗位工作内容主要包括:门诊、急诊、出诊、转诊、健康教育、健康咨询、建立健康档案、入户随访、慢性病管理、治疗、康复诊疗等。该研究认为社区卫生服务机构全科医生岗位的工作内容多以社区门诊诊疗为主,虽开展慢性病管理,但很不规范,服务缺乏合理的操作流程。具体的时间分配如下表所示。

全科医生岗位主要服务项目平均服务耗时观察结果

服 务 项 目	单 位	平均耗时/min
普通门诊	人次	7.8
急诊	人次	16.2
出诊	人次	28.5
转诊	人次	8.1
开展健康教育讲座	次数	75.0
健康咨询	人次	3.5
新建居民健康档案	人数	17.5
入户随访	人次	25.4
慢性病管理	人次	19.5
治疗(拆线、缝合、包扎等)	人次	6.4
康复诊疗	人次	16.3

七、我国全科医生现状与培养分析

《2016 中国卫生和计划生育统计年鉴》显示我国注册为全科医学专业的人数为 68 364 人,同期,取得全科医生培训合格证书的人数为 120 285 人,2015 年我国每万人全科医生人数为 1.37 人。虽然较前期有明显的增长(2013 年 145 511 人,2014 年 172 597 人),但距离"十二五"期间深化医药卫生体制改革规划暨实施方案中提出的"每万名城市居民拥有 2 名以上全科医生"、总数约 30 万～45 万的目标尚有较大差距。

在全科医生总量不足的情况下,各地全科医生培养状况极不均衡。以 2015 年为例,在全科医生培训较好的省市每万人全科医生人数超过了 3 人(浙江省 3.90 人,北京市为 3.81 人,上海市为 3.04 人),而在全国尚有 11 个省份人数不足 1 人(西藏为 0.5 人,陕西省为 0.56 人,宁夏为 0.85 人)。

在 2014 年一项以我国福建省、湖北省和广西壮族自治区部分地区的全科医生为调查对象的调查中发现全科医生性别比 1.93∶1。学历以本科为主,112 人(52.6%),高于全国社区卫生服务中心执业(助理)医师平均水平,但高学历全科医生缺乏。初级及以下职称最多,113 人(53.1%),初中级以下职称为主占 89.7%。95.8%的被调查者表示有必要参加全科医生相关培训。全科医学基本理论与技能中掌握最好的是病史采集和病例书写的技能(64.3%),掌握最差的是儿童听力、视力异常的筛检技术(31.5%);培训需求最高的是常见急症的处理原则和院前急救的基本知识,均为 54.9%。该项调查认为全科医生数量不足且岗位吸引力差,高学历、高职称、经验丰富的专家型人才短缺。全科医学基本理论知识和临床技能操作的掌握率普遍较低,妇幼健康、中医药服务及精神疾病等内容掌握率低,培训需求也低,全科医学理念匮乏。2013 年辽宁省的一项调查认为全科医生工作压力较大,工作满意度尚可。应降低其工作压力,提高其工作满意度,使其能够更好地为居民服务。

当前我国规划的全科医生培养机制是"一种模式、两条路径、三个统一、四条渠道"。"一种模式"指"5+3"培养模式;"两条路径"是"毕业后规范化培训"和"临床医学专业学位研究生教育";"四条渠道"是基层在岗医生转岗培训、定向培养全科医生的实践技能、提升基层全科医生的学历层次、鼓励大医院医生到基层服务。全科医生岗位培训和转岗培训主要包括基础医学教育、全科医学教育和临床实践技能培训,分为理论教学和临床实践技能培训两个阶段,培训时间 1 年左右,临床实践技能培训时间不少于 10 个月。"5+3"培养模式是指先接受 5 年的临床医学本科教育,再接受 3 年的全科医生规范化培训。

对于真正实现"小病在社区、大病进医院"的新医改构想,全科医生培养的"5+3"模式无疑具有创新性、前瞻性和战略高度。但是"5+3"的模式还没有完善,推行并不顺利,招生情况面临窘境。有调查显示贵州省连续 3 年未招到 1 名"5+3"的学生;另外,"5+3"的模式培养周期过长,按照指导意见的规划,到 2020 年很难培养出足够数量的全科医生,实现不了全科医生制度建设的目标。另一方面,现有的岗位与转岗培训模式缺乏规划,短期培训出来的全科医生,很难达到全科医疗从业的综合要求,目前有很多"非全科医生"服务在全科医生岗位上。

山东大学公共卫生学院赵明月等认为我国全科医生培养应加强以下几个方面的工作:明确培养机制建设的制度安排,加大并合理使用政府投入;健全高校全科医生培养平台;紧密结合学员培训需求,优化培训项目;建立培训过程的全面质量控制和反馈体系;加强师资队伍的培训,整合现有师资力量。

第 5 章

了解工作环境和人员

一、了解带教老师

当你进入全科医学实习时,要注意与你的带教老师和社区卫生服务中心进行联系的有关条款。与在医院实习常与众多住院医师一同工作的相比,在全科医学实习时,你几乎经常独自与全科执业医师在他们的诊所工作。你第一次去诊所一定要早到,这样才能与带教老师相见。在此次"要认识你"的会见中,要阐述一下你的实习目标,询问一下诊室的运行情况,告诉老师你的兴趣所在和个人背景资料,并询问老师的兴趣所在和医疗范围以外的生活情况。

在此次商讨中,询问老师对你在诊室里的言行有何要求。例如,他(她)喜欢何种称谓(医生或直呼其名),希望学生如何与患者接触(学生是否先到达并介绍自己还是由老师或是诊室工作人员进行介绍),以及希望你如何汇报患者情况(如果老师正在为患者检查你是否应该打断他,还是等到他检查完为止)。还应问老师他(她)是否愿意与你一起去体检室回顾病史和体检结果(学生应鼓励老师这样做)。当你遇到难题需要帮助时怎么办? 如何获得反馈? 在实习开始时就咨询并弄清这些问题,可以减少在未来实习中可能出现的误会和不切实际的期望。

二、了解工作人员

在全科医学诊室里,工作人员负责患者的流程工作并承担办公室的职能。在带教老师诊室里的每一位工作人员都是健康保健队伍的重要成员。让学生留在诊室实习是由带教老师单独决定的,工作人员可能会觉得学生在繁忙的诊室里实习会妨碍诊疗工作。正是因为这个原因,以及你想成为诊所健康保健团队的成员之一,花费一些时间逐步了解全体工作人员并与他们建立积极的职业关系是很重要也是很恰当的。在进入诊室的第一天,你要向全体工作人员作自我介绍,并询问他们的工作和专业情况,希望别人怎样称呼他们(名字或专业头衔),在诊室工作时如何帮助他们。要以尊敬的态度,有修养的举止,用专业术语与他们进行交谈。已经工作了一段时间的医务人员常有丰富的患者经验、社区信息和医疗实践信息。向他们征求有关如何成为诊室一员的建议及指导,适当的时候诚恳地向他们请教患者的情况。记住,当别人在办公室帮助你后不能太过频繁地说"谢谢"。当你实习结束时,可考虑留一个写有"谢谢你"的便条给诊室的工作人员。这不仅表达了你对他们帮助的感激,还为将来的学生能够受到欢迎铺平了道路。

三、逐步了解社区

与其他科实习生相比,全科实习安排在社区卫生站和社区卫生服务中心进行。在医疗过程中所见的患者都来自周围的社区。如果可能,应在实习之前就应尽可能获取社区的人口信息,如人口数量、种族/文化组成、任何已知的健康问题或环境危害等。这些信息可以从当地健康部门的网上获取。如果你的实习要求有社区计划方案,这些信息会对你有所帮助。

在你与老师和诊室工作人员初次讨论时,要询问在医疗过程中所见患者的构成情况,如性别、年龄、种族和文化背景、社会经济状况等问题。在社区花费一定的时间是很有帮助的。你可以通过社区走访来了解社区。在进行走访时,对你在社区所见到的要保持敏感。注意住房条件、邻居看起来是否安全、公共运输入口、诊室的停车场入口、公园(人们经常锻炼的地方)、是否有全天服务的杂货商店(患者可以得到你所开具的处方药)、学校,以及你是否看见人们从邻居家出来。当患者来诊所就诊时这些经验对于你理解他们的经历很重要。如安全且有机会,可在诊所之外的社区与人进行谈话以较好地了解健康服务问题及根源。你可以通过和患者及社区中的居民、来访的社区代表和领导谈话来完成对这些主要信息提供者的采访。

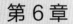

第 6 章

了解家庭

一、家庭

不同的人员从学术范畴、理论框架和所研究家庭问题的不同角度来定义家庭。综合起来,这些定义强调了以多人组成为特征的家庭的基本属性。

家庭是基本的社会单元。家庭是一种重要的社会文化机构,人类每一个社会都制定了传统的规定和禁令来确保家庭能履行其生物学和适应社会文化的功能。家庭是每个人最早接触的社会环境,也是身体、精神、情感、智力、心理成长的重要源泉。

就其社会功能而言,家庭也是一个功能单元,它承担了:①满足家庭成员爱和亲情的需要;②满足了夫妻双方性的需要;③繁衍后代;④保护和抚育子女;⑤构建自给自足的经济单元。

就生物、心理、血缘方面而言,家庭是个遗传单元,是身体和行为方式产生的根基所在。此外,家庭中的血缘关系对于我们的思想、行为有深远的影响,并持续至我们生命的终结。

家庭是人类社会中最强烈的情感单元,它既能提供强大的情感支持又能带来巨大悲痛。

家庭是一个动态变化的单元。变化是必然的,并且在家庭生活周期中变化是可以预见的,每一阶段均要面临新的挑战。家庭是存在于大的文化氛围之中的,因而要面对在文化氛围内发生的影响其自身功能、威胁其健康和存在的某些变化。

家庭是一个永恒的单元,在有史料记载之前即已存在,并且在适应历史变迁和压力的同时不断向前发展。

二、家庭背景

国际基层卫生服务医学命名学会要求临床医生以家庭为背景开展医疗工作。如何对"家庭背景"进行定义？首字母缩写 CHERESH 有助于记忆其组成要素，即 C 文化（Culture）、H 家庭环境（Home）、E 经济状况（Economic）、R 宗教（Religion）、E 教育（Education）、S 家庭系统动态学（System dynamics）、H 健康服务资源（Healthcare resources）。

家庭文化的重点是家庭的国籍、种族、信仰和源于其影响的行为方式。

家庭环境包括家庭在社区的自然位置，邻里关系，居住类型，住房情况，以及家中进行的活动。在收集这些信息的同时，医生应询问在家中是否有安全感，在家庭环境中是否有危险举止和行动。

经济状况包括家庭收入、家庭储蓄、家庭成员就业情况、是否有人身或财产保险以备不测。

宗教信仰是家庭文化和家族史的重要部分。了解一个家庭是否信仰宗教以及该宗教对其家庭生活造成的影响有助于医生了解能对家庭保健服务产生影响的信仰体系，并确定家庭是否具有驾驭危机的精神资掘。

教育有助于对家庭进行释义。通过家庭成员尤其是成年家庭成员来了解家庭受教育的最高水平，有助于医生更有效地和家庭进行沟通。家庭成员受教育的程度与健康服务的成果和资源的利用呈正相关。

家庭系统动态学指的是家庭习惯、角色、家庭成员之间的关系。冲突在哪里？关系密切吗？家庭成员之间能够互相愉悦，相互依靠，互相尊重，共同娱乐吗？他们能进行有效的沟通吗？能对各自的行为负责吗？适应变化和挑战方面的灵活性如何？

家庭医疗保健资源是多样化的。家庭拥有家庭医生是一种普通的基层医疗保健资源吗？他们有健康保险吗？如果有，保险的覆盖率有多大？

三、我国主要的家庭类型及变化情况

1. 家庭类型的划分

社会学和人类学认为，影响家庭类型的主要因素是家庭血亲成员的婚姻行为。费孝通在"三论"中国家庭类型中提出中国的家庭从结构上分为 4 个类型，分别是残缺家庭、核心家庭、主干家庭和联合家庭。王跃生针对中国当代家庭结构提出了较为完整的分类体系，根据代际和婚姻关系的不同将家庭类型分为核心家庭、直系家庭、复合家庭和单人户;并且提出影响家庭类型、促使家庭结构改变的主要力量是家庭血缘关系成员的婚姻行为和婚姻单位的增加和减少,其中核心家庭的二级分类细分为夫妇核心家庭、标准核心家庭、缺损核心家庭和扩大核心家庭;直系家庭分为三代及以上直系家庭、二代直系家庭和隔代直系家庭等;复合家庭分为三代复合家庭和二代复合家庭之后又在此基础上区分缺损家庭和隔代家庭。

核心家庭指一对夫妇及其未婚子女组成的家庭。核心家庭包含三种关系:一是夫妻关系;二是亲子关系(含收养关系);三是基于血缘关系的兄弟姐妹关系。2015年,刘劲松等在河北省2014年全员人口数据库的基础上将核心家庭做了进一步细化,如下表所示。

一级类型	二级类型	三级类型	四级类型
核心家庭	一代核心家庭	夫妇核心家庭	夫妇核心家庭
			留守夫妇核心家庭
	二代核心家庭	标准核心家庭	标准核心家庭
			留守标准核心家庭
			残缺标准核心家庭
			留守残缺标准核心家庭
		扩大核心家庭	扩大核心家庭
			留守扩大核心家庭
			残缺扩大核心家庭
			留守残缺扩大核心家庭留

同时,在考虑诸多影响因素的基础上,其对复合家庭进行了进一步的划分:

复合家庭指某一代包含两对及以上夫妻的家庭。影响复合家庭结构特征的因素主要有家庭代数、第一代家庭成员中的夫妻对数、是否存在隔代现象、夫妻状态(是否流出、残缺)。

按家庭所含代数划分,复合家庭分为一代复合家庭、二代复合家庭、三代复合家庭、四代复合家庭、五代及以上复合家庭。

按第一代家庭成员中的夫妻对数划分,复合家庭分为Ⅰ型复合家庭和Ⅱ型复合家庭。其中,Ⅰ型复合家庭指第一代家庭成员中只包含一对夫妻,其他代中,至少有一代包含两对及以上夫妻的家庭;Ⅱ型复合家庭指第一代家庭成员中包含两对及以上夫妻的家庭。

按是否存在隔代现象划分,复合家庭分为非隔代复合家庭、隔代复合家庭。其中,非隔代复合家庭指各代均有家庭成员的复合家庭;隔代复合家庭指第二代没有家庭成员的三代复合家庭和第二代或第三代没有家庭成员的四代复合家庭。五代及以上复合家庭没有区分隔代和非隔代。

复合家庭包含 5 种类型的夫妻状态,即正常夫妻、残缺夫妻、流出正常夫妻、流出残缺夫妻、不在夫妻。正常夫妻指夫妻双方均在本户,既未注销,也未流出;残缺夫妻指夫妻双方中有一人呈注销状态(或死亡,或迁出,或离异),不在户内;流出正常夫妻指夫妻双方至少有一人呈流出状态;流出残缺夫妻指残缺夫妻中仅存的家庭成员呈流出状态;双方不在夫妻指夫妻双方均呈注销状态,均已不在本户。

按夫妻状态分,复合家庭分为标准复合、留守复合、残缺复合、留守残缺复合家庭。标准复合家庭指家庭中的夫妻均为正常夫妻的复合家庭;留守复合家庭指包含正常夫妻和流出正常夫妻的复合家庭;残缺复合家庭指包含正常夫妻和残缺夫妻的复合家庭;留守残缺复合家庭指包含流出正常夫妻和残缺夫妻的复合家庭,或包含流出残缺夫妻的复合家庭。

末代成员中的残缺夫妻不计入末代夫妻总数,分类时不将其视为影响家庭类型的因素。家庭中未婚成员是否迁出、是否死亡,不影响复合家庭分类结果。

全科医学将家庭类型划分为核心家庭、主干家庭、联合家庭和其他家庭。核心家庭是指由父母及其未婚子女组成的家庭,也包括无子女夫妇家庭和养父母及其养子女组成的家庭。主干家庭是指同代家庭成员中只有一对已婚夫妇和其他成员构成的家庭。联合家庭是指同代家庭成员中至少有两对或两对以上已婚夫妇及其他家庭成员组成的家庭。其他家庭类型包括了包括单身家庭、单亲家庭、同居家庭、群居体及同性恋家庭等。

2. 家庭类型的变化情况

近 40 年来,家庭规模的小型化是我国城乡家庭结构变化的重要特征之一;与此同时,家庭结构还呈现出以核心化家庭为主,小家庭式样愈多样化的趋势。核心家庭确已成为主流家庭模式,但是 1 人户和 2 人户在近年来呈现出增长在很大程度上说明,除核心家庭外,其他非核心化的小家庭式样,如空巢家庭、丁克家庭、单身家庭、单亲家庭等正在构成我国城乡家庭结构的重要内容。从 1987 年至今,我国的结婚率呈连续下降之势。结婚率的变化与人口结构、婚姻家庭观念以及适婚人群量的变化等都有关联。

王跃生等在 2015 年对我国 2000 年和 2010 年的家庭类型组成情况进行了对比(见下表)。

家庭类型	2010 年		2000 年	
	市	县	市	县
核心家庭	65.30	57.02	71.41	66.27
夫妇核心	21.03	16.73	16.03	11.36
标准核心	35.32	30.92	46.65	46.48
单亲核心	5.25	6.28	5.16	6.57
扩大核心	1.83	1.08	2.17	1.30
过渡核心	1.87	2.01	1.43	0.57
直系家庭	15.28	28.52	16.26	24.83
三代及以上直系	11.52	21.17	12.85	19.79
二代直系	2.50	3.46	1.85	2.63
隔代直系	1.26	3.89	1.56	2.41
复合家庭	0.40	0.67	0.69	0.50
单人户	17.03	11.79	10.38	7.52
残缺家庭	0.72	1.18	0.71	0.74
其他	1.28	0.81	0.52	0.13

结果显示：与 2000 年比较，2010 年市区直系家庭降低 6.03%，县乡增长 14.86%，三代及以上直系家庭庭市区减少 10.35%，县乡 6.97%。核心家庭市、县均为减少，分别降低 8.56% 和 13.96%，但夫妇核心家庭市、县均为增加，分别提高 31.19% 和 47.27%。单人户也表现为增加，分别提升 64.07% 和 56.78%，夫妇家庭和单人户合计较 2000 年增长 44.11% 和 51.06%。可以说，在人口老龄化水平提高、老年人口增加的背景下，城市并没有出现较复杂家庭增大的状况，反而夫妇家庭、单人户等简单家庭增幅更加明显。

刘劲松等人的 2015 年调查显示：河北省核心家庭户数占家庭户总数比重为 66.24%，核心家庭人口总数占总人口数的 65.60%，夫妇核心家庭占比为 26.25%，二代核心家庭占比为 48.85%，留守核心家庭比重为 4.19%，残缺核心家庭比重为 3.79%。复合家庭占全部家庭的比重为 2.44%，高于四普、五普公布的复合家庭占比结果；河北省复合家庭平均户规模为 7.38 人/户，复合家庭户规模有所降低；三代复合家庭是复合家庭的主体，占全省复合家庭的 60.88%。

王跃生等人对第六次人口普查数据分析的基础上认为 2010 年中国 65 岁及以上老年人在直系家庭生活的比例第一次降至 50% 以下，表明老年人与已婚子女同居共住已不占多数,但城乡老年人居住家庭类型存在差异,老年人独居、与已婚子女共同生活是目前两种并存的方式,表现出"传统"和"现代"居制交织的特征。但无论城乡,老年人独居均表现出较强的增长势头。老年人口中,高龄、丧偶和无生活自理能力者与已婚子女同住所占比例相对较高,不过独居也较 2000 年之前明显提升。随着人口老龄化水平的提高,城乡老年人在三代及以上直系家庭生活的比例呈下降趋势,其中农村老年群体对小家庭的提升作用明显。

第 7 章

以病人为中心的医患沟通

一、医患沟通的重要性

医患沟通主要指医疗机构的医务人员在日常诊疗过程中,与患者及家属就病情、诊疗、健康及相关因素(如费用、服务等),主要以诊疗服务的方式进行的沟通交流。医患沟通可以划分为技术沟通和非技术沟通、语言沟通和非语言沟通等,它对于医疗服务水平以及医患关系均具有重要意义。

随着我国医疗体制改革的深入,建立在人性化服务的社区医疗机构越来越受到广大患者的青睐,但在社区医疗机构快速发展的过程中,面临着经营亏损和服务不饱和问题。在解决这些问题中不光要解决社区医疗机构资金设施的投入不足的现实,同时更重要的是提高医务人员和患者之间的信任度,只有患者对社区医疗机构的医务人员充分信任,信任他们的技术、信任他们的医德,只有这样建立了良好的医患关系,社区医疗机构才能健康地发展。

在全科医生实践中,沟通是一个必要条件。在实践中仅通过病史可对 80% 的疾病做出最终诊断。聆听患者诉说可增进患者的信任和满意度。误诊误治与沟通不良有关,即使在诊断复杂疾病时也是如此。患者对医生的满意程度直接与医生的沟通质量有关。

2012 年,高晓飞等对 6 970 例医疗纠纷案例进行了荟萃(Meta)分析,结果显示,在所有医疗纠纷的原因中,服务态度和诊疗护理水平所占比例最高,分别为 21.24%(95%CI: 14.70%~28.62%)和 22.95%(95%CI: 16.66%~29.94%)。医患沟通所占比例次之,为 12.61%(95%CI: 8.07%~17.99%)。

医患沟通的意义主要体现在以下几个方面。

(1) 医患沟通是医学目的的需要:医学是以人的健康为目的的,是"仁"学,集中体现了真、善、美。医学不仅要始终盯住病魔,更要正视在痛苦中呻吟的人,追求

"以人为本"为服务的宗旨。医疗服务体现人类对生命的崇高敬意,治愈疾病、保持健康是医学科学发展的目的,也是人类发展的需要。良好的医患沟通保证了医学素材的准确可靠性和治疗手段的科学性,是医学科学发展的基本前提。

（2）医患沟通是医学诊断的需要：疾病诊断的前提是对患者疾病起因、发展过程的了解,病史采集和体格检查就是与患者沟通和交流的过程。这一过程的质量,决定了病史采集的可靠程度和体格检查的可信度,在一定意义上也就决定了疾病诊断的正确与否。

（3）医患沟通是临床治疗的需要：医疗活动必须由医患双方共同参与完成,服务的有效和高质量,必须建立在良好的医患沟通的基础上。医务人员在进行医疗服务时,带有鲜明的个人医学体验和认识,他们有义务将自己对疾病的看法以及治疗中的要求,通过语言的形式传输给患者,患者将对这种医疗信号的理解、治疗过程中的心理感受和生理反应反馈给医生,这种传输与反馈循环贯穿于整个医疗活动。

（4）医患沟通是医学人文精神的需要：医患沟通体现了医疗活动中浓浓的人文情愫,有助于避免医患关系的简单化、唯技术化和医学目的的功利化,以及只追求医学价值利润最大化的弊端,医患沟通有效保证人与人之间的平等、医疗服务的公正性和公平性,最大化地满足患者的自主性要求。

（5）医患沟通是医学发展的需要：随着现代医学科技特别是现代医疗仪器工业的高速发展,医疗仪器在医疗活动中的作用越来越大,临床医生对仪器的依赖性也就越来越大,诊断、治疗的科学分析、逻辑思维和推理及归纳能力却越来越差。社会—心理—生理医学模式的建立和发展,是医学人文精神的回归,医学的新模式使医患沟通比以往任何时候更显得重要。

（6）医患沟通是减少纠纷的需要：相当一部分的医疗纠纷,不是医疗技术服务的原因引起,而往往是由于医患之间的沟通不畅或是交流质量不高造成的。由于医患相互交流不足和沟通不够,致使患者对医疗服务内容和方式的理解与医务人员不一致,进而信任感下降,导致医疗纠纷。加强医患沟通,既能有效地了解患者的需求,又是心理疏导的一种有效手段,解惑释疑,使忧郁的情绪得以宣泄,减少医患间不必要的误会。

二、全科医生接诊的目的

全科医生应诊的主要任务包括：①确认并处理患者的现有疾患；②改善患者的就医遵医行为；③根据生命周期提供机会性预防；④管理患者的慢性病；⑤为患者建立规范的个人和家庭健康档案。因而,全科医生接诊的目的不仅仅是搜集信息,它包括有效的信息交换。通过接诊将与患者建立起一种信赖的关系,接诊具有情感和鼓励两方面的潜在治疗作用。应把接诊看作一个过程,在这一过程中应主动去发现同患者进行有效沟通应做哪些工作。

2017 年,孙晨、路孝琴对我国以人为中心的全科医生应诊服务评价指标体系进行了研究,认为该指标体系包括 37 个条目(一级指标 5 个,二级指标 32 个),一级指标及其权重系数分别为问诊(0.213)、体格检查(0.208)、实验室检查(0.170)、患者管理(0.201)、医患沟通(0.208)。其具体指标及权重如表 7-1 所示。

表 7-1　全科医生应诊服务评价指标及权重

评 价 指 标	权重
1　问诊	0.213
1.1　本次就诊要解决的主要问题	0.030
1.2　鼓励患者说出对该问题的担忧、恐惧及疑惑	0.028
1.3　患者如何看待该问题的严重程度	0.026
1.4　相关家庭背景	0.026
1.5　可能影响病情的社会环境因素	0.025
1.6　可能导致疾病发生、发展的危险因素(如遗传、自然环境、个人生活习惯等)	0.027
1.7　健康问题对患者家庭和个人生活的影响	0.025
1.8　患者对本次就诊以及未来健康状况的期望	0.027
2　体格检查	0.208
2.1　征求患者同意后检查	0.071
2.2　解释做何检查及其意义	0.069
2.3　注意患者感受,保护隐私、避免患者不适感	0.069
3　实验室检查	0.170
3.1　针对本次问题合理安排实验室检查	0.060
3.2　解释要检查项目的原因、意义及注意事项	0.056
3.3　征求患者意见	0.054
4　患者管理	0.201
4.1　合理制定治疗方案	0.020
4.2　清晰解释治疗计划并告知所需费用等,确保患者理解相关内容	0.018
4.3　与患者协商讨论,确定医患共同认可的治疗方案	0.018

（续表）

评 价 指 标	权重
4.4　恰当地向患者说明其病情,解除患者担忧、疑虑	0.019
4.5　合理安排转诊	0.018
4.6　适当安排随访	0.018
4.7　清晰解释所采取的预防建议	0.018
4.8　教患者学会自我保健与管理	0.018
4.9　纠正患者不良行为	0.018
4.10　询问患者是否理解	0.018
4.11　通过随访给予长期的支持	0.018
5　医患沟通	0.208
5.1　态度良好	0.031
5.2　尊重患者意愿	0.030
5.3　简单清晰地提问	0.029
5.4　以同理心认真倾听	0.029
5.5　注重患者的感受	0.030
5.6　营造和谐的诊疗氛围	0.030
5.7　建立良好互信的医患关系	0.030

三、病人的期望

1. 病人期望的体现

对大多数人来说,生病住院总不是一件愉快的事。当一个人发生健康问题以后,由于对疾病治疗产生的担忧和痛苦,加上陌生的诊疗环境和脱离家庭温馨所产生的无助感,病人的内心活动十分频繁,头脑中往往会产生许多想法,常会表现出对医院的敏感、依赖、猜疑和自身的失落、烦躁、偏激、焦虑与抑郁感;少数重病患者还常有恐惧、悔恨、愤怒乃至绝望的心理表现。此时为了争取病体的康复他们对整个医疗过程都会抱有很大的期望。

病人的期望,主要体现在以下几个方面。

（1）对医生高尚医德的期望。

（2）对医生医疗技术的期望,需要医生能够尽快为其解除病痛。

（3）需要医生提供其他方面帮助的期望。比如,开假条、诊断证明等。

（4）对医生服务态度和技巧的期望，希望与医生平等交流、感情交流。

总之，除了医学处理外，人们希望医生以平等的方式和他们谈话，倾听他们的所说，询问并回答各种问题，把病情解释清楚，允许患者参与治疗决策。

2. 影响病人期望的因素

病人的期望更多的时候表现为病人的主观因素，故期望的内容及表达的方式受到诸多因素的影响，主要包括以下几个方面。

（1）因病因人而异。

（2）因当时对某种疾病的医疗条件和可能性而异。

（3）因对某种社会人口状态的看法不同而异。

（4）因期望者与被期望者的关系不同而异。

（5）因对某种病的信念不同而态度不同。

（6）因患病个体的社会价值不同而看法不同。

（7）因与病程长短有利害关系而看法不同。

（8）因有关人员离患者所在地远近不同而期望不同。

3. 社区居民期望情况现状

我国目前对居民或者病人期望情况研究得较少，文献报道也不多。2014 年，复旦大学钱雯、戴俊明在对上海市社区就诊居民家庭医生签约现况及影响因素研究中提及：年龄、健康状况影响居民签约家庭医生，对家庭医生了解程度、签约意愿、居民首诊选择是影响居民签约家庭医生倾向因素；居民医保、政策支持环境是影响签约家庭医生的促成因素；就医满意度、配药满意度及周围人签约情况是影响签约的强化因素。从影响签约的倾向、促成和强化因素入手，吸引居民签约。倾向因素中通过宣传手段提高居民对家庭医生的认识与认可程度，同时服务质量是吸引居民的核心因素，加大力度提高社区卫生服务中心的就医质量；促成因素中通过经济方面引导与环境的支持吸引签约；强化因素中，改善就医质量与环境同时营造良好的家庭医生口碑吸引居民签约。从以上表述中可以看出居民或者病人的期望与医疗卫生机构提供的服务存在诸多不一致的状况，期望的表达内容尚需进一步的研究、了解及重视。

四、以患者为中心的卫生服务

1. 以患者为中心的卫生服务内容

以患者为中心的卫生服务是一种与患者沟通，做出临床诊断的方法。正确的做法是要按一定接诊方式与患者达成共识。共识意味着医患双方的需求是一致的，考虑到患者的意愿和切实遵从治疗方案的能力，医患者之间应就治疗计划进行协商。对医生而言,要在生物医学和基础疾病的背景下完成这些工作。相比之下患者则更关注健康和疾病对个人和家庭背景的影响。为了提供以患者为中心的服务,你应探讨患者的期望,信仰和对健康及疾病的关注,包括患者愿意选择的治疗方案。你必须充分地了解背景因素包括家庭、工作、文化、性别、年龄、社会经济问题和精神追求等。以患者为中心的服务,包含了高度尊重患者自主权。你应鼓励患者参与决策,最大限度地满足患者的愿望。

2. 病人现患问题的处理流程

(1) 病人现患问题的认知流程(见下图)。

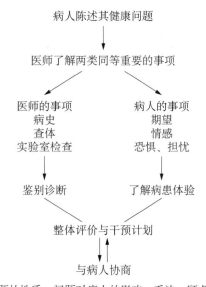

(2) 病人现患问题的处理计划(见下图)。

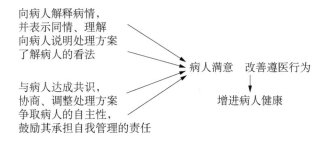

3. 慢性病的管理

慢性病干扰病人正常生活,同时也影响病人形象、地位、他人观感。因此,全科医师除了在应诊时处理病人的现患问题外,还应对连续性问题如慢性病等进行长期管理。与病人一起制定慢性病长期管理目标,针对该目标指导病人改变生活方式,协助病人和家属对付长期的困境。这种持续性的医疗照顾应涵盖人生的各个时期、疾病的各个阶段及各种新或旧、急性或慢性的健康问题。

(1)慢性病病人管理的框架一般包含内容如表7-2所示

表7-2 慢性病人管理的框架内容

病 人 情 境	照 顾 方 式	结　　　果
临床状态	医疗保健	临床状态
患某种生理疾病	医疗干预	疾病严重程度
患某种精神疾病	药物	
疾病严重程度	手术	功能/安好状态
	疗法	生理功能
	咨询干预	角色功能
人口学	交流、信息	社会功能
年龄	人际交流方式	认知功能
性别	让病人参与决策	情感安宁
教育		疼痛
收入	自我管理	睡眠问题
种族	体育锻炼	疲劳/精力充沛
	饮食控制/营养	健康意识
生活状态	酒精/药物滥用	
社会支持	烟草	服务利用/成本
婚姻状况	遵医用药	社区门诊
生活事件	生物反馈	医院病房
	松弛技术	护理院/家庭服务
态度/信念	寻求信息、资源	
控制整体健康的意识	解决问题技术	病人满意度
自我效能	认知技术	
对控制疾患的期望	症状监测	死亡率

(2)COOP/WONCA 社区人群功能状态测定量表:1987 年,世界家庭医师学

会推荐的对病人的生理状况、情感状况、日常工作与生活能力、社会活动、疼痛状况变化、整体健康状况、生活满意度、社会支持等反映生活质量和功能状态的评价工具，即社区人群功能状态测定量表(Dartmouth Coop Functional Health Assessment/World Organization of National Colleges, Academies and Academic Association of General Practitioners (COOP/WONCA))功能状态量表，从 7 个方面评价病人在过去 2 周内的日常健康状况以及生理、心理及社会功能状态。因其稳定性、可靠性和敏感性，该量表在国外全科医学领域应用非常普遍，我国目前应用尚未全部铺开。

COOP/WONCA 功能状态量表(中文版)如下表所示。

---

(1) 体能：在过去两周内，下列何种运动你可以做到 2 分钟以上？
非常剧烈如：快跑　剧烈如：慢跑　中度如：快步行走
轻度如：中速行走　非常轻度如：慢走或不能　行走

---

(2) 感受：在过去 2 周内，你有没有受到情绪困扰，如：焦虑急躁、情绪低落？
完全没有　轻微　中度　相当严重　非常严重

---

(3) 日常活动：在过去 2 周内，你的身体或情绪健康有没有导致你日常的室内室外活动或工作出现困难？
全无困难　轻微　有点困难　很困难　根本不能做

---

(4) 社交活动：在过去 2 周内，你的身体或情绪健康有没有限制你和新人、朋友、邻居或团体间的交往活动？
全无限制　有一点限制　稍有限制　有很大的限制　有非常大的限制

---

(5) 健康变化：和 2 周前相比，你现在的健康状况是：
好得多　好一点　大致一样　稍差一点　差得多

---

(6) 整体健康：在过去 2 周内，你的整体健康状况是：
非常好　很好　还好　不太好　很差

---

(7) 疼痛：在过去 4 周内，你常感到身体上有多大程度的疼痛？
完全不痛　很轻微疼痛　轻度疼痛　中度疼痛　剧烈疼痛

---

4. 提供机会性预防

加拿大家庭医学专家 Mcwhinney 认为："全科医生对因不同原因来求诊的病人，应主动地评估危害健康的各种因素并加以处置，即将预防措施视作日常诊疗中应执行的工作"。全科医生应将每一次与患者接触的机会当作为病人及其家庭成员提供健康保健的良好时机，即全科医生应以医疗为切入点，在病人尚未意识到不健康的生活方式对健康的影响时，要给予解说与科学指导，适时提供个体化、适当的预防医学服务。

5. 改善病人的就医遵医行为

在 20 世纪 50 年代 Rosenstock 和 Becker 设计的健康信念模型(下图)被用来规划健康促进计划和解释人们能否养成新的健康习惯的原因。该模型提出影响病人采取相应措施的因素包括对该疾病的严重程度的认识、针对疾病采取相应措施的利弊得失,采取行动所存在的障碍、病人采取行动的可能性、将思想转化为实际行动的触发因素。

全科医生该模型为理论基础,利用各种机会开展病人教育,通常用于改善病人就医遵医行为的教育内容主要包括以下几个部分:

(1) 什么情况下就医。

(2) 什么情况下不该就医。

(3) 什么情况下寻求哪一个层次及类型的医师和医疗机构。

(4) 如何加强自我管理。

Rosenstock 和 Becker 设计的健康信念模型如下图所示。

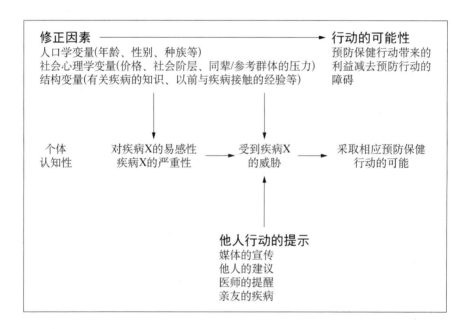

五、接诊

1. 开始接诊

在进入诊室之前准备工作已经开始。浏览一下表格,确定先要讨论的话题。因患者不同优先讨论的话题可有一定的差异,而且可以和患者协商。在接诊前先确保做好身体及心理方面的准备,在敲门之前停一下以使自己保持镇静,深呼吸并开始面对患者。首先正式地向患者介绍自己,而不是询问其他问题,进行自我介绍,并确定患者是否对你的学识感到满意,但最先的诊治决策应由带教老师决定。

2. 接诊的内容

接诊的主要内容包括建立信赖关系、协商机制,以及应用恰当的技巧完成接诊工作。当相互交换信息以后,应就相关问题提出自己的看法并与带教老师和患者进行讨论,在场的其他人员如患者家属也必须参与讨论。

最后要得出结论并给予指导,但令人惊讶的是,医生通常不按照要求去做或敷衍了事。除接诊结束时给予的建议外,患者很少记住其他时间内给予的建议。接诊的最后一步是评估患者对随访服务的理解和安排。

3. 病人叙述病史的方式

在叙述病史的时候,病人会自觉或不自觉采用与日常谈话不一样的方式,通常病人会呈现以下几个特点:

(1)一次就诊叙述几个问题。

(2)不按优先顺序叙述问题,重要的可能没说。

(3)根据自己的疾病因果观来叙述问题。

(4)病人叙述的病史是未经组织的,没有因果联系。

(5)最敏感的问题可能是用间接或暗示的语言表达的。

(6)不希望穷追不舍。

(7)问题与疾病不一定是一回事,只注意问题。

(8)言外之意更重要,做一个细心的观察者。

六、以病人为中心的医患沟通技巧

沟通是指通信、传达、传授、交易、联系等,社区卫生机构有效和高质量的服务,必须建立在良好的医患沟通基础之上。社区卫生服务的对象是妇女、儿童、老年人、慢性病人、残疾人、贫困居民等,服务功能是开展健康教育、预防、保健、康复、计划生育技术服务和一般常见病、多发病的诊疗服务。鉴于其服务对象的特殊性及服务功能的多样性,沟通工作在这一领域里显得尤为重要。医患沟通是多种手段综合运用的沟通,是为了满足医患关系、医疗目的以及医疗服务情景需要的特定的人际交流;是减少医疗纠纷的需要;是医学发展的需要,是医学人文精神的需要。

1. 有效的语言沟通

语言沟通是医患沟通的重要组成部分,语言沟通是最有效、最富影响力的一种。古代西方医圣希波克拉底说过:"医生有两种东西可以治病,一是药物,二是语言"。全科医生应掌控与患者沟通的过程,通过积极语言交流掌握更多病人的相关信息。

由于社区就诊患者多是慢性病、常见病、多发病,大多数患者辗转于各大医院求医,已经饱受疾病的折磨与煎熬,心中有太多的辛酸与痛苦,就诊时除了陈述病史外,免不了叙述自己的求医史。对于直接表述不适的患者,医生应尽可能进行发散性提问,以得到利于疾病诊断和公共卫生服务的更多资料。对于表述不清或是不善表达的就诊患者,全科医生应充分诱导,利用沟通技巧充分挖掘出疾病相关资料,以便下一步的诊断和治疗。门诊诊室内设置充分体现人性化,如舒适的沙发椅,方便的热水机,粉色的被套,让患者有家的感觉。

全科医学的语言沟通应遵循以下几个方面的原则。

(1) 以良好的医患关系为基础。

(2) 避免用医学术语问诊,多用比喻。

(3) 不轻易打断病人的话题。

(4) 保护病人的隐私。

(5) 采用非判断性和接受的态度。

(6) 适当地运用沉默,让病人有机会调整情绪。

(7) 分阶段安排问诊,以免引起疲倦或厌烦。

(8) 耐心地问,认真地听,适当地反馈。

2. 倾听与接纳

良好沟通的最大障碍是缺乏倾听技能。要善于倾听,这是获取患者相关信息的主要来源,必须尽可能耐心、专心和关心地倾听患者的叙述,并有所反应。如变换表情和眼神,点头作"嗯、嗯"声,或简单地插入一句"我听清楚了"等。医务人员不要干扰患者的内心体验,更不可唐突打断其谈话,来社区门诊就诊的患者也许只是心理负担过重而致,诉说可以释放压力,本身就是一种治疗手段。对于不善言辞者在倾听时可说"别急,慢慢讲"。为了表示听的诚意,除眼神交流外,还可插入"哦""后来呢?"。对于叨唠的患者,可巧妙地再次引入主题,如起身给患者倒茶,或是提问引入正题等。

接纳是指无条件地接受患者,不能有任何拒绝、厌恶、嫌弃和不耐烦的表现。人是多元化的,也许对方有很多不可理解、不可理喻的地方,作为医务工作者都应辩证看待。沟通中常用"我们"一词,可加强双方的同伴意识,尽量少用"你",这样会缩短医患之间的心理距离,让患者产生认同感,这在心理学上被称之为"卷入效果"。对于入户调查,可能会遇到许多尴尬的场面及现象,应当换位思考,对对方的行为表示理解和接受。

恰当使用反馈的技巧,如:①鼓励。点头、睁眼、注视、身体前倾、出声;②重复。证实、转换话题、澄清；③解释。把一连串的事情联系起来，说明因果关系运用例证，用比喻来帮助病人理解或说明对病人的理解；④理清头绪。理清前后关系、因果关系、轻重缓急。

如果你确信自己对患者足够关注，那么你会成为一名好的倾听者。务必确保遵循以患者为中心的法规，平等地交流。控制自己对患者的打扰。

3. 取得患者的合作

这是一项策略问题，因为合作即意味着患者要按你的要求去做。除此之外，你还要寻求与更多的患者建立合作关系—伙伴关系。如果患者信任你，认识你是一个热情、有同情心的人，并且相信你已充分地了解了他的病情，患者会与你合作。只有让患者认为你已经充分了解了他的病情，否则患者不会按你的要求去做。除非你清楚地了解患者的病情和背景，并依此适当调整就诊方案，否则不要期待建议起任何作用。成功的接诊包括为正确诊断而收集到的信息，医患之间建立起信任关系。如果你和患者都清楚你的作用和责任，且同意你的计划，则表明事情进展顺利。并非总是要让医患均感到满意或高兴，但这是你在接诊时的一个目标。

4. 告知患者检查结果

实际上，在与患者讨论检测目的、潜在价值和申请检查项目时，有关检查效果的交流就开始了，让患者知道什么是问题，以什么方式可以得到检测效果，明确他们愿意与谁讨论这些结果。你要与带教老师回顾检查的合理性，并准备用非专业术语讨论检查结果的准确性和应用价值。在诊所，正常的检查结果可以邮寄给患者，对于住院患者你应该每天向他们通报结果。一定要应用简洁能让患者理解的语言进行交流。开始时先询问患者是否还记住为什么进行检查。一定要检查患者的理解能力，并观察结果对患者的影响。

预料出现坏消息的患者可能会向你询问，如果你没有迅速告知一切正常，则患者会想到是一个坏结果。然后，你尽力帮助他们接受这一事实。对于没有预料出现坏消息的患者，合理的方法是提醒患者此次检查的目的或询问患者对就诊时所发生的一切是怎样理解的。随后，你应询问患者对坏消息是否有思想准备。患者的反应可能是不愿意，希望等一会，或希望有家庭成员在场。简单、简练和直接陈述是最好的方式。可按以下形式表达："很遗憾，这项检查(检查项目名称)显示(结果)可能是某种情况(病情)。"

每个人都需要时间去接受坏消息，停顿和等待，即使沉默数分钟也是可取的。你可能希望患者发泄强烈的情绪，除了面对这些情绪并表达你对患者的关心外，你不必做任何事，即使患者将你或其他医务人员作为发泄对象时，你也必须接受，并给予患者恰当的安慰。患者可能询问一些问题或以后再咨询。如果你不知道答案，要尽力寻找答案。你应让患者知道你不仅愿意回答这些问题，而且在患者得知坏消息之后有问题要问是符合情理的,你会尽力回答这些问题。对于非常严重的坏消息应制定以后进一步讨论的计划。

5. 非语言的沟通技能

记住下面的首字母缩写SOFTEN:微笑(Smile),开诚布公(Open posture),前倾姿势(Forward lean),地点(Territory),目视(Eye contact),点头(Nod)。

如果没有良好的非语言技巧,即使最鲜明和最言简意赅的陈述也将是无效的,而且可能引起误解。在非语言层面上也可以交流个人的看法和情感。这种交流在医生出现时就已经开始,并被看作是信心和关心的一种展示。患者更喜欢医生穿着白大衣,而且他们认为穿白大衣的医生要比不穿白大衣的医生更加出色。

非口头交流可能对口头的交流起强调或否认作用。人们很少对非口头交流加以控制。因此,非口头交流通常更加真诚。尽管患者对微笑是否真诚没有把握,但是不真诚的微笑将最终导致难以建立信任关系。微笑可以缩短人与人之间的距离,有助于克服患者的焦虑和戒备心理。患者更愿意积极接近那些面带微笑的医生。

一旦医患之间沟通非常融洽,那么医患之间就可以建立起一种稳固的、相互信赖的情感关系,相应也能建立其他类似的关系。体位可提示情感关系,患者的满意态度与医生躯体前倾并面向患者方向有关。放松、以患者为中心的医生身体常前倾20°角,侧倾10°角。体位变换很常见,头偏向一侧不是矫揉造作,而是认真倾听的动作,它可以交流兴趣和注意力。

优秀的倾听者要注视说话者。目光接触不是表达情绪,而是表达真诚和思考,不认真注视被理解为缺乏关心。当理顺思路或者选择语句时,目光暂时移开是可行的。长时间的对视被认为是轻浮或者是挑逗性的。

抚触能够促进康复,没有被抚触的婴儿体质将会退化。大部分没有接受抚触的患者在离开诊室时心情不会舒畅。但是,如果不与良好的口头及非口头交流相配合,抚触可能被视为侵犯性动作。

6. 提高接诊速度的方法

有效倾听这样就可以使患者轻松自在地提供病史,这往往要比医生勉强的封闭式的接诊快得多。避免打断患者的谈话,让患者自己叙述病史。注意谈话的形式,以免医患双方感到疑惑不解。在接诊的开始,要对患者讲清楚此次接诊的目的以使患者明白需要向医生提供什么样的信息。你还需要和患者针对当天将要解决的症状和问题进行协商。让患者因不太紧迫的问题而再次就诊通常是有帮助的,有时也是必要的。绝大多数执业医生都知道哪类患者需花费更多的时间。在这方面带教老师会给你提供建议。有些接诊是例行公事,而另外一些则非同寻常,需花费更多的时间。两种方式均需尝试。

7. 医患沟通过程技巧:《卡尔加里—剑桥指南》介绍

《卡尔加里—剑桥指南》(*Calgary-Cambridge guide*)是国际医学教育界使用非常广泛的医患沟通技能培训和评价工具之一,在很多国家得到了广泛应用。虽然我国医学教育界越来越重视对医学生医患沟通技能方面的培训及考核,但关于沟通培训及考核中使用卡尔加里—剑桥指南的报道却较少见。

1) 产生背景

《卡尔加里—剑桥指南》(简称《指南》)主要源于 Suzanne M Kurtz, Jonathan Silverman, Juliet Draper 这 3 位专家的突出贡献(见下图)。其中,Kurtz 博士是加拿大 Calgary(卡尔加里)大学教育与医学系的沟通学教授,Silverman 博士是剑桥大学临床医学系临床副主任、临床学院沟通研究主任,Juliet Draper 博士是英国东部教区级沟通技巧教学项目主任、沟通技能培训师。

Kurtz 等有感于当时存在医学教育和临床实践中存在的沟通过程和沟通内容的分离等问题,于 1998 年出版了 2 部里程碑式的著作 *Teaching and Learning communication skills in medicine* 和 *Skills for communicating with patients*,从而形成了 1998 版《卡尔加里—剑桥指南》。《指南》对医患沟通的框架和技能提出了更为详细的要求,包括医师主导的接诊、与患者发展建立和谐关系、获得传统医学必要的病史信息,以及患者探讨他们的检查发现和治疗的选择等。新模式提出"沟通过程技能"(communication process skills)这一概念,包括了对医师非语言性的行为、使用开放或闭合性问题、确保患者准确明白地理解医师的语言等细节,着眼于医师在医患沟通中最常做的事。《指南》强调将沟通内容和沟通过程进行结合,并加入了体格检查,沟通模式的转变可以使患者获得更好的就诊体验,更好地参与到医疗过程中,并通过回答开放性问题提供更多的信息以帮助医师进行鉴别诊断。

《卡尔加里—剑桥指南》问世以来,包括澳大利亚、加拿大、挪威、南非、西班牙、英国、美国在内的很多国家的大量院校将其广泛应用于各层次医学生、医师的临床沟通技能教学、评估及研究中。为进一步加强沟通过程与沟通内容的结合,他们于 2003 年提出了更针对首次接诊的《改进型卡尔加里沟通指南》。《指南》更针对接诊过程中沟通技能的使用,提供了示意图以便于教师对沟通过程中的沟通技能理解,还将"以患者为中心的理念"融入接诊过程中的沟通内容和沟通过程技能两个方面。上述 2 部书于 2005 年发行了第二版。

该《指南》包括 7 个一级指标(开始谈话收集病人信息、保证谈话的逻辑性、建立友好关系、解释病情和治疗计划、结束谈话、回答病人问题),18 个二级指标,71 个三级指标。

《增强型卡尔加里—剑桥指南》扩展的沟通框架图

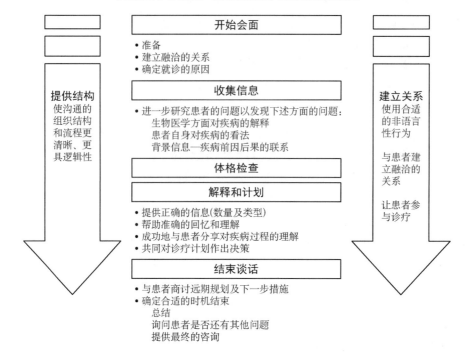

2) 英国《卡尔加里—剑桥观察指南》流程

Ⅰ 启动接诊

初步建立友善互信的关系:

① 问候患者,并获知患者的姓名。

② 自我介绍和说明自身工作职责。

③ 显示出接诊的热情和对患者的尊重:注意患者的身体是否舒适。

查明患者的就诊原因:

① 使用开放式的提问方式:

识别患者要解决的问题,如"今天你想讨论什么内容?"

② 倾听患者开始叙述问题,让患者畅所欲言:仔细倾听。不要打断患者或引导患者做出相应的回应。

③ 筛检:检查并请患者确认就诊问题的清单,如"您的问题是头痛和疲倦。您今天是否还有其他想讨论的问题吗?"

④ 商议下面的应诊议程:照顾到患者和医生的双方需要,拟定议程。

Ⅱ 采集信息

病人问题的发现与探究。

① 患者的叙述:鼓励患者用自己的话告诉你病史,问题何时发生,直到目前情

况怎样(现在澄清患者就诊的原因)。

② 提问的问题类型：采用开放式和封闭式的问题提问,从开放问题适时地过渡到封闭问题。

③ 认真倾听：允许患者完整阐述,不要打断,在回答问题的时候,或是当停顿的时候,要留给患者时间来思考。

④ 推动患者回答问题：例如,使用鼓励、静候、重复、意译、解释等语言和非语言的方法,推动患者积极回答问题。

⑤ 澄清：检出含糊不清或需要进一步解释的陈述予以澄清。例如,"你能解释一下你感觉头很轻的意思吗?"

⑥ 小结：分段小结,以核实自己是否准确理解了患者的意思。请患者纠正其解说或提供进一步的信息。

⑦ 语言：使用简明易懂的问题与评论,避免使用或适当解释术语。

了解患者的想法：

① 理念和关注点：就每个问题确定并认可患者的想法(信念缘由)和关注点(忧虑)。

② 影响：确定每个健康问题如何影响患者的生活。

③ 期望：确定患者的就医目标,就每个问题而言帮助患者实现的期望是什么。

④ 感受和想法：鼓励患者表达感受和想法。

⑤ 线索：利用患者口头和非语言的提示线索(身体语言、言语、面部表情、掩饰动作)了解患者的想法;适时检核并予以认可。

应诊架构调控措施：

① 小结：在一系列具体询问后做一小结,确认所需要了解的内容,然后再进入下一段的应诊过程。

② 示意"路标"：在从一部分转入另一部分话题时要使用过渡语句。

③ 序化：按逻辑顺序进行结构式的问诊。

④ 时间控制：注意控制时间进度,与病人交流过程不要偏离主题。

Ⅲ 建立关系

发展友善互信的关系：

① 非言语举止：表现出适当的非语言举止。例如,眼神接触、姿态和体位、动姿、面部表情、语音的使用。

② 使用笔记：如果使用笔记本或使用电脑记录,不能干扰谈话或破坏融洽的气氛。

③ 接受：认可患者的意见和感受;接受合理、合法的观点。不作评判。

④ 移情并支持患者：表示关切、理解、相助的意愿;认可患者对抗疾病的努力

和适当的自我照顾。

⑤ 敏感的问题：机敏地处理令人尴尬、不安的话题和身体上的疼痛，包括体格检查遇到的有关问题。

患者参与：

① 共同思考：鼓励患者参与其自身问题的解决，与其共同思考、交流对有关问题的认识。例如：我现在想的是……

② 提供合理的解释：理性地解释看似不合理的问题或体格检查的结果。

③ 检查：在进行体格检查期间，解释其操作过程，在征得患者同意后进行。

Ⅳ 解释和计划：提供适当数量和类型的信息

目标：提供全面和适当的信息；评估每个患者的信息需求；既不限制也不过多提供信息。

① 分段和考量：医疗信息要分段解释以便吸收，再考量病人当时的反应来更改解释的方法，以保证病人能明白信息的内容。

② 评估患者的起点：在给患者提供信息之前，先知道他到底对这个问题已经了解到什么程度了。

③ 询问患者：还需要哪些有帮助的信息，例如病原学方面的，预后方面的。

④ 在适当的时候给予解释：避免过早地给予有关建议、信息或进行安慰。

帮助患者准确记忆和理解：

目标：使信息更容易让患者记忆和理解。

① 组织说明：分成若干部分，按一定的逻辑顺序排列。

② 使用清晰的分类方法或标识，如"我想谈一谈三件重要的事情：第一……。现在，我们可以转移到……"。

③ 使用重复和总结：用以强化信息。

④ 语言：使用简洁、易于理解的表述，避免用术语，否则对术语给予解释。

⑤ 利用视觉方式传递信息：图表、模型、书面资料和指示标志。

⑥ 检查患者对信息的理解程度：例如：通过询问患者，让他们用自己的话复述一遍，必要时加以澄清。

取得共识：结合患者的看法。

目标：提供解释和计划，涉及患者的角度看问题；发现患者的想法和感受，以此来提供信息；鼓励相互之间的交流，而不是单向地传输信息。

① 针对患者的病情进行解释：需先引出患者的想法、考虑和期望。

② 提供机会并鼓励患者参与：发问，力求澄清或表示怀疑；做出适当响应。

③ 使用言语和非语言的线索：例如：借助有关信息或提问、忧伤表现来获知患者的需要。

④ 明确患者的信仰、反应和感受：再次给出信息，使用术语；在必要时给予认可及处理。

临床计划：共同决策：

目标：让患者了解临床决策过程并参与其中；要达到这样的水平，促使患者充分认同其诊疗计划、临床决策。

① 分享自己的想法：观念、思维步骤和两难的选择。

② 患者参与：利用建议而不是指令使患者参与其中。

③ 鼓励患者参与：得知他们的想法、观念、建议和偏好。

④ 协商：商定一个双方均可接受的临床计划。

⑤ 提供选择：鼓励患者做出他们希望的选择和决定。

⑥ 与患者核实：是否接受该计划，关注的问题是否得到解决。

V 结束应诊

① 总结：简要小结本部分内容并阐明诊疗计划。

② 达成协议：医生和患者共同商定下一步诊疗计划。

③ 安全问题：讨论可能的意外后果，如果计划没有得到实现该如何应对，何时及如何寻求帮助。

④ 最终审核：核实患者是否同意并满意该诊疗计划，询问是否需要哪些修改、疑问或其他需要讨论的条款。

第 8 章

生物—心理—社会医学模式

一、生物—心理—社会医学模式

1. 生物—心理—社会医学模式的产生背景

直到 20 世纪 70 年代,生物医学模式仍是医学院校教学的主流概念体系,它的建立是基于疾病可以用可测量的生物变量为基础进行解释。相应的,治疗措施也是以生物生理学因素为目标而制定的。生物医学模式一直占据着主导地位,并在第一次卫生革命中取得了辉煌的成就,生物医学教育成为医学院校的传统教育模式。但是这种简单的模式与医生的医疗实践、患者的真实体验经常脱节。一直以来,医生就认识到不仅仅是生物学因素对患者的生命在起作用,在疾病的病因学及患者对疾病的反应方面,生理(认知和情感)因素、社会(家庭、社区、经济)文化和精神因素也起着重要的作用。

在 1977 年,美国罗彻斯特大学医学院精神病学和内科学教授恩格尔(Engel. GL)在《科学》杂志上发表了题为"需要新的医学模式—对生物医学的挑战"的文章,批评了生物医学模式的局限性,指出这个模式已经获得教条的地位,不能解释并解决所有的医学问题。恩格尔指出:"生物医学模式不完整,它只考虑了生物因素,而忽视了其他因素;它的注意力只放在身体和疾病上,而忽视了病人,其疾病观使其无法满足病人精神和情感需要。"

生物—心理—社会医学模式的产生具有历史的必然性,主要体现在以下几个方面:

(1) 疾病谱和死因谱的改变凸显心理和社会因素的作用:人类的疾病与死因结构发生了改变。世界各国先后出现了以心脏病、脑血管病、恶性肿瘤占据疾病谱和死因谱主要位置的变化趋势。例如,影响我国人群健康的主要疾病,也已由过去的传染病为主而逐步转变为以非传染病为主。

(2) 对保护健康和防治疾病的认识深化：随着人们对保护健康、防治疾病的经验积累,认识也有了深刻的变化。对人的属性的认识,由生物自然人上升到社会经济人。对疾病的发生和变化,由生物层次深入到心理与社会层次。对健康的思维也日趋全方位、多层次。

(3) 医学科学发展的社会化趋势：医学发展史证明,医学的发展与社会发展息息相关。人类保护健康和防治疾病,已经不单是个人的活动,而成为整个社会性活动。只有动员全社会力量,保持健康、防治疾病才能奏效。

(4) 人们对卫生保健需求的提高：随着经济的发展,国民收入增加。人们对卫生保健的需求提出了更高的要求。不但要身体好,还要有良好的心理状态和社会活动能力,提高生活质量,延年益寿。

2. 生物—心理—社会医学模式的内容

生物—心理—社会医学模式一般认为,在环境健康医学模式基础上发展起来的综合健康医学模式,可作为生物—心理—社会医学模式的代表。

(1) 布鲁姆模式：1974 年,布鲁姆(Blum)提出：影响人类健康有环境、生物、行为生活方式、卫生服务四大因素,其中环境因素包括自然和社会环境,特别是社会环境对健康有重要影响(见下图)。

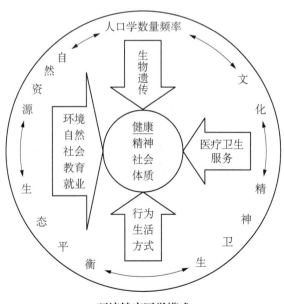

环境健康医学模式

(2) 综合健康模式：拉隆达(Lalonde)和德威尔(Dever)对环境健康医学模式加以修正和补充后,提出了综合健康医学模式,为制定卫生政策、指导卫生保健工作提供了理论基础(见下图)。

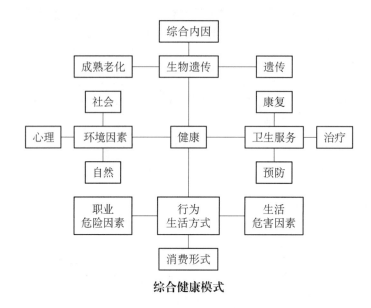

综合健康模式

该模式认为：影响人类健康的四大类因素,每一大类可分为 3 个因素,则共计 12 个因素。各类因素对不同的疾病影响是不同的,如心脑血管病以行为生活方式、生物因素为主;意外死亡以环境因素为主;传染病以卫生服务为主。

(3) 生物—心理—社会医学模式:1977 年,美国纽约州罗彻斯特大学精神和内科教授恩格尔(Engel)提出,应该用生物—心理—社会医学模式取代生物医学模式。

他指出:"生物医学模式关注导致疾病的生物化学因素,而忽视社会、心理的维度,是一个简化的、近似的观点。"恩格尔提出:"为理解疾病的决定因素,以及达到合理的治疗和卫生保健模式,医学模式必须考虑到病人、病人生活在其中的环境以及由社会设计来对付疾病的破坏作用的补充系统,即医生的作用和卫生保健制度"。

3. 生物—心理—社会医学模式的关键点

(1) 生物—心理—社会医学模式是以广义系统论为基础的,其中包括临床问题是多个系统水平变量相互作用的结果。

(2) 这一模式为全科医生诊断和治疗常见病提供了综合的思维方法。

(3) 正确的评价和治疗取决于医生和患者(适宜时与家属)讨论各种问题和协商治疗方案。

二、生物—心理—社会医学模式对全科医学的影响

在过去的 40 余年里,生物—心理—社会医学模式已成为全科医学的主体概念

体系,但在所有初级保健领域尚未达到这一水平。对于了解疾病的病原学、起病情况、病程以及预后来说它是一个整体框架体系。这种模式来源于广义的系统论,即认为生命是由亚原子到生态系统在不同水平相互交叉组成的。每一体系层次又具有各自的特点并受一定的规律支配,形成动态平衡系统。系统通过正负反馈形成环形信息回路并不断纠正偏差而维持平衡。当需要发生变化时,系统可以超越不同的阶段并最终建立新的平衡(见下图)。

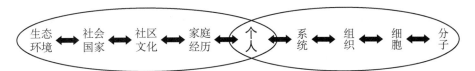

当系统失去平衡时就出现症状。系统内各个水平是相互关联的,因此有时很难甚至不可能指出独立于其他各系统影响之外的单一或多个致病因素

　　在生物—心理—社会医学模式的理念指导下,医学思维由单因果性的形而上学的思维方式转向了全面的整合的系统性思维方式;医学的目的由单纯的治疗转向治疗与预防、治疗与康复相结合,由减少死亡、延长生命转向提升病人的生命与生活质量。医疗服务的形式由单纯的医疗型向医疗、预防与保健相整合的类型转变,将预防保健思想贯穿于生命的整个过程。医疗服务的对象从服务个体转向扩展到了个体、家庭与社区,希望提供全方位的服务,提高群体的健康水平。医疗服务的内容从以疾病为中心转向了以病人为中心,从纯粹的生理性、技术性的服务扩展至社会性、心理性的服务,将治疗的对象视作具有社会、心理意义的人,关注并提供针对社会心理的服务。医疗服务的这些变化也形成了医疗服务提供的多方参与,使得医患关系由主动被动型转向了指导合作型的伙伴式关系,医生角色的专家色彩淡化,而指导者与服务者的角色在突显。

1. 对门诊就诊和接待患者的影响

　　通常情况下全科医学就诊时间在 10～30 分钟之间。这个时间相当短,尤其当主诉源于生物—心理—社会因素之间复杂的相互作用时。用多少时间去了解这些因素,主要取决于这些问题是急性的还是慢性的以及紧急程度或严重程度。实习生最紧迫的任务是帮助上级医师查找有助于减轻病痛或预防病情急剧恶化的信息。但是,在复杂的疾病或慢性病时寻找生物—心理—社会因素可能会耗时费力。你必须在接访患者或家属前列出需要优先讨论的事项。例如,支气管炎和哮喘患者,她也许是个吸烟者,或者家里有吸烟者。帮助患者控制急性发作,保持呼吸顺畅是关键。同时应强调尽早使患者远离有烟环境。

2. 对医患沟通的影响

按照第七章提供的建议并进行一般性询问,必要时也可有针对性地询问一些问题,有助于明确促进病情发展、恶化或改善的各种因素。询问一些能表达患者或家属观点的问题,有利于进一步加强生物—心理—社会模式对疾病的解释。好的提问方式有以下几种:

(1) 你认为引起这个问题的原因是什么?

(2) 生活中有哪些因素使你的症状加剧或是改善吗?

(3) 这一问题对你的生活(如家庭、生活起居、处理事物等)有何影响或如何受生活影响?

(4) 有时身体对生活中发生的事件产生应答,提示我们一些事情出错了,你出现过这种情况吗?

(5) 发生这类问题可能会造成很多困难,特别是生活中还有很多其他事情要办。发生的这些事件会给你的保健造成困难吗?(或为治疗疾病需要做一些事情吗?)

3. 对治疗的影响

在全科医学诊疗过程中,由于生物、解剖和(或)生理状况方面的原因,一些心理因素很难甚至不可能改变。故需要全科医生与患者和(或)家属进行协商改变那些可变且与当前疾病有关的因素,帮助患者从整体角度正确认识目前疾病的开始。

第 9 章

全科医学中的预防服务

预防医学是全科医学的一个主要组成部分,也是全科医疗的主要内容之一。其以环境—人群—健康为模式,针对人群中疾病发生、发展规律,运用基础医学、临床医学和环境卫生科学的理论、知识和技能,研究社会和自然环境中影响健康和造成疾病的主要因素,应用卫生统计学和流行病学的方法和原理,探索病因和分析这些致病因素的作用规律,并通过有效的公共卫生措施实施预防,从而达到保护和促进健康的目标。

个体预防(临床预防医学)是全科医生最常采用的预防医学服务方式,在临床医疗卫生服务过程中,在对导致健康损害的主要危险因素进行评价的基础上,医务工作者为病人、健康者和无症状"患者"提供的以第一级预防和第二级预防为主的治疗与预防一体化的、具体的个体预防干预措施和卫生保健服务。其以纠正不良行为生活方式等危险因素的影响、健康咨询、共同决策、疾病临床前期的早期诊断和早期治疗,推行临床与预防一体化的、连续性的卫生保健服务等方式,达到减少或消除致病危险因素、维护与促进健康的目的。

一、全科医生的预防医学服务

全科医学采用个体预防与群体预防的服务方式为社区全体居民提供连续性、综合性、协调性、个体化的预防服务,以期改善和促进社区全体居民的健康水平。在全科医学的服务实践中,全科医生把与个人及其家庭的每一次接触都当作为居民提供预防服务的良好时机,再结合与患者的家人和朋友式医患关系,使全科医生与其他临床医生相比在时间上、地理上、专业上、服务方式上等方面具有明显的预防医学服务优势。

1. 全科医生的预防医学服务优势

(1) 在专业性质上：全科医生整合运用临床医学、预防医学以及其他健康相关学科的知识为居民提供一种全方位的健康服务，因其专业性质、工作内容以及其具有良好的社会工作能力和健康服务协调者的身份，使其在提供预防医学服务方面具有不可比拟的优势。

(2) 在服务时间和地理位置上：全科医生作为首诊医生和基层医生，直接面向社区居民，同社区居民的接触机会多，相处时间长，就诊、咨询、检查、治疗都可以不受时间和工作场所的限制。

(3) 在服务内容和服务方式上：全科医生为社区居民提供的健康服务涵盖医疗、预防、康复、健康促进等方面，且不区分服务对象的年龄、性别和病种，在为病人提供服务的同时，兼顾病人所在家庭和所处社区，不但解决病人的生理健康问题，还协调解决病人存在的心理问题和社会适应问题。这些健康问题的处理本身就融临床、预防等服务于一体。

(4) 在服务特点上：全科医生是"从生到死"的全过程服务，贯穿了人生的各个阶段和疾病的各阶段。持续性的服务使得全科医生在任何时候和任何地方都能提供最合适最准确的预防服务。

2. 全科医生应掌握的相关知识与技能

为更好地完成临床预防服务工作，全科医生应从以下几个方面加强自身的学习：

(1) 对疾病的危险因素的鉴别和评价。

(2) 使用生物、行为和环境的方法，纠正和减少病伤的危险因素。

(3) 管理和协调能力，将临床预防与治疗工作相结合，成为健康促进的倡导者。

(4) 社区所有人群实施危险因素评价，减少人群健康危险因素。

(5) 评估用于减少个人和社区危险因素的技术的有效性。

二、全科医学临床预防服务的内容与方法

临床预防是一项基本的、不可缺少的卫生保健服务，也是医疗工作的重要组成部分。临床预防是将治疗与预防相结合的卫生保健，临床医学从个体的治疗扩大到预防服务，而预防医学从重视社会和环境的预防扩大到社区预防与个体预防，由此将逐步地弥合预防医学与临床医学的裂痕，为人民群众提供连续性的、综合性的卫生服务，满足他们的需求。临床预防的对象是健康人和无症状的患者，适宜采用一级和二级预防方法，三级预防不属于临床预防的范畴。临床预防适宜于临床的

环境,由医生、护士、助产士等提供,并不外延到其他的医务人员和医疗机构。临床预防的重要目的是防止疾病的发生、发展和传播。临床医生所面临的困难之一是不能有效地治疗晚期病人,所以他们能够直接地感受到预防的价值,早期发现、早期治疗疾病可以显著地提高临床疗效,而早期的预防工作在阻断疾病的发生和发展方面可以取得更加显著的效果。

全科医生的角色、任务(集居民健康代言人、初级医疗保健提供者、医疗保险守门人等于一身)决定了其必然是临床预防服务最主要的承担者,即为预防与临床裂痕的弥合者(桥梁)事实上,临床预防服务不仅是全科/家庭医生重要的工作内容,而且体现了全科医疗服务的特色和生命力—因为它适应了新的疾病谱和居民的健康需求。

通过大量的临床预防实践,人们提出了筛检、咨询、免疫接种和化学预防为临床预防的主要内容。各个年龄组人群存在着不同的疾病和卫生问题,他们的临床预防服务内容有时是不同的,对健康人群进行筛检,早期发现无症状的患者是控制死亡率的有效手段。计划免疫和筛检是两项重要的临床预防措施,此外,最令人信服的手段是通过健康教育来改变个人的行为和生活方式,这对于慢性病的预防价值更大。文献表明,心血管疾病、肿瘤、意外伤害等都与个人的生活方式有着密切的关系。

1. 筛检

所谓的筛检是指应用快速的试验、检查或其他方法对未被识别的疾病或缺陷做出推断性鉴定筛检是从大量的正常人群中查出外表健康而可能患某病者筛检的目的是在健康人群中筛出疾病的早期患者,以便早期诊断,及时治疗。疾病监控或筛查基于已发表的最佳的医学证据,在预防医学领域仍存在较多争议。尽管美国预防医学特别委员会的指南是以循证医学为基础的,但仍有许多组织对多项筛查项目持有异议。筛查的目的是为了发现具有患某一疾病危险的所有患者并尽可能减少被错列入危险对象患者的数目。推广应用的筛查实验包括有:结肠镜筛检结肠癌,抑郁症的临床评估,宫颈刮片筛查宫颈癌,乳房 X 线片筛查乳腺癌,以及衣原体感染的实验室筛检。其中有些是面向高危人群推广使用的—如衣原体筛查只用于 26 岁以下有不洁性生活的女性;其他也有向较大群体推广应用的,如在所有成年人中进行抑郁症筛查。一些针对某一患者的筛查实验尚需做进一步的讨论和申请。对于某一个体来说拒绝一些筛检实验也是很合乎情理的。出色的全科医生会指导并帮助患者做出最佳选择。

2. 健康咨询

所谓健康咨询是向个体进行劝告,进行有针对性的健康教育等,以改变咨询对象的行为生活方式,降低危险因素,阻止疾病的发生和发展。健康咨询是全科医生教育任务的重要组成部分,这取决于患者的年龄和医疗条件。劝说病人戒烟,保持理想体重,合理饮食,规律运动,以及其他生活方式方面的建议是以特定的生活方式改变可降低获得性疾病的危险或增加总体健康水平这一证据为基础的。健康咨询的基本原则主要有:

(1) 取得病人的信任,建立良好的合作关系。

(2) 向全体患者提供咨询,这就是说医生应该将咨询作为一种必须提供的治疗手段来公平地用于所有的服务对象。

(3) 努力让患者明白行为因素和健康之间的关系,只有确定搞清了它们之间的关系,才有可能采取相应的措施。

(4) 和患者一起来估计改变行为的困难。有时,要想改变已经形成的行为是很困难的,临床医生应该同服务对象一起,共同研究对策并且充分地分析所面临的主要障碍。

(5) 取得患者的承诺,这是非常关键的一条,患者一旦做了承诺,他们往往会尽力地履行其诺言。

(6) 选择主要的、干预有效的危险因素进行干预;造成一种不良行为的因素可能是多种多样的;临床咨询的关键是首先要搞清这些影响因素,然后确定优先的因素进行干预,不能期望通过咨询控制所有的影响因素。

(7) 帮助患者制定改变行为的计划,列出较为周密的计划表,既为咨询对象提供了活动指南,又可以及时地进行监督和评价。

(8) 采用综合性的干预措施,同时,干预措施要因人而异。

(9) 调动各方面的力量,如家庭、单位和社会等共同参与。

(10) 加强随访和监督,及时发现问题和采取措施。

3. 免疫接种和化学预防

免疫接种是指针对易感高危人群,采用特异的主动或被动免疫制剂预防疾病的发生。例如,对糖尿病病人接种肺炎疫苗和流感疫苗可以减少其呼吸道感染机会,减少医疗费用,降低发病率和死亡率。如使用球蛋白进行被动免疫,使用药物和生物制剂阻断疾病的发生和发展等。化学预防指对无症状的人使用药物、营养素(包括矿物质)、生物制剂或其他天然物质作为第一级预防措施,提高人群抵抗疾病的能力,以防止某些疾病。例如,对育龄或怀孕的妇女补充含铁物质来降低患缺铁性贫血的危险;对孕期妇女补充叶酸降低神经管缺陷婴儿出生的危险:对绝经后妇女使用雌激素预防骨质疏松和心脏病;用阿司匹林预防心脏病、脑卒中等等。我国儿童计划免疫程序如下表所示。

月　　龄	接 种 疫 苗
出生后 24 小时内	乙肝疫苗(第 1 次)
出生后 24 小时	卡介苗(初免)
1 月龄	乙肝疫苗(第 2 次)
2 月龄	百白破混合制剂、脊灰疫苗(第一次)
3～4 月龄	百白破混合制剂、脊灰疫苗(第二次)
4～5 月龄	百白破混合制剂、脊灰疫苗(第三次)
6 月龄	乙肝疫苗(第三次)
8～12 月龄	麻疹减毒活疫苗

4. 病人教育

病人教育是临床预防的重要措施之一,也是全科医生最常采用的临床预防方法。其主要目的是为病人提供健康信息,去除不良的行为和生活方式;帮助病人了解自身健康问题的性质、发生发展和转归;帮助病人了解控制疾病、加强自我管理和遵医行为;发挥病人及家庭的作用,预防疾病,促进健康。

(1) 病人教育的内容:包括维护健康和预防疾病的内容;疾病的性质及其发生发展的规律;健康观、健康信念模式和疾病因果观;疾病的预防、治疗、保健和康复;药物治疗的有关知识;病人的责任、义务、就医行为、遵医行为和医患关系;健康危险因素的作用和控制;以及各种资源的作用和利用等。

全科医生可以采取多种形式开展病人教育,其中,在门诊直接与病人会谈、交流是目前最主要的形式,另外,还有上课、电化教育、阅读有关资料、提供实物或样本;还可安排有相同经历、有类似问题的人参与讨论等方法。全科医生应根据病人的个人情况灵活使用多种教育方法,如有人喜欢听课,另一些人乐于接受个别指导,还有人则喜欢阅读材料接受卫生知识。但无论采用何种方式,最重要的是保证病人所取得知识的正确。

(2) 病人教育的步骤:病人教育是全科医生与病人之间相互沟通、相互作用的过程。目的是使教育更科学、更系统。病人教育通常包括 7 个步骤:①了解病人及其就医背景,确定病人教育的必要性、方法和程度;②了解病人是否存在不良的行为问题,确定教育的重点;③了解病人产生不良行为的原因,确定病人教育的具体措施;④对病人解释什么是错的,其后果是什么;⑤分析不良行为的原因;⑥改变措施、要求和目标;⑦评价改变的程度和结果。

5. 周期性健康检查

周期性健康检查(periodic health examination, PHE)是临床预防的重要措施。

是运用格式化的健康筛检表格,针对不同年龄、性别而进行的健康检查。

周期性健康检查不同于既往的年度或因某种需要而进行的体检,它的检查项目依据是事先设计好的格式化表格,其所列检查项目充分考虑了不同性别、不同年龄对卫生保健的不同需求(即检查项目和间隔因性别、年龄而异,而且生理年龄比实际年龄更有意义),注重以证据为依据来筛选和确定检查项目,同时考虑了成本-效益;其检查对象为无症状的个体;其着眼点为一、二级预防;其目的为确定疾病的危险因素,或早期(即在症状前期)发现疾病,为就医者制定终身的预防保健计划。

周期性健康检查的检查项目主要依据"临床预防服务指南"而设定,因而较以往的年度体检更具有针对性、科学性,由于周期性健康检查选择性很强,因而减少了不适当的服务,使医疗保健服务的质量和效率得以提高,卫生资源得以更充分地利用,符合成本-效益原则;有了"临床预防服务指南",家庭医生是按固定的保健计划来为个人和家庭提供医疗照顾,从而可有效地控制地区间的差异;同时可依据危险因素每次提供 1~2 项机会性预防服务,如在周期性健康检查时发现妊娠,即可劝导"准妈妈"戒烟;当得知有乳腺癌家族史时,可建议体检者接受乳腺透照检查。因此,周期性健康检查是一项十分重要的临床预防服务措施,在美国、加拿大等国家已逐渐取代了年度体检。我国目前周期性健康检查项目如下表所示。

1. 身高、体重	2. 血压
3. 血糖	4. 血脂
5. 甲胎蛋白 + B 超	6. 直肠指检 + 隐血试验
7. 乳房自查、临床检查 + 乳房摄影	8. 胸透和摄片
9. 眼底检查	10. 甲状腺检查
11. 乙肝表面抗原(HBsAg)	12. 肝、肾功能检查
13. 心电图	14. 内科心、肺、腹部检查

三、临床预防服务指南

临床预防服务是医学在新的疾病谱下应采取的防治疾病的"策略"。它弥合了临床医学与预防医学间的裂痕病人教育、筛检、预防接种、周期性健康检查等是公认的临床预防服务的手段和内容。而"临床预防服务指南"是开展此类服务的依据。目前,我国尚无适合国情的"临床预防服务指南",为适应我国蓬勃发展的社区卫生服务的需要,尽快开发之已成当务之急!

1. 国外部分国家临床预防服务指南的研制及其内容

1976 年,加拿大卫生福利部首先提出了临床预防的理论体系和研究方法,并组织了专题组(Canadian Task Force),专门研究提供有效的健康促进和疾病预防的服务,对现行体格检查的利弊进行严格的科学评价,于 1979 年正式出版了他们对 78 种疾病检测方法的系统总结。1984 年,美国预防服务专家组(U. S Preventive Services Task Force 下简称 USPSTF)成立。1989 年,USPSTF 出版了第 1 版《临床预防服务指南》,对 60 种疾病筛检、咨询、免疫和化学预防的 169 种预防措施进行了系统的论述。

美国和加拿大卫生工作者所使用的《临床预防服务指南》,对疾病负担、危险因素、预防干预措施都进行科学的阐述,并形成在临床上进行干预的意见。他们通过文献评阅法获得上述内容的材料,通过评价临床研究已经发表的文章的质量,获得推荐建议的证据。

澳大利亚皇家全科医生学会 RACGP 推出《全科医学预防服务指南》(*Guidelines for Preventive Activities in General Practice*),2005 年时已经出版第 6 版。该指南对各种预防服务活动的建议均根据现有的循证医学证据。而且,各种预防服务也是澳大利亚全科医学服务中最相关的服务该指南在澳大利亚全国通用,并得到“国家卫生和医学研究委员会”(NHNIR|澳大利亚最权威的医学研究机构)的支持。该指南的设计是让全科医生在每次看病人的时候都使用这个指南。第 6 版的指南设计了“新知识”和“怎样做”两个部分,并采用表格的形式列出了具体的预防服务活动内容。以往的经验表明,每次新出版的预防医学指南的适用期是 2 年,其间会不断出现新的内容和要求。在新版指南出版之前,RACGP 采用在网上公布更新消息的方法,或者建议全科医生上网,在 RACGP 网站、NHMRC 网站、Cochrane(循证医学图书馆)网站查找最新信息。

该指南实质内容分成 14 个部分,其基本结构如下:

(1) 怀孕前的预防服务。

(2) 基因查询和检测。

(3) 儿童和青少年的预防服务:包括怎样做父母、预防服务咨询、超重和肥胖、新生儿、婴儿、学龄前(2~5 岁)、学龄(6~12 岁)、青少年(14~19 岁)。

(4) 老年人的预防服务:包括跌倒与身体锻炼、视力和听力损伤、老年痴呆和抑郁、营养和酒精、用药过多、家庭照顾者的健康。

(5) 传染病的预防服务:包括免疫接种、衣原体疾病预防。

(6) 慢性病的预防服务:包括吸烟、超重、营养、饮酒问题早期发现、身体锻炼。

(7) 血管疾病的预防服务:包括血压、胆固醇和脂肪、2 型糖尿病、脑卒中(中风)、肾脏疾病。

(8) 肿瘤的早期监测：包括恶性皮肤癌、非恶性皮肤癌、宫颈癌、乳腺癌、口腔癌、直肠癌、睾丸癌、前列腺癌。

(9) 心理预防服务：包括抑郁、自杀。

(10) 口腔卫生。

(11) 青光眼预防服务。

(12) 尿失禁预防服务。

(13) 骨质疏松预防服务。

(14) 尚未证实效果的筛查。

作为循证医学的指南，该指南在提供预防服务建议的同时，列出了证据所在（参考文献），并按照循证医学的原则，列出了该证据的层次（Ⅰ、Ⅱ、Ⅲ、Ⅳ、Ⅴ、无证据，其中Ⅰ指证据非常充足，对所有相关的临床随机试验进行了系统的评价研究。其他证据层次依次递减）和建议的强度（A、B、C、D、E，其中 A 为有好的证据支持服务建议，E 为有好的证据反对服务建议）。

2. 我国临床预防服务指南的研制情况

迄今为止，我国关于临床预防服务指南的报道并不多。2001 年，首都医科大学翁学清根据我国实际情况，借鉴国外经验和现行"指南"，对我国开发"临床预防服务指南"提出一些建议：

(1) 出生～18 个月：此年龄段是初步建立有益于终身健康的生活方式的重要时期，其过程是相当艰难的，家庭医生应帮助家长带养、教养好孩子。使用追踪表是婴幼儿期健康管理十分有效的方法。出生后第 1 周，应作一些筛检（如先天性甲状腺功能低下、先天性高苯丙氨酸血症、神经管畸形的筛查）；1 岁至 1 岁半重要的健康指导包括：母乳喂养、辅助食品添加；通过预防接种、托幼园所集体儿童卫生管理和健康教育等手段，预防各种传染病；根据全国 0～5 岁儿童死亡监测结果，意外窒息是造成婴儿意外死亡的首位原因，意外窒息多发于文化水平低、经济收入低的偏远地区、农村，因而，应考虑加强对此部分人群的健康教育。

(2) 19 个月～6 岁：随着语言和运动能力的发展，特别是独立行走，该年龄段儿童较前对外界环境的接触明显增多了，伴之而来的是的传染病、意外伤害的危险增加了。对传染病、意外伤害的预防和干预是此阶段最重要的两项临床预防服务，其手段主要是预防接种和健康教育。另外，应高度关注如下健康问题（其重点人群为文化水平低和经济收入低的家庭的儿童）：贫血、维生素缺乏性佝偻病、发育迟缓与低体重、儿童期超重和单纯性肥胖症、视力、牙齿发育障碍、学习困难、智力落后、情绪和行为问题及语言障碍。由于空气污染和被动吸烟等，儿童时期铅中毒、流感和哮喘的发病率日趋增多，应予以重视。

(3) 7～12 岁：此年龄段是建立健康的生活方式的重要时期，这包括：不接触烟、酒,平衡膳食,定期体育锻炼,同时应积极进行青春期性知识教育,开展口腔保健和意外伤害的预防。由于心血管疾病等慢性病是影响我国成年人健康和生存的前几位疾病,而一些危险因素应从儿童期着手预防,如戒烟和控制体重等。

(4) 13～18 岁:此期主要是针对青春期生理、心理特点,开展健康教育。重点问题包括:不良生活方式和行为、性行为与性保护、意外伤害、厌学和逃学、离家出走、自杀等。相对于学龄前儿童,对该年龄段人群的保护显得薄弱。当前,随着学校"减负",学龄儿童课余时间的合理安排是摆在教育部门、家长面前的棘手问题,负责全人群健康的家庭医生亦应逐渐渗透其中,与社会和家庭共同分担责任,保护该年龄段儿童的健康。

(5) 19～39 岁:该年龄段人群的绝大多数健康问题都可以通过健康教育,促其采取健康的生活方式而加以预防。健康教育的主要内容包括:平衡膳食、体育锻炼、戒烟和控制酒量、安全的性生活以防止性传播疾病等。同时,对育龄夫妇进行优生优育指导。

(6) 40～64 岁:针对导致该年龄段人群死亡的重要疾病的危险因素,开展有针对性的预防服务。这些疾病包括:冠心病、高血压、糖尿病、癌症(肺癌、肝癌、乳腺癌、肠癌、前列腺癌等)、骨质疏松症等。

(7) 65～84 岁:随着我国步入老龄化社会,而我国养老和社会保障体制尚处于建立时期,老年人的健康照顾问题日趋严峻。家庭医生工作于社区,有条件、有能力在老年人口的医疗照顾方面发挥作用。老年人群与儿童、孕妇等一样,有其特殊的生理和心理特点,同属社区中的脆弱人群,需要的健康照顾更多。此阶段的预防干预应充分考虑个体差异、生存质量和数量等问题,应注意社会支持网络的建立,尤其要注意其可及性,对于老年人来说,保持一种积极的生活方式至关重要。预防服务的重点应置于:降低心脏病、高血压、糖尿病、老年痴呆、抑郁、焦虑等症的发病与死亡,增加骨质含量,保持适当体重,增加平衡和协调能力,减少跌倒。据国外经验,对老年人明显有效的临床预防服务措施有:发现和控制高血压、筛检肿瘤、及时发现老年性痴呆、抑郁、可逆的感觉丧失、尿失禁的早期迹象或症状、进行肺炎和流感疫苗的接种。

(8) 85 岁以上:高龄老年人口中有相当数量者存在躯体功能依赖,因此,预防服务应集中在维持正常的躯体、社会和情感功能上。对于高龄老人,家庭医生不单是预防疾病,更重要的是应将工作重心置于降低慢性疾病对生存质量的影响上。

第 10 章

医学生实践技能

一、全科医生应掌握的实践技能

目前我国对全科医生应掌握的实践技能尚无统一的规定,各地根据当地的情况制订了不同的实践技能培训的内容和要求,不同全科诊室的临床操作范围有很大差异。在全科诊所最常见的操作包括:注射、抽血、静脉输液、心电图、夹板固定以及简单的缝合术。其他诊室可提供阴道镜检查、产前检查、放射学检查、乙状结肠镜检查、肺活量测定以及踏车运动试验或其他项目检查。

1. 全科医生掌握的实践技能现状

方炳、施榕、姜宏等人在 2010 年对上海市全科医生临床技能使用情况进行了调查,使用率在前 10 位的操作如下表所示。

技 能 操 作	人　　数	使用率/%
体格检查	54	96.4
X 线读片	51	91.1
心电图	46	82.1
吸痰术	21	37.5
导尿术	20	35.7
徒手心肺复苏	18	32.1
无菌操作(手术野准备)	18	32.1
创伤包扎、清创与缝合	17	30.4
小儿查体和物理诊断技术	13	23.2
灌肠术和洗胃术	13	23.2

胡义瑛、陈淑玲于 2014 年方法根据全科医生岗位能力素质四方面的内容(全科医学基本理论知识、全科医学基本技能、全科医学其他技能和全科医学临床操作技能),对福建省、湖北省和广西壮族自治区的全科医生现状与培训需求进行了问卷调查,发现全科医生对全科医学基本理论知识和临床技能操作的掌握率普遍较低,主要有以下一些情况。

　　(1) 全科医学基本理论与技能中掌握最好的是病史采集和病例书写的技能(64.3%),掌握最差的是儿童听力、视力异常的筛检技术(31.5%)(见下表)。

　　(2) 在临床基本技能中呼吸系统常见疾病相关知识和技术的掌握率最高,其他依次是消化系统常见疾病相关知识和技术、休克、循环系统常见疾病相关知识和技术、泌尿系统常见疾病的相关知识和技术。

全科医生临床基本技能掌握情况

掌握项目	人数/%	未掌握项目	人数/%
呼吸系统常见疾病	84(39.4)	儿童听力、视力异常的筛检技	67(31.5)
消化系统常见疾病	83(39.0)	儿童龋齿的防治	61(28.6)
休克	77(36.2)	妊娠诊断和围生期保健	55(25.9)
循环系统常见疾病	71(33.3)	围绝经期妇女的保健	54(25.4)
泌尿系统常见疾病	70(32.0)	计划生育、优生、优育指导	38(17.8)

　　在其他基本技能及临床操作中,病史采集和病例书写的技能掌握率最高,其他依次为心肺复苏技术、系统的体格检查操作、无菌操作技术和常用化验检查及结果解读(见下表)。

全科医生其他基本技能及临床操作掌握情况

掌握项目	人数/%	未掌握项目	人数/%
病史采集和病倒书写的技能	137(64.3)	社区精神疾病患者的管理	51(23.9)
心肺复苏技术	121(56.8)	中医药服务	50(23.5)
系统的体格检查操作	120(56.3)	社区常用仪器操作、镜检技术	46(21.6)
无菌操作技术	118(55.4)	心理咨询与心理治疗	38(17.8)
常用化验检查及结果解读	112(52.6)	社区常用康复技术	35(16.4)

2. 全科医生实践技能培训需求情况

　　陈淑玲等人的调查发现以下。

（1）在临床基本技能中培训需求率最高的是急性心脑血管病,其他依次是休克、意外中毒、意外伤害和消化系统常见疾病。不需要培训率最高的是儿童听力、视力异常的筛检技术和儿童龋齿的防治,其他依次为计划生育、优生、优育指导、妊娠诊断和围产期保健和母乳喂养、人工喂养指导。

（2）在其他基本技能及临床操作中,心肺复苏技术的培训需求率最高,其他依次为常见外科损伤的处理技术、系统的体格检查操作、常用化验检查及结果解读和无菌操作技术。表示不需要培训率最高的是中医药服务,其他依次为健康档案的建立与动态管理、社区精神疾病患者的管理、病史采集和病例书写技能和社区营养指导。

二、实习生实践技能操作中的要点

1. 患者告知

告诉患者你是一个医学生,并向患者解释你将和你的带教老师(可能是护士、助理医生、医生)一起完成这项操作,这是十分重要的。

2. 技能操作中的预防措施

一般的预防措施是指由医护人员采取的防止疾病传播的防护措施。操作过程中,医护人员随时都有可能接触他人的血液或体液。屏蔽保护(可能包括手套、安全眼镜、面罩和实验衣)可用于防止皮肤或黏膜被血液或体液污染。当接触只限于患者完整的皮肤时(如常规胸部、腹部检查),那么这些措施是不必要的。一旦皮肤被污染,要用大量清水和肥皂清洁皮肤。眼睛或黏膜应用清水冲洗。摘掉手套后,应立即清洗双手。另外,所有锋利器械,包括针、注射器、手术刀片及玻璃载玻片等应放入认证的防锐器的容器内。最初进行如抽血或注射时戴手套也许不习惯,但为了保证安全,学会戴手套操作这些器械如同触摸静脉一样熟练是十分重要的。

3. 技能操作的意外处理

（1）操作中患者感觉眩晕或晕倒的处理:血管迷走神经性反射(低血压与心动过缓反应)在常规操作(如注射或抽血)中十分常见。如果患者诉眩晕或轻度头痛,则停止操作(如果可能),给予安慰,并且尽快地帮助患者使其处于仰卧位。如患者意识丧失应紧急呼救,实施 ABC 步骤急救[气道(airway)、呼吸(breathing)和循环(circulation)]并尽可能使患者处于仰卧位并抬高下肢。通常这些症状将在数分钟内自行好转,可在患者仰卧位条件下重复或重试操作(如有必要)。

（2）被针刺伤或其他已污染的利器划伤时的处理:需立即停止操作并用大量肥皂水清洗感染区域。立即告诉你的带教老师,他能帮你评估传染性疾病[尤其是人类免疫缺陷病毒(HIV)和肝炎病毒]的潜在危险,并计划下一步处理措施。对有感染 HIV 的高危者应使用抗反转录病毒药物,且必须于刺伤后数小时内应用以达最大疗效。

三、全科医生常用临床操作介绍

1. 静脉穿刺

(1) 抽血的最佳部位在哪里？最简单的答案是"有静脉的地方",但认真地讲肘前窝通常是第一个想到的寻找"好静脉"的部位(在后面详述)。其他常见的位置包括:前臂桡侧、手背、足部和偶尔用的大中心静脉(臂、股静脉)。如果患者可用静脉很少(经常是正在接受化疗的患者或静脉药物成瘾者),切记要询问患者最好的静脉在哪里。本章我们仅介绍外周静脉。

(2) 如何选择最好的静脉？一般而言,一条好静脉是指饱满、易触及且走行平直的静脉。不要被质地差的突出的静脉所蒙蔽:这些静脉常会在针下滚动。在分叉点("V"点)的静脉最稳定。相似的,如果有一条明显但迂曲纤细的静脉或一条不明显但易触及、大而直的静脉,我们应选择后者。

(3) 所需物品:①手套(非无菌的);②止血带;③2×2 无菌纱布;④酒精棉球(如果采血的目的是血培养应使用聚维酮碘棉球);⑤符合要求的真空管(两套);⑥连接针头与真空的连接管;⑦3 套无菌静脉穿刺针,最好选择 20 号或 22 号(号越大针越细);⑧Band-Aids(邦迪)。

(4) 操作

① 准备:核对患者姓名是否与检验单相符合,确定试管的编号及类型符合分析要求。操作开始前给试管贴好标签。

② 操作过程:

a. 将止血带系于患者上臂中间,最好在下面打结以便能迅速松开。

b. 嘱患者握紧再松开以扩张静脉,然后确定在上臂选择的静脉。如静脉不易看见,可用指甲或笔尖在皮肤上沿静脉走行做标记,然后用酒精棉球消毒该区域。

c. 戴上手套,准备好针和真空采集管。该步骤会因依据所用的是蝶形还是直行针而有所不同,无论使用何种针头,在静脉穿刺成功之前不要将针与收集管相连。

d. 先告知患者,然后将针头斜面向上,静脉走行方向(近端)与皮肤成巧。角进针。当看见针头内有回血时,拿稳针,用另一只手将真空收集管与针头/连接管连接。在各种收集管采集完血标本之前,不要用消毒棉球压迫皮肤或移动针头。

e. 如果无回血且血管周围无皮下出血,回撤针头,针尖至皮下,略调整方向重试一次。

f. 如果开始有回血,而后血流停止,则:尝试略调整方向进针;略微回撤针头(有时可能被静脉瓣阻挡)。

g. 如果仍无血流,移开真空管,松开止血带,拔出针头。应在其他部位重新开始。

h. 如果最后的收集管接近注满时,松开止血带,当收集管注满时取下该管,将无菌纱布覆于穿刺点,然后抽出针头,立即按压穿刺点。

i. 用一块 Band-Aids(邦迪)置于穿刺点(如果血流停止),务必正确处理所有利器。

2. 注射

(1) 所需物品:①手套;②酒精棉签;③合适规格的注射器;④注射液;⑤2×2纱布;⑥针(22 号或 24 号半英寸针适于皮下注射,22 号 5/8 针适合于大多数患者肌内注射);⑦若有,应让患者签署知情同意书。

(2) 准备:若需要,应从患者处获取同意的信息。准备带有注射液的注射器,如瓶装药物可多次使用,则用酒精棉球消毒瓶顶后仅抽取超过所需剂量 0.2 ml 的药物。对单次使用的瓶装药物,如有必要,可全新注入注射液,然后全部抽取至注射器内。在医疗记录中,应记录产品批号、有效期以及注射部位。通常,对于婴儿和小于 6 岁的儿童,大腿部注射最容易,年龄较大的儿童和成人选择上臂注射。对需要大量(超过 1 ml)肌内注射的患者,首选大腿部和臀肌注射。

(3) 操作过程。

肌内注射:

① 戴手套,用酒精棉球消毒注射部位。在上臂注射时选择三角肌,位于锁骨外缘下约三横指处。注射位置要低以回避肩关节和肩峰下囊。对于大腿部注射,选择大腿中部外侧。对臀部注射,选择一侧臀的外 1/4 象限内。

② 确保注射器中无空气,将针芯推至所需体积并准备注射。

③ 像持标枪一样握住注射器,告知患者,然后垂直皮肤快速进针,进入肌肉一通常针头进入 2/3。对非常瘦的患者,进针应稍浅,相反,对肥胖患者,则需较大针头。

④ 回抽针芯,如无回血,则立即较快地注射药物,然后拔出针头。如果有回血,则将针拔出部分再重试,直至无回血时再按上述方法注射药物。

⑤ 将用过的针头放入利器容器内。

⑥ 用 2×2 无菌纱布压迫穿刺点,以止血(很少有出血),用邦迪贴覆盖。

皮下注射:

除了用半英寸的注射针以外,其他方法与肌肉注射相同。对大于 6 岁的儿童和成人常选择上臂后侧作为注射部位,婴儿则选择大腿部。按肌内注射方法,但实际注射时要捏起注射部位的皮肤然后以 45°角进针,浅至肌肉层以上。回抽针芯,如无回血,同肌肉注射一样注射药物并拔出针。

3. 静脉内输液

(1) 何处放置静脉输液管？位置选择有赖于当时情况。如果患者需保留静脉数小时或数天,则最好选择不影响其他部位活动的位置,如:右前臂桡侧和手背部静脉。如果是为了快速输液且保留时间短,尽管患者很不方便,也常选择肘前肘静脉。但对婴儿经常选择手部、足部和头皮静脉。这里我们讨论成人的静脉输液。务必使自己熟悉身边的特殊输液器和输液泵,以及开启肝素锁的工具(一种静脉输液装置,可以关闭以备间断或以后使用)。

(2) 所需物品:①手套;②止血带;③酒精棉球;④静脉输液器(Angicocath 是一个品牌)2 个或 3 个:通常用 18 号或 20 号输液器,大量输液时(如紧急输血或补液)考虑用 16 号输液器;⑤粘膏 2×2 无菌纱布;⑥或覆盖静脉穿刺点的其他无菌物;⑦邦迪;⑧用 1% 利多卡因局麻不加肾上腺素—取 0.5 ml 于结核菌素或胰岛素注射器内,用手边最小规格的注射针。

如果放置肝素锁:①盐水;②肝素冲洗液;③合适的盖子。

如果你要开始输液:①延长管;②静脉输液管;③所需液体;④按规定的输液速度,设置输液泵。

(3) 准备:确定你手边备齐各种材料。如果开始输液,让液体充盈管腔,排出空气,然后关闭阀门。

① 按照本节开始的建议,选择好穿刺点,系好止血带。如有可能最好选择非优势手。理想的静脉是大而直且无分支的静脉。

② 戴手套。

③ 用酒精棉签消毒准备穿刺的部位并在拟穿刺的静脉浅表部位注射少量局部麻醉药(0.1 ml 左右)。

④ 拿好整个导管(针头在软管前方),按静脉穿刺的技术要点操作。告之患者,然后与皮肤成 45°角沿静脉走向进针直至看见导管中有回血。

⑤ 针进入约 2 mm 深,然后拿稳,用食指将软导管经穿刺针送入静脉,并尽可能深送入至静脉远端。一旦送入软导管,千万不要将穿刺针向软导管方向推进,以防止穿刺针的尖部把软导管割破。

⑥ 松开止血带。

⑦ 压迫静脉穿刺点的近端,完全拔出穿刺针。

⑧ 按住连接管/注射器,要确保一旦打开阀门,盐水或输入的液体能畅通无阻。

⑨ 如果一切正常,将 op-site 至于 IV 上,并在 op-site 上标明日期和时间,并用

粘膏固定输液器。

⑩ 如果用肝素锁,使用注射器(通常是 10 ml)用盐水冲洗导管,而后注入配好的肝素溶液 10 ml,然后关闭导管。

⑪如果是输液,按要求调整滴速。如患者感觉静脉穿刺点疼痛,应检查以确定液体是进入静脉而不是皮下组织,如发现漏液(导管周围疼痛,肿胀),立即停止输液,拔除静脉输液管,另选部位重新开始。

4. 基本皮肤缝合

(1) 闭合皮肤伤口的方法有哪些?尽管缝合术是最传统的闭合皮肤伤口的方法,但外科胶粘剂和皮肤钉已逐渐普及,皮肤钉尤其适用于腹部切口缝合以及简单的头皮撕裂伤。这些方法操作简便快速且对于小的头皮撕裂伤口(仅需 1～3 个皮钉)无须麻醉,尤其适用于皮肤张力低的区域,如脸部。但其不适于有应力的部位,如横跨关节或眼睛附近。本节描述适用于简单的皮肤撕裂伤。

(2) 如何选择缝合材料?基本的缝合材料有两种,即可吸收的缝合线如肠线和非吸收的(如尼龙)。可吸收的缝合线大多数情况下可在 4～8 周内吸收且常用于内部缝合。对表面皮肤,常用不可吸收的缝合线。依据部位不同,缝合线于缝合后 5～14 天拆除。面部缝合线拆除时间更短,后背及四肢等皮肤较厚处的缝合线应在缝合后 7～10 天拆除。缝合线的等级从 0 号(粗糙的缝线用于闭合高张力伤口或结扎管腔)到 7 号(十分精细的缝合线,用于血管或整形外科)和更小的缝线。对于大多数皮肤缝合应用 3～6 号就已足够。3 号用于高张力区域(如关节周围),6 号用于面部或其他娇嫩皮肤。

(3) 如何选择缝合针?每种缝合材料都配有几种不同的缝合针,通常有不同尺寸的弯针,也可能是直针。针越小,越容易被弯曲和折断,所需缝线越细。三角缝合针最适合皮肤和其他硬组织,而圆的或管式针适于软组织。另外,不同厂家对针尺寸的命名方法不同可查看缝合针包装。通常选择三角弯针,长约 1.5 cm。缝合皮肤伤口,常用 PS2 和 FS2 两种缝合针。

(4) 最适于局部麻醉的药物是哪一种?通常,1%或 2%的利多卡因加肾上腺素可产生良好的局麻醉效果,且肾上腺素的缩血管作用可减少出血。脚趾、耳垂、鼻或阴茎不要应用肾上腺素,因为其相关的缩血管作用可能导致远端缺血。

(5) 所需物品:

① 选择局麻药,合适大小的注射器,可选择 22 号或更小的注射针;② 无菌手套;③ 选择缝合材料;④ 无菌巾——块有孔的,一块无孔的。

5. Mayo 台

① 无菌盐水;

② 4×4 无菌纱巾(数块);

③ 持针器；

④ 无齿镊；

⑤ 缝合剪刀。

（6）准备：

① 确定光线良好,你及患者均应十分舒适。

② 戴手套,如果伤口是创伤性而不是外科伤口,用大量生理盐水冲洗。如必须清创,则应先注射局麻药。用抗菌剂如稀释碘伏清洁伤口及周围皮肤,然后用生理盐水冲洗。

③ 备好吸有局麻药的注射器并沿伤口边缘注射局麻药物。将局麻药物注入,最好在伤口边缘处,而非注入完整的皮肤处。不要担心注射局麻药后,出现组织肿胀。

④ 无菌操作,打开无洞手术巾铺于操作台,并清空无菌器械,再次盖上,并将纱布放于手术巾上。

（7）操作过程：

① 戴手套,将手术洞巾铺于患者伤口处,仅暴露伤口。

② 打开缝合材料一角(看包装)用持针器夹住缝合针的底部。

③ 为使切口缘外翻,间断缝合时应使每一针在皮下沿弧形走行,你可以在切口内出针,重新持针后,再穿过切口的另一缘,也可以使腕部沿针的弧度旋转而做完整的一次性缝合,在重新持针做其他操作时,应用镊子或持针器。缝合应充分平整和紧密,以防切口缘之间有裂隙。

④ 为固定上每一针缝线,每针系 2.5～3 个连续方结就够了。

⑤ 距每针缝线约 0.5 cm 处切断缝线。

⑥ 缝合完成时,用干敷料覆盖,不要用油膏或乳膏剂。

6. 心电图

（1）什么情况下需做心电图？评估胸痛高血压、心悸或其他可疑心脏问题的患者时,心电图是最常用的检查方法。尤其适于检查心律失常、传导异常、急性或陈旧心肌缺血以及心腔扩大。

（2）所需物品：①10 导联心电图机；②10 个新电极；③10 心电图记录纸；④剃须刀(如患者体毛丰富)。

（3）准备：务必要使记录的心电图信息清晰可辨。嘱患者脱掉腰以上的衣服,换上宽松的衣服露出前胸。也要露出下肢皮肤(脱掉紧身衣、裤袜或弹力袜子)。

（4）操作过程：

① 患者取仰卧位(为使患者舒适,将床头侧抬高 20°—30°角更好),将两个上肢电极放于患者前臂,双下肢电极置于患者下肢内侧。

胸导联位置如下：

V_1—胸骨右缘第四肋间；

V_2—胸骨左缘第四肋间；

V_3—V_2 与 V_4 连续中点；

V_4—左锁骨中线第五肋间；

V_5—左腋前线第五肋间；

V_6—左腋中线第五肋间。

② 连接导线与电极(如果体毛影响电极与皮肤接触则应予剃除)。

③ 告之患者安静平躺,要认真检查。多数现代化心电图机能够同时描记 12 导心电图,开启 12 导联心电图。然而,一些心电图机只能同时记录单—导联心电图,需要—导联接—导联记录,每个导联的结果只有一小段,这些结果可剪贴在纸上。对心律失常的患者,可能需要记录一段长的单导联心电图(通常是 B 导联)以观察心律失常。

(5) 如果描记的图形不规则应如何处理? 最常见的原因是患者活动造成的干扰,告诉患者保持安静。重新描记图形。

(6) 结果图形为一直线或干扰过多应如何处理? 这种情况,通常是由于电极与皮肤或导线接触不良造成的。重新检查所有电极位置及与导联的连接。偶尔,干扰过多也可能来自同一诊室的电器干扰,将患者移至另一房间(如果可能)可能会有帮助。

6. 放置夹板的基本原则

(1) 放置夹板的常见病因有哪些? 最常见的病因是骨或关节损伤后防止进一步损伤和疼痛,例如骨折或严重扭伤时。另外夹板疗法可用于防止损伤成为粉碎性骨折,防止弯曲处已缝合的伤口裂开,防止感染周围的软组织过度活动,并可加速肌腱炎、急性关节炎以及其他炎症的痊愈。

(2) 怎样选择适合的夹板类型? 一般而言,骨折时夹板的目的是固定损伤区关节的近端和远端。例如,前臂骨折,理想的夹板疗法是既固定腕部又固定肘部,以保持骨折稳定直至肿胀消退,可放置铸托(石膏托)。对软组织损伤或炎症疾病行夹板固定,其目的是最大限度地保留功能。

(3) 最常见的夹板材料是什么? 目前最常见的夹板是由真空密闭的玻璃纤维制成的,通常一侧附有衬垫,夹板在暴露于空气和水中后变硬。其宽度从 2～6 英寸[1 英寸(in) = 0.025 米(m)]不等,长度也不同。这些夹板以卷曲状存放是安全的。如果无衬垫,那么必须在夹板内依次放置弹性织物及棉制衬垫以防止皮肤损伤。一些诊所仍使用石膏夹板,但已逐渐少见。另外,可使用预制的各种尺寸的手指夹板、掌腕夹板、拇指夹板和踝夹板。许多诊所储存铝制的手指夹板,其一侧有泡沫,可按不同长度裁制。

（4）如何选择最佳夹板？一些常见损伤及应选择的夹板类型(见下表)。

损　　伤	夹　　板
可疑或确诊的腕骨骨折,腕管综合征	掌腕夹板——中线位(见图(a))
指损伤,de Quervain 腱鞘炎,怀疑舟骨骨折	拇指人字形夹板(见图(b))
第 4 或第 5 掌骨骨折(拳击手骨折)	尺骨沟状夹板
前臂骨折	有吊带的 Sugartong 夹板
踝骨骨折或严重扭伤	后小腿夹板
非移位性的足趾骨骨折	Buddy-tape 至邻近足,硬底鞋

（5）选择夹板尺寸的最好方法是什么？一般而言,夹板的目的是保护损伤部位使其保持最大的功能,对拇指人字形夹板而言,就包括保持拇指在其位置允许其与其他手指相对。对掌腕夹板,它对保持拇指的独立运动十分重要,并使手指远端能触及远端掌褶,这两种夹板的更详细内容如左图所示。

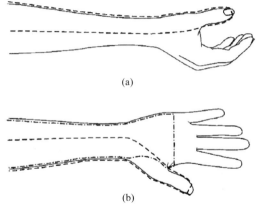

(a)

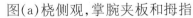

(b)

图(a)桡侧观,掌腕夹板和拇指人字形夹板腕部轻度伸展。对拇指人字形夹板而言,拇指能够屈曲并在其位置允许其与其他手指相对。图(b)掌侧观,掌腕夹板从远侧掌褶沿前臂延伸大约至肘前褶 4 cm 处停止,保护拇指的独立运动。拇指人字形夹板从拇指端沿前臂延伸至肘前褶 4～5 cm 处停止,露出拇指尖以评价神经血管状态

大多数夹板材料在几分钟内硬化,所以,一旦夹板暴露于空气中,速度是非常重要的。一般地说,铸模和夹板时最好戴手套。在使用玻璃纤维夹板时,在夹板上涂手用洗涤剂,能减少其沾着于手套上。在骨突出部位(如踝或腕关节)周围放夹板时,要用手掌或几个手指垫着,不要用单个手指或其他小面积的压模。因为这样的压迹能导致下面出现溃疡。同样,在夹板变硬之前,告之患者不要将夹板靠在任何硬物表面上。

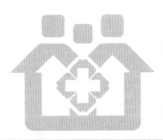

第二部分

社区卫生服务实践

第 11 章

卫生服务概述

一、中国医疗卫生基本状况

1）我国居民健康状况不断改善

《2016 中国卫生和计划生育统计年鉴》显示：2015 年，我国预期寿命为 76.3 岁（2010 年为 74.83 岁，男性 72.38 岁，女性 77.37 岁），婴儿死亡率为 8.1‰（2010 年为 13.1‰），人口出生率、死亡率与自然增长率分别为 12.07‰、7.11‰和 4.96‰（2010 年为 11.90‰、7.11‰和 4.79‰）。

居民两周患病率呈现上升趋势。如下图所示，1993 至 2013 年国家卫生服务调查数据显示 2 周患病率逐年升高，且城市始终高于农村，且差距逐渐拉大。1993 年为 140‰，2013 年上升至 241‰。从城乡来看，趋势也是基本一致。城市居民的 2 周患病率比农村更严重。1993 年，城市居民 2 周患病率为 175‰，比当年农村居民的 2 周患病率高出 47 个千分点；2013 年，城市居民 2 周患病率上升至 282‰，比当年农村居民的 2 周患病率高出 80‰。2 周患病率的上升可能既有居民健康意识提升的原因，也有慢性病病人累积效应的存在。但无论如何，均应引起相关部门重

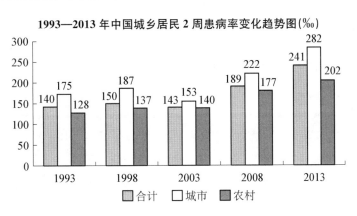

1993—2013 年中国城乡居民 2 周患病率变化趋势图(‰)

视。分析上升的原因,特别是分析城乡差异拉大的原因,以便采取相应的对策。

虽然 2 周患病率上升,但对居民造成的影响却在下降,特别是近 10 年的每千人卧床天数(见下表)。

1993—2013 年中国城乡居民 2 周患疾病严重程度

	合计			城市			农村		
	2003	2008	2013	2003	2008	2013	2003	2008	2013
每千人患病天数	1 093	1 537	2 237	1 238	1 842	2 628	1 043	1 428	1 865
每千人休工天数	194	90	141	84	59	94	218	97	177
每千人休学天数	50	44	24	35	29	19	54	48	29
每千人卧床天数	170	185	169	175	164	156	169	193	181

2) 慢性病防治形势严峻

2016 年,我国已确诊的慢性病患者接近 3 亿人,慢性病导致的死亡已占我国总死亡的 85%,导致的疾病负担占总疾病负担的 70%。高血压、胃肠炎、糖尿病位列我国慢性疾病前 3 位,且各种慢性病的发生呈现年轻化趋势。

居民慢性病患病率上升明显。无论是城市还是农村这种上升趋势都是非常明显的,在 2008—2013 年期间增幅非常显著(见下表)。

1993—2013 年中国城乡居民慢性病患病率(‰)

指标名称	合计			城市			农村		
	2003	2008	2013	2003	2008	2013	2003	2008	2013
慢性病患病率/%									
按人数计算	123.3	157.4	245.2	177.3	205.3	263.2	104.7	140.4	227.2
按例数计算	151.1	199.9	330.7	239.6	282.8	366.7	120.5	170.5	294.7

3) 传染性疾病

(1) 传染病发病情况:我国传染病防治法中规定的法定报告传染病分为甲类、乙类和丙类。2013 年,全国甲乙类传染病共报告发病 305.75 万例,发病率为 225.80/10 万;死亡 16 301 人,死亡率为 1.20/10 万。报告发病数前 5 位的病种依次为病毒性肝炎、肺结核、梅毒、细菌性阿米巴性痢疾、淋病;报告死亡数居前 5 位的病种依次为艾滋病、肺结核、狂犬病、病毒性肝炎、流行性出血热。2013 年,全国丙类传染病共报告发病 335.90 万例,发病率为 248.07/10 万;死亡 291 人,死亡率为 0.02/10 万。报告发病数居前 5 位的病种依次为手足口病、其他感染性腹泻病、流行性腮腺炎、流行性感冒和急性出血性结膜炎。报告死亡数较多的病种依次为手足口病、其他感染性腹泻病和流行性感冒。

（2）传染病监测预警与公共卫生应急能力：我国传染病监测预警能力不断加强，已建成全球规模最大的传染病疫情和突发公共卫生事件网络直报系统。全国100％的县级以上疾病预防控制机构、98％的县级以上医疗机构、94％的基层医疗卫生机构实现了法定传染病实时网络直报。医疗卫生机构发现、诊断后逐级报告的平均时间由直报前的 5 天缩短为 4 小时。我国公共卫生应急核心能力已达到《国际卫生条例(2005)》(是一部具有普遍约束力的国际卫生法,我国是条例的缔约国)的标准。我国突发公共卫生事件监测及应对、实验室能力和生物安全管理、出入境口岸核心能力、人畜共患病防控、食品药品安全事故防控能力、化学性和核辐射事件防控等公共卫生核心能力均达到相关要求。

（3）传染病防治面临的挑战：虽然我国传染病得到有效控制,但传染病防治仍严峻挑战。

① 防治工作面临来自传统传染病和新发传染病的双重压力。近年来,我国几乎每 2 年就有 1 种新发传染病出现,许多新发传染病起病急,早期发现及诊断较为困难,缺乏特异性防治手段,早期病死率较高。

② 人口大规模流动增加了防治难度,预防接种等防控措施难于落实。频繁的国际商贸往来加剧了传染病跨国界传播风险,2012 年,我国报告疟疾病例中境外输入性病例占 91.1％。

环境和生产生活方式的变化增加了传染病防治工作的复杂性。一些地区令人担忧的城乡环境卫生状况以及传统的生产生活方式,使一些人畜共患病持续发生。不安全性行为的增加导致梅毒发病数逐年上升,艾滋病经性途径传播的比例已达 87.1％。

4）精神疾病

2014 年,我国约有 1.7 亿人被各种程度和类型的心理障碍困扰,其中重性精神病患者有 1 600 万人,而全国注册精神科医师仅约 2 万人,在综合医院和基层医院从业的不足 20％。精神疾病在我国疾病总负担中排名居首位,约占总数的20％。我国精神病医疗机构普遍面临数量不足、经费入不敷出、人才紧缺的困境,121 名精神病患者才有一张精神病院床位,每名注册精神医师对应 842 名患者。

二、中国医疗卫生现状

2016 年是"十三五"的开局之年,也是实现深化医药卫生体制改革阶段性目标的攻坚之年。各级卫生计生部门贯彻落实党中央、国务院决策部署,实施健康中国建设,深化医药卫生体制改革扎实推进,医疗卫生服务质量进一步提升,公共卫生、疾病防控、生育服务管理、中医药等工作得到加强,综合监督水平不断提升,各项工作取得了新成效。

1. 卫生资源

(1) 医疗卫生机构总数:2016 年末,全国医疗卫生机构总数达 983 394 个,比上年减少 134 个。其中:医院 29 140 个,基层医疗卫生机构 926 518 个,专业公共卫生机构 24 866 个。与 2 015 相比,医院增加 1 553 个,基层医疗卫生机构增加5 748 个,专业公共卫生机构减少 7 061 个(由于资源整合,计划生育技术服务机构减少)。

医院中,公立医院 12 708 个,民营医院 16 432 个。医院按等级分:三级医院 2 232 个(其中三级甲等医院 1 308 个),二级医院 7 944 个,一级医院 9 282 个,未定级医院 9 682 个。医院按床位数分:100 张床位以下医院 17 490 个,100—199 张医院 4 324 个,200~499 张医院 4 081 个,500~799 张医院 1 643 个,800 张及以上医院 1 602 个。

基层医疗卫生机构中,社区卫生服务中心(站)34 327 个,乡镇卫生院 36 795 个,诊所和医务室 201 408 个,村卫生室 638 763 个。政府办基层医疗卫生机构54 379 个。

专业公共卫生机构中,疾病预防控制中心 3 481 个,其中省级 31 个、市(地)级 416 个、县(区、县级市)级 2 784 个。卫生计生监督机构 2 986 个,其中省级 31 个、市(地)级 404 个、县(区、县级市)级 2 500 个。

(2) 床位数:2016 年末,全国医疗卫生机构床位 741.0 万张,其中医院 568.9 万张(占 76.8%),基层医疗卫生机构 144.2 万张(占 19.5%)。医院中,公立医院床位占 78.3%,民营医院床位占 21.7%。与上年比较,床位增加 39.5 万张,其中医院床位增加 35.8 万张,基层医疗卫生机构床位增加 2.8 万张。每千人口医疗卫生机构床位数由 2015 年 5.11 张增加到 2016 年 5.37 张。

我国医疗卫生机构门诊量及增长速度如下图所示。

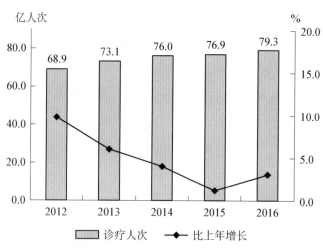

我国医疗卫生机构门诊量及增长速度

（3）卫生人员总数：2016年末，全国卫生人员总数达1 117.3万人，比上年增加47.9万人（增长4.5%）。

2016年末，卫生人员总数中，卫生技术人员845.4万人，乡村医生和卫生员100.0万人，其他技术人员42.6万人，管理人员48.3万人，工勤技能人员80.9万人。卫生技术人员中，执业（助理）医师319.1万人，注册护士350.7万人。与2015年比较，卫生技术人员增加44.7万人（增长5.5%）。

2016年末，卫生人员机构分布：医院654.2万人（占58.6%），基层医疗卫生机构368.3万人（占33.0%），专业公共卫生机构87.1万人（占7.8%）。与2015年比较，专业公共卫生机构人员总数减少0.6万人。

2016年末，卫生技术人员学历结构：本科及以上占32.2%，大专占39.3%，中专占26.5%，高中及以下占2.0%；技术职务（聘）结构：高级（主任及副主任级）占7.6%、中级（主治及主管）占20.6%、初级（师、士级）占61.4%、待聘占10.4%。

2016年，每千人口执业（助理）医师2.31人，每千人口注册护士2.54人；每万人口全科医生1.51人，每万人口专业公共卫生机构人员6.31人。

我国各类医疗卫生机构人员数如下表所示。

我国各类医疗卫生机构人员数（万人）

	人员数		卫生技术人员	
	2015	2016	2015	2016
总计	1 069.4	1 117.3	800.8	845.4
医院	613.3	654.2	507.1	541.5
公立医院	510.2	524.0	427.7	449.1
民营医院	103.1	120.3	79.4	92.4
基层医疗卫生机构	360.3	368.3	225.8	235.4
#社区卫生服务中心（站）	50.5	52.2	43.1	44.6
乡镇卫生院	127.8	132.1	107.9	111.6
专业公共卫生机构	87.7	87.1	63.9	64.6
#疾病预防控制中心	19.1	19.2	14.2	14.2
卫生计生监督机构	7.1	7.2	5.8	5.8
其他机构	8.1	7.8	3.9	3.8

（4）卫生总费用：据初步核算，2016年全国卫生总费用预计达46 344.9亿元，其中政府卫生支出13 910.3亿元（占30.0%），社会卫生支出19 096.7亿元（占

41.2%)，个人卫生支出13 337.9亿元(占28.8%)。人均卫生总费用3 351.7元，卫生总费用占GDP百分比为6.2%。

2. 医疗服务

(1) 门诊和住院量：2016年，全国医疗卫生机构总诊疗人次达79.3亿人次，比上年增加2.4亿人次(增长3.1%)。2016年居民到医疗卫生机构平均就诊5.8次。

2016年，总诊疗人次中，医院32.7亿人次(占41.2%)，基层医疗卫生机构43.7亿人次(占55.1%)，其他医疗机构2.9亿人次(占3.7%)。与2015年比较，医院诊疗人次增加1.9亿人次，基层医疗卫生机构诊疗人次增加0.32亿人次。

2016年，公立医院诊疗人次28.5亿人次(占医院总数的87.2%)，民营医院4.2亿人次(占医院总数的12.8%)。

2016年，乡镇卫生院和社区卫生服务中心(站)门诊量达18.0亿人次，比2015年增加0.4亿人次。乡镇卫生院和社区卫生服务中心(站)门诊量占门诊总量的22.7%，所占比重比上年下降0.2个百分点。

全国医疗服务工作量如下表所示。

全国医疗服务工作量

	诊疗人次数/亿人次		入院人数/万人	
	2015	2016	2015	2016
医疗卫生机构合计	76.9	79.3	21 054	22 728
医院	30.8	32.7	16 087	17 528
公立医院	27.1	28.5	13 721	14 750
民营医院	3.7	4.2	2 365	2 777
医院中：三级医院	15.0	16.3	6 829	7 686
二级医院	11.7	12.2	7 121	7 570
一级医院	2.1	2.2	965	1 039
基层医院卫生机构	43.4	43.7	4 037	4 165
其他机构	2.7	2.9	930	1 035
合计中：非公医疗卫生机构	17.1	17.6	2 439	2 852

(2) 医院医师工作负荷：2016年，医院医师日均担负诊疗7.3人次和住院2.6床日，其中公立医院医师日均担负诊疗7.6人次和住院2.6床日。医院医师日均担负工作量与上年持平。

（3）病床使用：2016 年,全国医院病床使用率 85.3％,其中公立医院 91.0％。与 2015 年比较,医院病床使用率下降 0.1 个百分点(其中公立医院上升 0.6 个百分点)。2016 年,医院出院者平均住院日为 9.4 日(其中：公立医院 9.6 日),与 2015 年比较,医院出院者平均住院日下降 0.2 个百分点。

3. 社区卫生

（1）社区卫生服务体系建设：2016 年底,全国已设立社区卫生服务中心(站) 34 327 个,其中社区卫生服务中心 8 918 个,社区卫生服务站 25 409 个。与 2015 年相比,社区卫生服务中心增加 112 个,社区卫生服务站减少 106 个。社区卫生服务中心人员 41.1 万人,平均每个中心 46 人;社区卫生服务站人员 11.1 万人,平均每站 4 人。社区卫生服务中心(站)人员数比上年增加 1.7 万人,增长 3.4％。

全国社区卫生服务情况如下表所示。

全国社区卫生服务情况

	2015	2016
街道数/个	7 957	8 105
社区卫生服务中心数 1 个	8 806	8 918
床位数 1 张	178 410	182 191
卫生人员数 1 人	397 301	410 693
♯卫生技术人员	335 979	347 718
♯执业(助理)医师	138 516	143 217
诊疗人次/亿人次	5.59	5.63
入院人数/万人	305.5	313.7
医师日均担负诊疗人次	16.3	15.9
医师日均担负住院床日	0.7	0.6
病床使用率/％	54.7	54.6
出院者平均住院日	9.8	9.7
社区卫生服务站数/个	25 515	25 409
卫生人员数/人	107 516	111 281
♯卫生技术人员	95 179	98 458
♯执业(助理)医师	43 154	44 482
诊疗人次/亿人次	1.47	1.56
医师日均担负诊疗人次	14.1	14.5

(2) 社区医疗服务：2016 年,全国社区卫生服务中心诊疗人次 5.6 亿人次,入院人数 313.7 万人,医疗服务量比上年增加;平均每个中心年诊疗量 6.3 万人次,年入院量 352 人;医师日均担负诊疗 15.9 人次和住院 0.6 日。2016 年,全国社区卫生服务站诊疗人次 1.6 亿人次,平均每站年诊疗量 6 139 人次,医师日均担负诊疗 14.5 人次。

4. 病人医药费用

(1) 医院病人医药费用：2016 年,医院次均门诊费用 245.5 元,按当年价格比上年上涨 5.0%,按可比价格上涨 2.9%;人均住院费用 8 604.7 元,按当年价格比上年上涨 4.1%,按可比价格上涨 2.0%。日均住院费用 914.8 元,上涨幅度高于人均住院费用 2 个百分点。

2016 年,医院次均门诊药费(111.7 元)占 45.5%,比上年(47.2%)下降 1.7 个百分点;医院人均住院药费(2 977.5 元)占 34.6%,比上年(36.8%)下降 2.2 个百分点。

2016 年,各级公立医院中,三级医院次均门诊费用上涨 3.9%(当年价格,下同),人均住院费用上涨 2.0%,涨幅比上年有所下降,低于公立医院病人费用涨幅。

(2) 基层医疗卫生机构病人医药费用：2016 年,社区卫生服务中心次均门诊费用 107.2 元,按当年价格比上年上涨 9.7%,按可比价格上涨 7.6%;人均住院费用 2 872.4 元,按当年价格比上年上涨 4.0%,按可比价格上涨 2.0%。与 2016 年相比,门诊费用涨幅上升,住院费用涨幅下降(见下表)。

基层医疗卫生机构门诊与住院费用

	社区卫生服务中心		乡镇卫生院	
	2015	2016	215	2016
次均门诊费用/元	97.7	107.2	60.1	63.0
上涨%(当年价格)	5.9	9.7	5.6	4.8
上涨%(可比价格)	4.4	7.6	4.2	2.8
人均入院费用/元	2 760.6	2 872.4	1 487.4	1 616.8
上涨%(当年价格)	4.8	4.0	7.6	8.7
上涨%(可比价格)	3.3	2.0	6.1	6.6
日均住院费用/元	280.7	296.0	233.2	251.2
上涨%(当年价格)	5.0	5.5	5.7	7.7
上涨%(可比价格)	3.6	6.4	4.2	5.6

2016 年,社区卫生服务中心药费(74.6 元)占次均门诊费用的 69.6%,比 2015 年(68.9%)上升 0.7 个百分点;药费(1 201.4 元)占人均住院费用的 41.8%,比 2015 年(43.1%)下降 1.3 个百分点。

2016 年,乡镇卫生院次均门诊费用 63.0 元,按当年价格比上年上涨 4.8%,按可比价格上涨 2.8%;人均住院费用 1 616.8 元,按当年价格比上年上涨 8.7%,按可比价格上涨 6.6%。日均住院费用 251.2 元。

2016 年,乡镇卫生院药费(34.5 元)占次均门诊费用的 54.8%,比上年(54.2%)上升 0.6 个百分点;药费(711.3 元)占人均住院费用的 44.0%,比上年(45.4%)下降 1.4 个百分点。

三、全国医疗卫生服务体系规划纲要(2015—2020 年)解读

为贯彻落实《中共中央关于全面深化改革若干重大问题的决定》《中共中央国务院关于深化医药卫生体制改革的意见》《国务院关于促进健康服务业发展的若干意见》(国发〔2013〕40 号)精神,促进我国医疗卫生资源进一步优化配置,提高服务可及性、能力和资源利用效率,指导各地科学、合理地制订实施区域卫生规划和医疗机构设置规划,国务院办公厅于 2015 年下发了《全国医疗卫生服务体系规划纲要(2015—2020)》,相关专家学者对你进行了解读。

(1) 编制《全国医疗卫生服务体系规划纲要(2015—2020)》的原因:当前资源配置存在以下几个方面的突出问题:一是资源总量不足,质量有待提高;二是卫生资源布局结构不合理,影响卫生服务提供的公平与效率;三是医疗卫生服务体系没有建立合理的分工协作机制,碎片化的问题比较突出;四是公立医院规模过快扩张,部分医院单体规模过大;五是政府对卫生资源配置的宏观管理能力不强。综合考虑全面建成小康社会的要求以及经济社会发展、人口增长、医疗保障制度完善与疾病谱等的变化,对居民医疗服务需求进行预测,呈现不断增长的趋势。随着我国城镇化的快速推进、老龄化程度的不断加剧以及生育政策的调整,部分地区资源不足的矛盾将更加突出,康复、老年护理、妇幼等薄弱环节的问题更为凸显。同时,在深化医改特别是公立医院改革的推进过程中,对医疗卫生资源的布局和调整提出了新的要求,迫切需要从国家层面研究制定服务体系规划。

(2)《规划纲要》的编制思路:按照"以问题为导向确定规划思路,以床位为核心提出规划指标"的路径,规划纲要编制的基本思路是:在宏观调控下,适度有序发展,重在调整结构、系统整合、促进均衡。着力解决"办什么、办在哪、办多少、办多大"4 个问题。

(3) 医疗卫生服务体系包括哪些部分:《规划纲要》提出,医疗卫生服务体系主

要包括医院、基层医疗卫生机构和专业公共卫生机构等。医院分为公立医院和社会办医院。其中公立医院分为政府办医院(根据功能定位主要划分为县办医院、地市办医院、省办医院、部门办医院)和其他公立医院(主要包括军队医院、国有和集体企事业单位等举办的医院)。县级以下为基层医疗卫生机构,分为公立和社会办两类。根据属地层级的不同,专业公共卫生机构划分为县办(包括市辖区、县级市,下同)、地市办、省办及部门办。国家卫生计生委孙志刚认为此规划在医疗卫生服务体系建设方面提出了:全国2020年卫生资源总量标准、全面布局各级各类医疗卫生机构、大力发展非公立医疗机构、着力加强人才队伍建设等措施。

(4) 不同类型医疗卫生服务机构应设置的原则;《规划纲要》提出了公立医院、基层医疗卫生机构、专业公共卫生机构的设置原则。在县级区域依据常住人口数原则上设置1个县办综合医院和1个县办中医类医院(含中医医院、中西医结合医院、民族医院等),中医资源缺乏难以设置中医类医院的县可在县办综合医院设置中医科。50万人以上的县可适当增加公立医院数量。

在地市级区域依据常住人口数,每100～200万人设置1～2个地市办综合性医院(含中医类医院,下同),服务半径一般为50公里左右。地广人稀的地区人口规模可以适当放宽。在地市级区域应根据需要规划设置儿童、精神、妇产、肿瘤、传染病等地市办专科医院(含中医类专科医院)。

在省级区域划分片区,按需求每1 000万人规划设置1～2个省办综合性医院,同时,可以根据需要选择规划设置儿童、妇产、肿瘤、精神、传染病、职业病以及口腔、康复等省办专科医院(含中医类专科医院)。在省级区域内形成功能比较齐全的医疗服务体系。

按照统筹规划、提升能级、辐射带动的原则,在全国规划布局设置若干部门办医院。

在基层医疗卫生机构方面,实现政府在每个乡镇办好1所标准化建设的乡镇卫生院,在每个街道办事处范围或3万～10万居民规划设置1所社区卫生服务中心。在专业公共卫生机构方面,加强区域公共卫生服务资源整合,专业公共卫生机构实行按照行政区划,分级设置。

(5) 医疗卫生服务体系的床位和人员的发展目标:《规划纲要》提出,2020年千人口床位数为6.00张(为指导性指标)。根据1980至2012年全国医疗卫生机构床位数的变化趋势,结合病床使用率、住院率和平均住院日数据,并考虑老龄化、城镇化等因素,对2020年卫生服务需求进行了预测,同时参照国际标准,建议2020年千人口床位数为6.00张。我们认为,以千人口6张床作为医疗卫生资源发展的上限,既是适度发展医疗卫生服务体系,基本满足人民群众"病有所医",全面建成小康社会的要求,也是人才与床位等资源要素的协调发展、费用增长的可承受能力以及信息化带来的医疗卫生服务模式转变等方面综合考虑的结果,是一个相对适宜的规模。

另外,根据《医药卫生人才中长期发展规划》,结合近年来卫生人力发展趋势,提出到 2020 年,每千常住人口执业(助理)医师数达到 2.5 人,注册护士数达到 3.14 人,医护比达到 1∶1.25,每千常住人口公共卫生人员数达到 0.83 人。为了保障医疗服务安全与质量,实现床位与人力资源的协调发展,提出地市办及以上医院床护比不低于 1∶0.6。

(6) 公立医院单体规模的要求:根据医疗机构设置标准,各级公立医院应开设的设床临床科室数以及每个科室的适宜床位数,结合目前的平均规模,提出县办综合性医院(单个执业点,下同)床位数一般以 500 张左右为宜,50 万人口以上的县可适当增加,100 万人口以上的县原则上不超过 1 000 张;地市办综合性医院床位数一般以 800 张左右为宜,500 万人口以上的地市可适当增加,原则上不超过 1 200 张;省办及以上综合性医院床位数一般以 1 000 张左右为宜,原则上不超过 1 500 张。专科医院的床位规模要根据实际需要从严控制。

(7) 重点平衡的关系:

① 政府与市场的关系。公立医疗服务体系是我国医疗服务体系的主体,应当坚持维护公益性和社会效益原则,充分发挥其在基本医疗服务提供、急危重症和疑难病症诊疗等方面的骨干作用。《规划纲要》从现状和到 2020 年实现的可能出发,按照公立医疗服务体系承担 70% 服务量来确定公立医疗服务体系与非公立医院之间的资源比例关系,将公立医院床位标准确定为每千人口 3.3 张,并作为约束性指标进行管理。同时,政府要切实履行《规划纲要》明确的上述机构的保障职责。

非公立医院是医疗卫生服务体系不可或缺的重要组成部分,是满足人民群众多层次、多元化医疗服务需求的有效途径。到 2020 年,按照每千常住人口不低于 1.5 张床位为社会办医院预留规划空间,同步预留诊疗科目设置和大型医用设备配置空间。《规划纲要》还提出,优先支持社会力量举办非营利性医疗机构,鼓励公立医院与社会力量以合资合作的方式共同举办新的非营利性医疗机构,个体诊所的设置不受规划布局限制等措施。

② 中央与地方的关系。《规划纲要》在全国范围内以千人口 6 张床为基础进行宏观调控。各省份在现有基础上,按照鼓励发展、平稳发展、控制发展等策略区别作出规划。要合理控制资源总量标准及公立医院单体规模,可以在强基层的基础上,根据实际需要对不同级别、类型机构床位的比例关系进行适当调整。

③ 各级各类医疗卫生机构之间的关系。针对目前各级各类医疗卫生机构之间缺乏有效的分工协作机制等突出问题,对区域内卫生服务体系不同类型的机构之间的功能整合与分工协作分别提出了要求。一是建立专业公共卫生机构与公立

医院、基层医疗卫生机构和非公立医疗机构之间的信息共享与互联互通机制,实现防治结合;二是建立并完善分级诊疗模式,建立不同级别医院之间、医院与基层医疗卫生机构、接续性医疗机构之间的分工协作机制,健全网络化城乡基层医疗卫生服务运行机制,逐步实现基层首诊、双向转诊、上下联动、急慢分治;三是坚持中西医并重方针,以积极、科学、合理、高效为原则,做好中医医疗服务资源配置;四是加强社会办医疗机构与公立医疗卫生机构的分工协作,推动多元发展;五是加强医疗卫生服务对养老服务的支撑,推动医养结合。

(8) 突破点。北京大学中国卫生发展研究中心孟庆跃认为此次规划纲要至少在以下3个方面有突破:①在规划纲要原则中,明确提出健康需求导向,抓住了规划的核心目的是提高人民群众的健康水平。规划的对象是卫生服务供方体系,落脚点是健康。在理念上,健康需求导向也与之前规划中强调卫生服务需求导向不同,从本质上更加明晰了卫生体系规划为什么的问题。②在各级各类医疗卫生机构设置和床位设置中,首先对医疗卫生机构的功能进行了明确界定,为提出医疗卫生机构设置原则和资源配置标准提出了依据。③规划纲要强调功能整合和医疗卫生机构间的分工合作,从体系水平而非仅仅机构水平,提出了完善服务能力的要求。

第 12 章

社区卫生服务概述

一、我国社区卫生服务发展的历程

按照主要工作特点,我国社区卫生服务发展的历程划分为 3 个阶段,即 20 世纪 80 年代初、中期到 80 年代末为第 1 阶段,到 90 年代末为第 2 阶段,90 年代末到 2017 年为第 3 阶段。

(1) 第 1 阶段为启蒙阶段: 主要是广泛宣传介绍社区卫生服务一般性知识、国外工作经验和世界卫生组织(以下简称 WHO)指导性意见。

在改革开放之前,直接面向城乡居民的基层医疗卫生服务水平不高,但机构基本健全。在居民的观念中,"社区"等同于行政区划单位。比如,街道、居委会或者乡镇、村委会。对于社区卫生服务,社会普遍反应冷淡。这个时期不少学者和专业工作者在进行国外经验介绍时,都不得不用相当的篇幅作概念性的说明和意义上的阐释,在 20 世纪 80 年代还需要在全社会进行启蒙式的宣传。

这个时期关于社区卫生和社区卫生服务的启蒙宣传重点在: 社区卫生服务基本知识,主要好处认知 WHO 的指导意见和要求,国外经验,我国发展社区卫生服务必要性和条件等。启蒙宣传的主要力量是社会医学工作者,他们把宣传动员的重点放在政府领导和城镇居民两个层面上,走了一条社会医学工作者—卫生行政高层官员—社会相关部门工作者(包括城市社区工作者)—政府和国家领导层的线路图。通过坚持不懈的努力和卓有成效的工作,在不长的时间内,把一个国人完全陌生并且不大易于接受的社区医学概念和卫生专业理念普及到广泛的群众之中,渗透到政府和社会的各个层面,为在中国推行社区卫生建设和社区卫生服务发挥了积极的作用。

(2) 第 2 阶段为探索阶段: 主要是发挥各方面的积极性,结合实际举办各类试点,着手探索研究中国社区卫生服务的实践问题。

在广泛宣传、社会初步认同的基础之上，国家开始支持选办试点：最早的试点都在大城市，比如上海、深圳等。全国第一批试点是在没有定型目标下进行的，它们的主要目的在探知社区卫生服务在中国的可接受程度和可行性程度，后来逐步扩展到如何组织，如何运作，如何管理方面。早期的试点虽然不多，但大多是在精熟的专家和热心的地方政府领导高度自愿、密切配合下进行，进展顺利，质量较高，效果较好，为中国推行社区卫生服务探了路，开了个好头，最重要的还在于奠定了一个好的社会认知基础，在要不要办、可不可办和怎么办社区卫生服务这几个基本问题上找到了答案，从而增强了发展中国社区卫生服务的认识和决心。

在以后逐步增多的试点工作中，更注重探索城市社区服务实际工作经验，探索现行卫生体制下城市社区卫生服务的目标、任务、功能、作用、基本建设要求和基本工作形式，以及具体工作措施等等。1999 年 6 月，卫生部确定北京、上海、天津、重庆、济南、哈尔滨、成都、沈阳、武汉、西安、深圳、保定 12 个城市为城市社区卫生服务工作联系点，并在全国广大范围开展社区卫生服务扩大试点工作。从这时候开始，试点工作由散在自发型转向政府主导型，试点的目的是着重研究在现行卫生工作体制和各地城市卫生状况下，社区卫生服务如何实现衔接、转型和开展。通过这一大批试点，在建立社区卫生服务组织体系、加强社区卫生服务人才培养、规范社区卫生服务、探索配套政策以及在社区卫生服务中加强卫生行业的社会主义精神文明建设等方面，都普遍取得了成功的经验。

在国家把社区卫生服务逐步提升到一项基本制度的背景下，卫生部进而在全国选择了一批有工作基础的市、区，如北京市东城区等 46 个市、区推进创建社区卫生服务示范区，这阶段属于高级试点阶段，目的在于探索研究社区卫生服务建设体制性、制度性以及社会工作配套和国家政策措施方面的深层次内容。这一批试点大体又经过了两三年的时间。由于采取比较选点，国家给予一定扶持，试点任务目标集中明确，所以这批高级试点工作得到了当地政府和相关部门比较充分的重视和支持，整体效果比前两批试点要好，对于进一步增强国家和政府在全国加快推行社区卫生服务的决心和研究制定配套政策措施起到了重要作用。

单从卫生工作角度看，我国社区卫生服务试点探索类别之多，数量之广，时间之长，是过去不多见的，反映出我国发展社区卫生服务的慎重决策、稳妥推进的工作意图。

（3）第 3 阶段为实施阶段：以中共中央、国务院《关于卫生改革与发展的决定》为标志，党和国家将城市社区卫生服务作为一项卫生基本政策确定下来，在全国全面推行，中国社区卫生服务发展转入了一个新的阶段。

经过全国多类型的广泛试点探索，政府和社会形成了比较广泛的共识，国家将社区卫生服务作为现行卫生体制和医疗卫生服务模式改革的一项重要内容正式确定下来。1996 年底,在第一次以中共中央、国务院名义召开的全国卫生工作会议上,首次正式提出要积极发展社区卫生服务,后于 1997 年初,即正式写入《中共中央、国务院关于卫生改革与发展的决定》之中,在全国贯彻实施。

根据中央的指示精神,全国各地在各类城市中迅速把社区卫生服务工作提上议事日程,学习试点,研究规划,着手筹建社区卫生服务机构等,形成了全面实施、蓬勃发展的局面。根据实施工作的需要,卫生部、国家发展计划委员会、劳动和社会保障部、民政部等十部委全面总结全国试点经验,于 1999 年 7 月研究制定了《关于发展城市社区卫生服务的若干意见》。《若干意见》第一次以国家的名义全面系统地对社区卫生服务工作进行了部署安排,为各地开展城市社区卫生服务提供了指南,把全国社区卫生工作纳入了一个初步规范的轨道。《若干意见》是在国际经验和中国实际结合上,在理论和实践结合上,在规划长远和指导当前结合上,在工作要求和实际操作结合上,都处理得比较好,比较全面,也比较充实,对于推动和指导全国开展社区卫生服务工作发挥了重要指导作用。

实施并不一帆风顺。1997 年刚刚兴起的社区卫生服务工作热潮没有持续多久,即出现后继乏力、大面积退潮现象。影响基层工作的最大的困难和问题,是政府和社会的发展要求还比较虚弱,国家政策的支持力度和刚性要求显得不足,实施的社会环境和配套条件也不完备,以及《若干意见》的规定性、约束性和相关协调性也存在缺陷和不足。鉴于出现这种形势。国家在深化医疗卫生体制改革过程中,经过深入调查研究,认为发展社区卫生服务是符合中国实际的,应当坚持作为医疗卫生改革的一个重要突破口和发展的一个战略支点,必须坚持大力推进。因此,国务院要求卫生部、国务院体改办等有关部门认真总结 1997 年以来的工作经验教训,进一步采取措施,推动加快发展。卫生部、国务院体改办、劳动保障部等 11 个部委在 1999 年《若干意见》的基础上,于 2002 年 8 月再次联合制发了《关于加快发展城市社区卫生服务的意见》。

2002 年的《意见》着眼于加快发展,着力于针对性解决影响发展的主要因素,着重从 5 个方面对 1999 年的《若干意见》作了进步的强调和内容补充。时隔 3 年,第二个《意见》再次清楚地表明国家发展社区卫生的目标和决心,更加明确城市社区卫生服务的工作要求,文件的意义是不言而喻的。遗憾的是 2003 年突发非典型性肺炎疫情,使文件的贯彻受到影响。在应对"非典"之后,全国卫生工作重点转移到公共卫生建设上来,客观上冲淡了社区卫生服务工作,以致在以后的一段时间中,城市社区卫生服务一直处有滞缓发展状态,未能达到第三次《意见》的目的。

2004 年以后,"看病难,看病贵"问题在全国范围突显起来,逐渐成为社会反映强烈的焦点问题,引起了党和国家的高度关注。在这个背景下,社区卫生服务再次受到政府和社会的普遍重视,被认为是解决"看病难,看病贵"问题的一个重要途径。如果说，以前把社区卫生服务作为卫生体制和制度改革的重要内容，着重长远考虑，那么现在更多的是作为解决当前医疗卫生问题的措施，着重现实考虑。因此，国家以前所未有的力度再次大力加强社区卫生服务工作。2006年2月，国务院颁布了《关于发展城市社区卫生服务的指导意见》，把前面两个《意见》的基本精神和工作要求上升为国务院文件，而且最具针对性的，也是文件最重要、最实质的精神在强化政府责任和突出政策作用两个方面。显而易见，国务院《指导意见》是分量很重的文件，针对社区卫生服务发展很不理想，尤其是2000年以来出现持续低迷状态，国家不得不采取更具强力的措施，引导地方政府更多重视，增加投入，配套政策，督导部门。动员社会，推动社区卫生服务持续健康发展。国务院在文件中明确提出：中央财政从2007年起对中西部地区发展社区公共卫生服务按照一定标准给予补助，中央对中西部地区社区卫生服务机构的基础设施建设、基本设备配置和人员培养等给予必要支持，并很快得到落实，为解决社区卫生服务发展的财政支持问题走出了坚定的一步，为地方各级政府带了个好头，做了示范，无论是直接效果，还是间接效果，影响力非常巨大。

2009年，随着新一轮医改方案的出台，发展社区卫生服务被提高到更重要的位置，成为新一轮医改的重要内容和实现"健全服务体系、促进医疗服务均等化"的重要保障措施。政府出台了一系列文件与举措：2009年发布《关于建立国家基本药物制度的实施意见》、2011年《关于建立全科医生制度指导意见》、2012年开始医联体的探索与建设、2015年《国务院办公厅关于推进分级诊疗制度建设的指导意见》、2016年《关于推进家庭医生签约服务的指导意见》。全国各省市积极响应中央部署，高度重视，在相关文件指导下，结合当地实际积极开展社区卫生服务工作，拓展服务内容、创新工作机制，为广大群众提供更加方便快捷的社区卫生服务工作，由此加快了社区卫生服务的发展步伐，迎来了社区卫生服务全面发展的又一个春天。

二、我国发展社区卫生服务的指导思想、基本原则和工作目标

《国务院关于发展城市社区卫生服务的指导意见》对我国发展社区卫生服务的指导思想、基本原则和工作目标进行了界定。

1. 指导思想

邓小平理论和"三个代表"重要思想是全国各项工作总的指导思想。作为整个卫生工作的重要组成部分，社区卫生服务也必须以邓小平理论和"三个代表"重要思想为指导。

全面落实科学发展观。科学发展观是指导发展方法的集中体现，统筹城乡发

展,统筹区域发展,统筹经济社会发展,统筹人与自然和谐发展,统筹国内发展和对外开放,是党和国家领导经济社会发展工作的基本政策取向与行为导向。社区卫生服务只有全面落实科学发展观,尤其是统筹区域发展,统筹人与自然和谐发展,才能最大限度地兼顾各方面,其结果必然是全面、协调、可持续发展,才能构建和谐社会。

坚持为人民健康服务是由新时期卫生工作方针决定的。新时期卫生工作方针内容之一是为人民健康服务,为社会主义现代化建设服务。社区卫生服务事业担负着救死扶伤、保护和增进人民健康的光荣使命,是造福人民的事业。发展社区卫生服务的根本目的是不断提高城市居民健康素质,保障国民经济和社会事业的发展。

发展社区卫生服务还要坚持为居民提供安全、有效、便捷、经济的公共卫生服务和基本医疗服务。

2. 基本原则

(1) 坚持社区卫生服务的公益性质,注重卫生服务的公平性、效率性和可及性:公益性体现发展社区卫生事业是广大人民和社会的共同利益、共同需要、共同受益的本质特征,依据社区人群的需要,正确处理社会效益和经济效益的关系,把社会效益放在首位,防止盲目追求经济利益的倾向。公平性主要指卫生保健公平。卫生保健公平是依据需要分配卫生资源,提供服务,依据经济能力支付卫生服务。即对城市居民提供方便、适宜和高质量的卫生服务,使每一个居民尽可能地享有健康和卫生保健。效率性是指让稀缺的资源产出最大化,要求社区卫生服务机构,对任何给定的服务数最,用提供医疗各种投入数量最小化来提高技术效率;要求在任何给定的成本条件下其产出最大化,提高成本效率;要求卫生资源用于居民最大满足的医疗卫生服务,提高配置效率。可及性实质也属于公平性的一种基本含义,要求社区卫生服务机构提供的医疗服务既能满足居民就地就近就医,又能让广大居民能够负担得起。一般要求居民家庭到最近医疗点的距离在 1 公里以内,或者居民家庭到最近医疗点时间不超过 10 分钟。

(2) 坚持政府主导,鼓励社会参与、多渠道发展社区卫生服务:这一原则指明社区卫生服务的发展方向,体现发展社区卫生服务的多元性。公益事业多由政府举办,或者通过政府的社会政策予以支持。在坚持以政府为主导的条件下,在现有卫生资源不足的情形下,要按照平等、竞争原则,统筹社区卫生服务机构发展,鼓励社会力量参与发展社区卫生服务,充分发挥社会力量举办社区卫生服务机构的作用。

(3) 坚持实行区域卫生规划,立足于调整现有卫-生资源,辅以改、扩建和新建,健全社区卫生服务网络。这一原则突出体现卫生资源配置,达到卫生服务的供需平衡。发展社区卫生服务应立足于调整卫生资源配置，充分利用现有卫生资源，只有对较偏僻、卫生资源稀缺的街道，允许新建社区卫生机构，防止卫生资源的浪费。

（4）坚持公共卫生和基本医疗并重、中西医并重、防治结合：社区卫生服务机构的功能定位，是为社区居民提供公共卫生服务和基本医疗服务，两者要并驾齐驱，不可注重基本医疗，而放松公共卫生服务。要突出中医特色，充分发挥中医药的优势和作用，完成社区卫生服务机构的中医药服务设施配备和人员配备，开展中医药预防、保健、康复、教育和常见病、多发病的诊疗服务。坚持以地方为主，因地制宜、探索创新、积极推进。

3. 工作目标

《国务院关于发展城市社区卫生服务的指导意见》分别提出了全国的工作目标和分地区的工作目标：到2010年，全国地级以上城市和有条件的县级市要建立比较完善的城市社区卫生服务体系。具体目标是：社区卫生服务机构设置合理，服务功能健全，人员素质较高，运行机制科学，监督管理规范，居民可以在社区享受到疾病预防等公共卫生服务和一般常见病、多发病的基本医疗服务。东中部地区地级以上城市和西部地区省会城市及有条件的地级城市要加快发展，力争在两三年内取得明显进展。

完善的城市社区卫生服务体系包括4方面条件：一是基础设施建设、机构、设备、队伍建设要符合社区卫生服务机构基本标准。二是要完善运行机制，按照服务需要和精干、效能的要求，实行定编定岗，采取公开招聘、岗位管理、绩效考核的办法实行人事制度管理改革。实行以岗位工资和绩效工资为主要内容的分配制度改革。坚持从业人员的收入不得与服务收入直接挂钩的经营方向。地方政府要按照购买服务的方式，完善财政补助机制。三是加强社区卫生服务的监督管理，建立社会民主监督制度，发挥行业自律组织的规范行为作用，严格财务管理，加强财政、审计监督。四是服务宗旨，能够满足居民公共卫生和基本医疗服务的需求。

三、我国对社区卫生服务机构设置的要求

1. 城市社区卫生服务机构基本标准

1994年国务院颁布了《医疗机构管理条例》和《医疗机构管理条例实施细则》，同年卫生部制发了《医疗机构基本标准（试行）》，因为当时医疗机构中没有社区卫生服务组织，所以没有对社区卫生服务组织制定出基本标准。随着社区卫生服务的发展，2006年6月30日，卫生部和国家中医药管理局印发了《城市

社区卫生服务中心、站基本标准》的通知,并作为《医疗机构基本标准(试行)》的第十一部分。

医疗机构基本标准一般是从床位规范、科室设置、人员配备、房屋建设、设备配备、规章制度六个方面来制定的,凡是达到规定的最低标准,经过具有审批权限的卫生行政部门批准,才允许医疗机构进入,发给《医疗机构执业许可证》。

1) 城市社区卫生服务中心的基本标准

卫生部、国家中医药管理局对城市社区卫生服务中心的基本标准提出如下要求。

(1) 床位规模:根据服务范围和人口合理设置,至少设日间观察床 5 张;根据当地医疗机构设置规划,可设一定数量的、以护理康复为主要功能的病床,但不得超过 50 张。

(2) 科室设置:设临床科室,包括全科诊室、中医诊室、康复治疗室、抢救室、预检分诊室;设预防保健科室,包括预防接种室、儿童保健室、妇女保健与计划生育指导室、健康教育室;设医技及其他科室,包括检验室、B 超室、药房、治疗室、处置室、观察室、健康信息管理室、消毒室等。

(3) 人员配置:至少有 6 名执业范围为全科医学专业的临床类别、中医类别执业医师,9 名注册护士,设病床的,每 5 张病床至少配备 1 名执业医师、1 名注册护士,其他人员按需配备。设 50 张病床的社区卫生服务中心,大约须配备 40 名卫生人员。同时对卫生人员中技术职称做出具体要求:在基础的 6 名执业医师中,至少有 1 名副高级以上任职资格的执业医师,1 名中级以上任职资格的执业医师,1 名公共卫生任职资格医师;每名执业医师至少配备 1 名注册护士,在注册护士中,至少有 1 名中级以上任职资格的注册护士。

(4) 房屋建筑:房屋建筑面积不少于 1 000 平方米,布局合理,充分体现保护患者隐私、无障碍设计要求,并符合国家卫生学标准。设病床的,每设 1 张床位,至少增加 30 平方米建筑面积。

(5) 设备配置:除常用诊疗设备外,在辅助检查方面,要配备心电图机、B 超机、显微镜、离心机、血球计数仪、尿常规分析仪、生化分析仪、血糖仪、电冰箱、恒温箱、药品柜、中药饮片调剂设备以及高压蒸汽消毒器等必要的消毒灭菌设备。在预防保健方面,须配备妇科检查床、妇科常规检查设备、身长(高)和体重测查设备、听(视)力检查工具、电冰箱、疫苗冷链系统、紫外线灯、冷藏包、运动治疗和功能测评类基本康复训练和理疗设备。在健康教育及其他方面,须配备健康教育影像设备、计算机及打印设备、电话等通信设备、健康档案、医疗保险信息管理与费用结算有关设备等。

卫生部和国家中医药管理局制定的城市社区卫生服务中心基本标准,尽管是最低标准,但也过低了。按照这个标准建立起来的社区卫生服务中心,无法履行自身的执业范围和服务功能,更不符合一级医院和部分二级医院转制为社区卫生机构的实际情况。各地根据实际情况,可适当提高部分指标,作为地方标准。各地在制定地方标准时,除突出社区卫生服务特点外,还应达到一级综合医院的基本标准。

2) 社区卫生服务站基本标准

(1) 床位:至少设日间观察床 1 张。不设病床。

(2) 科室:至少要设置全科诊室、治疗室、处置室、预防保健室、健康信息管理室。

(3) 人员:至少配备 2 名执业范围为全科医学专业的临床类别、中医类别执业医师,每名执业医师至少配备 1 名注册护士,其他人员按需配备。在执业医师中,至少配备 1 名中级以上任职资格的执业医师,至少有 1 名能够提供中医药服务的执业医师。

(4) 房屋:房屋建筑面积不少于 150 平方米。

(5) 设备:须配备诊断床、听诊器、血压计、体温计、心电图机、观片灯、体重身高计、血糖仪、出诊箱、治疗推车、急救箱、供氧设备、电冰箱、脉枕、针灸器具、火罐等,必要的消毒灭菌设施、健康教育影像设备以及与开展工作相应的其他设备。

2. 社区卫生服务机构标准化建设现状

1) 标准化建设达标情况

2015 年,黎晓奇等人对 14 个省份基层医疗卫生机构标准化建设情况分别进行了问卷调查和实地调研。根据 1 600 余家基层医疗卫生机构的调查报表结果显示,66.2%的社区卫生服务中心、59.3%的乡镇卫生院反映已经完成了标准化建设。对照国家部委出台的有关建设标准,超过半数的基层医疗卫生机构达到具体指标要求。其中,被调查的各乡镇卫生院,按床位核定的房屋建筑面积达标率为73.8%,人员配备达标率(每个卫生院至少有 1 名全科医生且有 1 名公共卫生医师)达到 90.5%,科室设置达标率(全科医学科、中医科均设置的比例)为 63.2%。被调查的各社区卫生服务中心,按服务人口核算的房屋建筑面积达标率 65.8%,人员配备达标率(每万居民至少有 1 名全科医生且至少有 1 名公共卫生医师的比例)为 52.7%,科室设置达标率(全科诊室、中医诊室、康复治疗室、抢救室均设置的比例)57.4%。其认为当前我国基层医疗卫生机构标准化建设总体上正在有序推进,总体上看我国基层医疗卫生标准化建设取得了较大进展,整体态势良好,基层医疗卫生服务条件得到显著改善。

社区卫生服务机构标准化建设达标情况如下图所示。

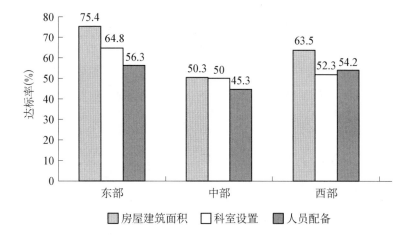

韩璐等人在 2013 年对 4 省市的社区卫生服务机构调查显示社区卫生服务机构标准化建设基本完成。大多数被调查机构(70%以上)完成了原卫生部文件要求的标准化建设,部分调查地区继续进行新一轮的更高标准的规范化硬件建设。有些地区由于房屋、经费等问题,还有少部分机构的基础建设尚未标准化。建议各级政府根据有关社区卫生服务机构房屋建筑、设施设备的标准和规范,综合考虑本地区基本医疗服务的需求情况,落实各方责任,统一规划布局。对于私有制主体举办的社区卫生服务站,政府应给予适当的资金扶持和政策倾斜,以保证其健康运转。

2) 社区卫生服务机构标准化建设存在的问题

(1) 专业人才相对短缺:专业人才缺乏、服务能力总体不高的现象比较严重。黎晓奇等的调查显示社区卫生服务中心人员配备达标率只有 52.7%,从区域上看,东部、中部和西部地区社区卫生服务中心人员配备率也都在 50%左右,呈现出基层医疗机构专业人才相对于医疗设备而言短缺的现象。

(2) 设备配置不均衡:我国基层医疗机构标准化建设推进过程存在资源配置不均衡的问题,主要体现在区域间、城乡间的差异。区域间的差异主要体现在经济发达地区和欠发达地区的标准化差距。经济发达地区的医疗卫生机构标准化建设水平已达到或超过国家规定,但欠发达地区的标准化建设则仍与目标存在较大差距。城乡差异主要表现在同一区域的城乡之间,医疗卫生标准化建设资源分配不均。在经济相对发达的城镇地区,基层标准化建设基本达标,并有着一定程度上的创新和超越,而经济欠发达的乡村地区则存在医疗卫生服务能力与居民需求的较大差距,标准化建设推行较为困难,存在不同程度危房在用、私房公用等现象。

(3) 设备配置"一刀切"使资源不足和浪费共存:由于各地经济水平等方面有较大差别,标准化建设的医疗设备配置难以满足不同地区基层医疗卫生机构的实际需要。比如经济发达的地区城镇化程度高,居民有较高的医疗卫生服务需求,如果按照发达地区的标准,在经济欠发达地区则可能造成资源的浪费。

(4) 标准化建设中"软件"滞后于"硬件":目前,标准化建设缺乏"精耕细作",虽然在场地扩大、购买仪器设备等方面有了很多成绩,但部分地区标准化建设依然存在"软件"落后于"硬件"的问题,特别是部分地区信息管理方面的互联互通函需加强。

四、我国社区卫生服务机构服务功能

社区卫生服务是医疗卫生服务体系和社区建设的重要组成部分,是在各级政府的领导下,以基层医疗卫生机构为主体,健康为中心、家庭为单位、社区为范围、需求为导向,以解决社区主要卫生问题、满足基本卫生服务需求为目的,以妇女、儿童、老人、慢性疾病患者、残疾人等为重点,融预防、医疗、保健、康复、健康教育、计划生育技术服务等为一体的,有效、经济、方便、综合、连续的卫生服务。社区卫生服务机构的功能可以总括为提供公共卫生服务和基本医疗服务两大功能。

1. 城市社区卫生服务管理办法对社区卫生服务机构服务功能的界定

卫生部、国家中医药管理局印发的《城市社区卫生服务管理办法》对服务功能与执业范围做出如下规定:

1) 公共卫生服务功能

(1) 卫生信息管理:卫生信息是指社区卫生服务机构收集到的经过加工、整理用于医疗活动和经营管理方面的各种信息。信息资源在社区卫生服务单位经济运转和协助政府决策过程中,发挥物质资源无法替代的作用。社区卫生服务组织卫生信息管理的主要任务是根据国家规定,收集、报告辖区有关卫生信息,建立和管理居民健康档案,向街道办事处及有关单位和部门提出改进社区公共卫生状况的建议。

(2) 健康教育:健康教育是所有的卫生问题、预防方法及控制措施中最重要的一项,是初级卫生保健八大要素中的第一要素,是对其他许多因素的必要支持。其目的是通过健康教育过程,改善、维持和促进个体与群体的健康状况,其主要任务是建立或促进个人、社会对预防疾病和保护自身健康状况的责任感,促进个体和社会采用有利于健康的行为,提倡文明、健康、科学的生活方式。社区卫生服务直接面向人群,普及卫生保健知识。实施重点人群及重点场所健康教育,改变不健康的行为和生活方式,养成良好的生活方式和行为习惯,是社区卫生服务机构长期的任务。

(3) 传染病、地方病、寄生虫病的预防控制:随着我国经济发展和改革开放的不断深入,受人口的大量流动和其他因素的影响,新的与原有的传染病都有传播、流行和暴发的危险。我国颁布的《中华人民共和国传染病防治法》规定,对 36 种传染病进行监测报告。我国地方病主要有血吸虫病、碘缺乏病、氟中毒、砷中毒、大骨节病、布氏菌病、克山病等,在部分地区病情重。近些年来,由于种种原因,在全国不少地方都出现了地方病回升的情况。社区卫生服务是接触群众最广泛的医疗机构,通过家庭走访、健康体检,最容易发现传染病和地方病。社区卫生服务的任务是负责疫情的报告和监测,协助开展结核病、性病、艾滋病以及其他常见传染病和地方病的预防控制,实施预防接种,配合开展爱国卫生工作,防止传染病和地方病的发生与流行。

（4）慢性病预防控制:随着我国老龄人口的增多、工业化进程的加快,由生活环境、生活方式、精神因素、职业危害等引起的慢性病问题日益突出。我国目前成人高血压患病率为 18 岁以上成人糖尿病患病人数达 2 000 多万,每天约有 1.3 万人死于慢性病,占总死亡人数的 70% 以上,城市内更是高达 85% 以上。慢性病不仅严重危害着人们的健康,降低了人们的生活质量,而且已经成为导致我国医疗费用直线上升的主要原因,所以把慢性病预防控制列入社区卫生服务重点工作,要开展高危人群和重点慢性病筛查,实施病例管理,减轻慢性病发生对社会的危害。

（5）精神卫生服务:由于工作节奏的加快和竞争压力的加大,城市中精神郁闷职工越来越多,如果得不到有效的预防和治疗,就会导致精神疾病的发生。到目前为止,我国有 1 亿左右不同程度的精神疾病患者,其中重度精神病患者为 1 600 万人。实施精神病社区管理,为社区居民提供心理健康指导,不失为一种有效的措施。

（6）妇女保健:做好妇女卫生工作,对实现人人享有初级卫生保健的目标,促进国民经济和社会发展及稳定,具有十分重要的意义。应针对不同时期的妇女,提供青春期、未婚期、孕产期、更年期、老年期等一系列生殖保健服务和疾病防治工作,开展婚前保健、孕前保健、孕产期保健、更年期保健以及妇女常见病预防和筛查,使我国妇女的健康水平有较大提高。

（7）儿童保健:5 岁以下儿童死亡率是衡量一个国家健康的指标之一,儿童死亡率的高低又直接影响人均期望寿命健康指标。儿童是社区卫生服务的重点对象,要形成城市儿童保健服务网络,建立儿童系统管理制度,为儿童提供母乳喂养、营养指导、生长发育监测、新生儿筛查及疾病防治等服务。

（8）老年人保健:我国人口老龄化具有数量大、增长快、高龄化和"未富先老"并存等特点。目前,全国 60 岁以上的老龄人口已达 1.43 亿,占人口总数的 11%,其中,80 岁以上高龄老龄人口为 130 多万,今后 20 年,我国老龄人口数量将以每年3.28% 的速度增长。我国老年人保健任务十分繁重,但很适合社区管理,应指导老年人进行疾病预防和自我保健,进行家庭访视,提供有针对性的健康指导。

除此以外,还要承担残疾康复指导和康复训练、计划生育技术咨询指导、发放避孕药具、协助处置辖区内的社会性公共卫生事件,以及政府卫生行政部门规定的其他公共卫生服务。

2）基本医疗服务功能

社区卫生服务提供的基本医疗服务有一般常见病、多发病诊疗、护理和诊断明确的慢性病治疗,社区现场应急救护,家庭出诊、家庭护理、家庭病床等家庭医疗服务,转诊服务,康复医疗服务,政府卫生行政部门批准的其他适宜医疗服务。

3）解读

《社区卫生服务功能和执业范围》对提供公共卫生服务范围确定的比较广泛,体现了社区卫生服务的重点对象,然而,对提供基本医疗服务执业范围界定过窄,它适用于社区卫生服务站,但社区卫生服务中心应用起来有点"大马拉小车",因为社区卫生服务中心是由城市一级医院、部分二级医院转型而建立起来的,这些医院转型后,其服务不仅不应削弱,而且还应加强。一是服务对象是辖区内的全体居民,而不仅是弱势群体,应满足全体居民的医疗服务需求;二是将这些医疗机构服务功能降低到诊所、医务室、护理院水平,会导致卫生资源的浪费。应保持和发展转型前原有一、二级医院的服务功能。《城市社区卫生管理办法》对社区卫生服务机构提供基本医疗服务的执业范围最后有一条做了铺垫,即政府卫生行政部门批准的其他适宜医疗服务;否则,就会把社区卫生服务中心办成诊所,违背发展社区卫生服务的初衷。

2. 我国社区卫生服务机构服务功能的发展和细化

随着医疗体制的改革和社区卫生服务的发展,社区卫生服务机构的功能在不断发展与细化。1999 年,《关于发展城市社区卫生服务的若干意见》中明确了城市社区卫生服务的功能,即融预防、医疗、保健、康复、健康教育、计划生育技术服务的"六位一体"功能。2000 年《关于印发城市社区卫生服务机构设置原则等 3 个文件的通知》。2001 年,《城市社区卫生服务基本工作内容(试行)》等文件对城市社区卫生服务的工作内容进行了细化。2006 年,《城市社区卫生服务机构管理办法(试行)》中将社区卫生机构提供的服务分为公共卫生服务和基本医疗服务。2009 年,中共中央、国务院《关于深化医药卫生体制改革的意见》指出全面加强公共卫生服务体系建设。要求加快建设以社区卫生服务中心为主体的社区卫生服务网络,完善服务功能。2011 年下发的《国家基本公共卫生服务规范(2011 年版)》、2012 年《示范社区卫生服务中心参考指标体系》、2017 年《国家卫生计生委关于印发《国家基本公共卫生服务规范(第三版)》的通知》和《关于做好 2017 年国家基本公共卫生服务项目工作的通知》等文件,都是对社区卫生服务机构功能的进一步细化。具体发展过程如下表所示。

文件	内　　容	时间
《关于印发城市社区卫生服务机构设置原则等三个文件的通知》	社区卫生服务中心 17 项基本功能：社区调查；慢性非传染性疾病管理；免疫接种和传染病防控；中西医药及技术运用；急救服务；家庭保健服务；会诊、转诊服务；临终关怀服务；精神卫生服务和心理卫生咨询服务；重点人群保健服务；康复服务；健康教育与健康促进；计划生育服务；个人与家庭健康管理；信息资料管理；社区社会工作；其他适宜的基层卫生服务。 社区卫生服务站 13 项基本功能：社区调查；免疫接种和传染病防控；常见病、多发病诊疗和慢性病管理；院外急救；家庭服务；双向转诊；重点人群保健；康复服务；健康教育与心理咨询；计划生育咨询；个人与家庭健康管理；社区社会工作；其他适宜的基层卫生服务	2000
《城市社区卫生服务基本工作内容（试行）》	社区卫生服务的 13 条基本工作内容：社区卫生诊断；健康教育；传染病、地方病、寄生虫病防治；慢性非传染性疾病防治；精神卫生；妇女保健；儿童保健；老年保健；社区医疗；社区康复；计划生育技术服务；开展社区卫生服务信息的收集、整理、统计、分析与上报工作；根据居民需求、社区卫生服务功能和条件，提供其他适宜的基层卫生服务和相关服务	2001
《城市社区卫生服务机构管理办法（试行）》	社区卫生服务机构 12 项公共卫生服务：卫生信息管理；健康教育；传染病防控；慢性病预防控制；精神卫生服务；妇女保健；儿童保健；老年保健；残疾康复指导和康复训练；计划生育技术服务；协助处置辖区内的突发公共卫生事件；政府卫生行政部门规定的其他公共卫生服务。 社区卫生服务机构 6 项基本医疗服务：一般常见病、多发病诊疗、护理和诊断明确的慢性病治疗；社区现场应急救护；家庭出诊、家庭护理、家庭病床等家庭医疗服务；转诊服务；康复医疗服务；政府卫生行政部门批准的其他适宜医疗服务	2006
《国家基本公共卫生服务规范(2011年版)》	国家基本公共卫生服务 11 项内容：城乡居民健康档案管理；健康教育；预防接种；0～6 岁儿童健康管理；孕产妇健康管理；老年人健康管理；高血压患者健康管理；2 型糖尿病患者健康管理；重性精神疾病患者管理；传染病及突发公共卫生事件报告和处理；卫生监督协管服务规范	2011
《示范社区卫生服务中心参考指标体系》	机构管理：机构环境(机构布局、服务环境)、人力资源管理(人员配置、人员绩效考核、人员培训)、财务资产管理(财务综合管理、预算管理、资产管理、收支管理)、药品管理(一般药品管理、特殊药品管理、基本药物配备)、文化建设(工作制度、医德医风)、信息管理(信息公开、信息化建设)、服务模式(社区参与、协同服务、主动服务、责任制服务)。 公共卫生服务：居民建档案管理(健康档案建档率、健康档案合格率)、健康教育(健康教育计划和总结、健康教育活动)、预防接种(建证率、疫苗接种率)、传染病报告和处理服务(传染病疫情报告、重点传染病管理)、卫生应急管理(突发公共卫生事件应急准备与处理、突发公共卫生事件信息报告)、0～6 岁儿童健康管理(新生儿访视率、儿童健康管理率、儿童系统健康管理率)、孕产妇健康管理(早孕建册率、产前健康管理率、产后访视率)、老年人健康管理(老年人健康管理率、健康体检表完	2012

文件	内　　容	时间
	整率)、高血压患者健康管理(高血压患者健康管理率、高血压患者规范管理率、管理人群血压控制率)、2型糖尿病患者健康管理(糖尿病患者健康管理率、糖尿病患者规范健康管理率、管理人群血糖控制率)、重性精神疾病患者管理(重性精神疾病患者管理率、重性精神疾病患者规范管理率)、卫生监督协管服务、计划生育技术指导咨询服务。 基本医疗服务:医疗工作效率(机构工作人员年均门急诊人次数)、医疗质量(医疗文书合格率、护理质量、检验质量、院内感染管理)、合理用药(抗生素处方比例、静脉点滴处方比例)、医疗费用(门诊次均诊疗费用)、康复服务(场所、人员及相关设备、设施,康复服务,残疾人管理)、中医治未病(中医药健康教育、重点人群中医药健康管理)、中医医疗服务(中医药适宜技术服务、中医连续性管理服务、中医药康复服务) 满意度:服务对象综合满意度、卫生技术人员综合满意度	
《国家基本公共卫生服务规范(第三版)》	居民健康档案管理、健康教育、预防接种、0～6岁儿童健康管理、孕产妇健康管理、老年人健康管理、慢性病患者健康管理(包括高血压患者健康管理和2型糖尿病患者健康管理)、严重精神障碍患者管理、肺结核患者健康管理、中医药健康管理、传染病及突发公共卫生事件报告和处理、卫生计生监督协管	2017
《关于做好2017年国家基本公共卫生服务项目工作的通知》	居民健康档案管理、健康教育、预防接种、0～6岁儿童健康管理、孕产妇健康管理、老年人健康管理、慢性病患者健康管理(包括高血压患者健康管理和2型糖尿病患者健康管理)、严重精神障碍患者管理、肺结核患者健康管理、中医药健康管理、传染病及突发公共卫生事件报告和处理、卫生计生监督协管、统筹安排免费提供避孕药具和健康素养促进	2017

五、农村社区卫生服务

根据《中共中央、国务院关于卫生改革与发展的决定》精神,要求在城市和部分农村推行社区卫生服务。

1. 农村社区卫生服务的开端:"多湖模式"

浙江金华在农村初级卫生保健基本达标的前提下为促进乡村医疗卫生机构健康持续发展,满足农民基本医疗保健需求,使他们得到公平的卫生保健服务,建立了全科医疗服务、合作医疗制度、乡村一体化管理的农村卫生改革示范区"多湖模式",探索出农村卫生改革的新路子。在1999年6月召开的全国农村医疗卫生改革学术研讨会上"多湖模式"得以向全国推广。"多湖模式"为实现医学模式转变,提高农村居民健康保障水平创造了条件,为开拓和创建农村卫生现代化提供了启示,对全国有普遍指导意义,为开展并发展农村社区卫生服务奠定了基础。

"多湖模式"运行的实践显示社区居民得到实惠,卫生机构自身得到持续协调发展。主要表现在:巩固并完善了农村二级卫生服务网,加强了一级预防和二级预防,改善了医患关系,密切了党群关系,满足了群众基本医疗服务需求,提高了社会效益和经济效益。通过推广"多湖模式",为党的农村卫生工作方针政策的落实创造了有效载体;全科医生队伍稳定,素质不断提高;卫生机构注重内涵建设,提供优质、高效、价廉的卫生服务。

2. 农村社区卫生服务的发展

2001 年 5 月 8 日国务院体改办转发五部委下发的《关于农村卫生改革与发展的指导意见》中指出:"在有条件的农村地区可以试行社区卫生服务。"在这个精神指导下,到 2003 年,全国有 31 个省、直辖市、自治区开展了农村社区卫生服务的试点工作,各地农村社区卫生服务网已成雏形并初见成效。

3. 发展农村社区卫生服务的意义

(1) 开展农村社区卫生服务可改变目前卫生资源配置不合理的现状:现行医疗机构不是按区域、人口规划设置,而是以部门、企事业单位各自为政设置,使占总人口 80% 以上的农村地区只占有卫生资源总量的 20%。开展社区卫生服务是区域卫生规划的主要内容,是深化卫生改革的重要措施。通过发展农村社区卫生服务,使农村地区医疗机构设置及卫生资源配置符合公平、效益原则,符合新时期卫生工作方针以农村为重点的指导思想。

(2) 积极开展农村社区卫生服务,可满足农村日益增长的卫生服务需求:随着整个国民经济发展水平的不断提高,农民生活水平在日益提高,同时医学模式的转变,使农村居民对卫生服务的需求发生改变并不断增长。社区卫生服务的服务模式,可为农民居民提供多层次、宽范围的方便、优质、经济的卫生服务,满足群众对医疗卫生保健的需求。

(3) 开展社区卫生服务为原有乡镇卫生院的改革、发展注入了活力;在原有体制下,乡镇卫生院已不适应当前农村卫生事业的发展形势,实施社区卫生服务使乡镇卫生院改变服务方式,变坐堂待诊为走向社区、进入家庭、面向社区居民提供适合不同人群的医疗卫生、保健、康复服务。同时,有利于加强和巩固农村三级医疗保健网。

(4) 农村社区卫生服务的实施,使实施地区农村形成了"三位一体"的农村卫生发展模式:"三位一体"即乡村一体化管理、合作医疗保险和社区卫生服务。乡村一体化管理加强了乡、村两级卫生组织之间的协调、管理、落实职能,有利于实施区域卫生规划,合理配置卫生资源,实现按规划设网点、配人才、行管理。在乡村一体化管理模式中,以社区卫生服务中心与下设的社区卫生服务站的形式,实行管理和指导。在乡村一体化管理并开展社区卫生服务的地区,建立并执行合作医疗保险制度。新型农村合作医疗保险制度在社区卫生服务中的落实可以使广大农民获得及时、方便、有效的卫生服务,同时使卫生机构得到合理的经济来源及补偿。

(5) 在乡镇建立起社区卫生服务中心并有效运行,使已遭破损的农村三级医疗保健网得以修复和完善:在创建社区卫生服务网中,社区卫生服务中心的纽带作用使得各社区卫生服务站作为网底的功能得以发挥,进一步巩固并发展了农村基层三级卫生服务网。社区卫生服务以个人为中心、家庭为单位、社区为范围的服务宗旨,社区卫生服务集医疗、预防、保健、康复、健康教育、计划生育技术指导为一体,连续、综合的卫生服务模式,使社区居民享受到省心、省钱、优质、全程的卫生服务,实现了卫生服务由坐等病人上门的被动型转变为走出医院进社区、进家庭的主动型。社区医生走进家庭建立个人家庭健康档案,设立家庭病床,开展治病、防病、护理、康复全方位健康服务,体现了社区卫生服务综合、连续的服务模式。

4. 农村社区卫生服务发展状况

在开展农村社区卫生服务的地区,各区域根据实际情况,在区域社会经济发展的大环境下,积极实践、探索适合自己的农村卫生事业发展及社区卫生服务的规划、目标、措施,经过10余年的实践积累了经验,找出了差距,使农村社区卫生服务发展取得了明显成效。

在农村社区卫生服务开展较好的地区,领导的重视起到重要的作用。吉林、浙江金华等地区当地政府将农村社区卫生服务纳入了政府行为,纳入了卫生事业总体规划,并成立了专门的领导小组,明确规定了农村社区卫生服务的工作目标和具体措施,并纳入相关领导岗位考核内容。浙江绍兴在社区卫生服务建设中,县、镇政府成立了社区卫生服务建设工作领导小组,由主要领导亲自抓、分管领导具体抓,并把社区卫生服务工作纳入了经济社会发展的总体规划,作为政府工作的重要内容和办实事工程。县委、县政府把社区卫生服务工作纳入对乡镇和有关部门的年度岗位责任制考核。河南开封各级政府重视农村社区卫生服务建设工作,将此项工作作为办实事的“民心工程”列入议事日程,积极营造有利于发展农村社区卫生服务的氛围。在推进农村社区卫生服务实施中,在房屋建设、设备配置、人员培训等方面由政府统筹安排,加大宏观调控力度和资金投入比重。

在区域卫生规划实施中,区域内各级政府认识到社区卫生服务在城市发展到一定时期延伸到农村,是卫生事业发展、改革的必然趋势。于是,各区域(市、地)政府把农村社区卫生服务工作视为深化卫生改革的重大举措,意识到这是适应社会主义市场经济发展的需要。各级政府把发展农村卫生工作作为一项重要工作来抓,高度重视,加大投入,要求从大卫生、大社区观念出发,借鉴城市开展社区卫生服务的经验,把社区卫生服务推向农村社区。

农村社区卫生服务在体制上有别于城市社区卫生服务。农村社区卫生服务体制是以乡镇卫生院为中心,以社区卫生服务站为基点,以县医疗预防、保健机构为依托,形成社区卫生服务网络。农村社区卫生服务机构设置为:乡镇设社区卫生服务中心,下设若干社区卫生服务站,设站原则以步行就医 30 分钟为服务半径,改变过去不管服务半径,村村设卫生室的状况,以方便、经济、充分利用卫生资源为原则,形成社区卫生服务网,使卫生服务机构设置结构适宜、规模适度、布局合理、经济有效。在体制上社区卫生服务站有乡镇卫生院延伸直接办、村集体办、乡镇与村联办、村与村联办(一个服务半径内)、乡村医生联办等多种体制。

相对于城市而言农村社区卫生服务站的服务内容,由于普遍存在设备陈旧、技术落后、人员缺乏等现象,在开展卫生保健和健康教育等公共卫生服务方面相对不足。在农村,卫生机构要充分发挥农村社区卫生服务"六位一体"功能,需要城镇医院对农村社区卫生服务中心进行扶持,采取定期、定点对乡社区卫生机构进行医疗卫生服务业务指导,同时培训社区卫生服务人员;协助乡村医生在所辖社区内对农村居民进行体检、建立常见病与多发病病人档案;设立健康档案,对重点人群开展健康教育;提供预防接种服务。同时,结合地域特点,积极开展控制水源污染,加强多发病、传染病预防控制、治疗,普及、宣传卫生保健、计划生育、妇幼保健知识等。服务形式可多种多样,包括组织小型服务队入户送医、送药,建立家庭病床,进行理疗、针灸等康复服务。

北京房山区结合合作医疗开设以一部专线电话,建一支全科医生队伍,配一辆救护车,建一份健康档案,发一张急救卡,兑现一项医疗费用优惠为主要内容,以农村新型合作医疗参与者为主要对象的农村社区卫生服务,在农村社区普遍推行卫生防病、妇幼保健、家庭医疗、健康教育"四位一体"的社区卫生服务模式,对卫生服务网内医疗、保健、药品购销进行统一管理,使农村社区卫生服务步入制度化、规范化、普及化。

江苏昆山为保障农村社区卫生服务持续发展,对参加合作医疗者每年从合作医疗基金中提出 6 元作为社区卫生服务入网费,对不参加合作医疗者每人每年缴纳 20 元作为社区卫生服务入网费。缴纳入网费的居民,社区卫生服务站以承诺和合同制形式提供卫生服务。实施社区卫生服务后,社区农民享受到各种卫生服务:建立家庭健康档案,接受健康管理;签订医疗保健协议书,患病后得到医疗、康复服务;设立家庭病床,开展医疗卫生保健咨询服务,得到方便、经济的上门服务。社区卫生服务机构根据区域慢性非传染性疾病调查方案,对辖区内 55 岁以上人群进行慢性病调查,查出各种慢性病患者并得出慢性病患病率,使疾病患者及时得到治疗,并为制订预防各种慢性病的措施提供依据,促进了农村社区卫生服务的健康发展。

5. 农村社区卫生服务的服务内容

农村社区卫生服务的基本模式现主要为"三位一体"型。即乡村卫生组织一体化管理、农村合作医疗制度、实施社区卫生服务"共位一体"运作,面向农村居民。服务内容是农村初级卫生保健各项任务和社区卫生服务各项职能。人员以责任医院和乡村医生组成。在农村实施社区卫生服务要结合农村卫生工作实际情况,实施农村社区卫生服务与三个"五位一体"结合。一是服务功能"五位一体",即社区卫生服务、初级卫生保健、一体化管理,村办合作医疗及村卫生室改貌"五位一体",重点探索社区卫生服务与合作医疗的结合形式,对符合标准的社区卫生服务站,居民在站内就诊治疗的费用可享受合作医疗补助,使社区卫生服务与合作医疗制度相辅相成、相互促进;结合实施区域卫生规划,强化一体化管理和农村三级卫生服务网络建设,建立起新型的农村卫生服务模式。二是服务内容"五位一体",即社区医生为农民提供集医疗、预防、保健、康复、健康教育为一体的综合服务。三是服务效果"五位一体",即社区卫生服务体现及时、方便、有效、优质、价廉,使农村居民认识到开展社区卫生服务的必要性和实惠感。

农村社区卫生服务站在服务内容上改变过去村卫生所实施的单纯看病、治病为治疗、健康教育、康复、健康调查、预防保健、计划生育技术指导等多功能综合服务。目前,社区卫生服务站普遍每年对社区内农民进行1次健康调查,以户为单位建立健康档案,建档率一般为60%～70%,根据健康档案对重病、慢性病患者实行跟踪管理。由社区卫生服务中心或市级社区卫生管理中心印制对农民进行健康教育的材料包括:健康教育基础知识小册子、农民健康知识应知应会问答题、健康教育处方。通过设置宣传专栏、广播、农民夜校、中小学校等多种宣传形式,提高社区农民的卫生知识知晓率和卫生行为形成率,配合政府宣传计划生育、优生优育等有关政策和知识。

农村社区卫生服务机构配合疾病控制机构,对社区内疾病控制、传染病报告与管理、儿童计划免疫工作,按照有关制度按时报告,及时提供服务。

农村社区卫生服务工作人员协助妇幼保健机构完成对育龄妇女、孕产妇、儿童的保健与管理工作。

农村社区卫生服务机构医生走进家庭、进入农户,对病人及时发现,及时给予诊治,开展送医送药上门医疗服务、康复指导、家庭护理工作,在需要转诊时及时双向转诊,有利于消除无序竞争的现象,避免医疗纠纷或医疗事故的发生。

六、社区卫生服务的经济学

1. 社区卫生服务的经济学特征

社区卫生服务的经济学特征是由社区卫生服务需求和供给特征决定的。社区卫生服务需求和供给特征是:

（1）以健康为中心,以预防为主,提供"六位一体"服务,满足以健康为中心的需求,即以社区全体人群为对象,提供对社会和家庭造成经济负担的慢性病的预防措施,减轻居民经济负担,同时提高健康水平。对于随着社会经济发展出现的一些新型传染病的威胁,提供经济有效的防控措施和方法。

（2）医患信息基本对称,服务过程低成本:社区卫生服务中除公共服务外,大多是针对常见病多发病等的治疗和日常健康维护,在提供和接受这些服务的重复进行中,双方可获得知识和对方信息,并得以双向交流,避免了信息不对称现象,降低了信息收集和传播的成本及监督成本,其次由于彼此了解,提高了处置的效率。

（3）社区卫生服务供者的低成本,包括人力、设备、药品:社区卫生服务提供预防为主,防治结合的服务,预防和治疗之间有一定的替代性,社区卫生服务提供高质量的服务可减少对高科技技术医疗服务的需求,从而节省全社会的医疗费用。

（4）社区卫生服务供者成本、效益不相符,需政府扶持:社区卫生服务供给中包括大量公共卫生和预防保健服务,是面向群体和家庭的预防服务。服务对象不仅是已病者而且大多数为未病者,服务收费就不可能按项目收费,就需要改变传统的医患之间收费方式。提供者收入与成本付出不符,需要政府予以扶持。这些成本的补偿要政府按人头费用向社区卫生服务机构购买,以发挥社区卫生服务形式灵活、多样、方便的优势及满足社区居民各种需要,对全社会具有较高的成本效益。

（5）社区卫生服务筹资渠道与医疗保障制度的关系。

2. 社区卫生服务的经济学

社区卫生服务的筹资补偿机制是发展过程中不可避免的问题,并关系到社区卫生服务良性发展的重要课题,必须准确分析社区卫生服务的经济特征,及时制定可行的社区卫生经济政策,引导和促进社区卫生服务健康可持续发展,使整个卫生事业实现良性循环。

在开展社区卫生服务的实践中,各区域根据地区实际条件开展社区卫生服务经济学研究。复旦大学公共卫生学院程晓明等的课题"社区卫生服务成本、收费与补偿现状分析",对陕西省、河北省、江苏省和广东省的12个城市46个社区卫生服务机构的成本、收费与补偿情况进行了分析。此研究调查内容包括社区卫生服务机构的基本情况,即人员数、房屋面积、固定资产总值、仪器设备总值进行描述性分析,对服务项目进行成本核算并与标准成本进行比较。

以城市为分析单元,12个城市社区卫生服务机构基本规模差别较大,人力和物力资源配备各有不同,服务水平亦不同。

经济比较发达的地区,开展的项目比较多,总体社区卫生服务主要服务项目都已开展,差别表现在预防保健、健康教育的内容、服务的深度和广度方面。

结果显示,社区卫生服务的总成本由固定资产(建筑面积和仪器设备)的折旧和社区卫生服务人员劳务报酬构成,两者占总成本的 70%~80%。

社区卫生服务补偿包括政府拨款补偿和收费补偿。本调查的社区卫生服务机构中,政府对社区卫生服务的拨款补偿一般不超过其总收入的 10%,其中一半机构不超过总收入的 5%。社区卫生服务机构的收入主要来自医疗服务的收入,一般占总收入的 70%~80%。在服务项目中医疗服务项目有收费标准,公共和准公共社区卫生服务项目没有收费标准,主要依靠政府拨款。

在我国对社区卫生服务补偿机制不健全的情况下,各区域利用现有卫生资源创建、完善社区卫生服务网络。武汉市中心城区采用竞标形式开发利用现有卫生资源,在不增加政府负担的情况下,快捷有效地建立起运作良好的社区卫生服务中心。具体程序是:政府卫生行政部门制定了一系列管理文件、办法,包括招标管理办法、考核评分标准,并要求按区域卫生规划的机构设置规划、设置社区卫生服务机构,同时要符合区域社区卫生服务发展总体目标。对中标者拟创建的社风卫生服务中心规定完善创建期限、房屋面积,并要求布局合理;人员配备达到要求;必备设备齐全;配有救护车,可随时出诊、转诊;15 分钟内可到达服务半径边缘处;信息管理微机化、网络化等。通过实践,政府既完善了社区卫生服务网络又不增加投入,减少了资源浪费。政府发挥了宏观调控与市场配置资源的基础作用,强化了卫生全行业管理,逐步实现区域卫生规划及社区卫生服务总目标。通过竞标形式创建社区卫生服务中心的实践结果表明这是一个合理配置卫生资源,符合成本效益原则,同时提高社区卫生服务的档次和综合服务功能以及技术服务质量的好办法。

城市社区卫生服务的筹资方式在发达国家主要是社会保险、私人保险。大多数欧洲国家采用社会保险的形式为大部分居民提供卫生服务;中等收入国家采用的方式为社会保险、私人保险和自费;低收入国家采用多种方式,包括自费、社会保险、社区筹资、私人保险、贷款与资助。美国在卫生服务提供与卫生筹资模式上较为复杂,但其社区健康服务组织为非营利性质,实行会员制,社区居民在接受医疗保健服务时根据家庭经济收入水平自付部分费用,60% 的费用由政府资助,使大多数居民享受到基本的医疗保健服务。服务内容包括医疗、保健、健康教育、营养指导。

泰国的筹资方式采取国家预算投入和社区投资相结合的基本方式,其社区卫生筹资的显著特点是从供方投入,引导需方投入,形成共同筹资。泰国有六种健康保险制度支撑社区卫生服务,为 80% 居民提供基本医疗保健服务。这六种健康保险制度有公务员保险、社会保险、工伤保险、健康卡制度、低收入健康卡制度、私人保险。

我国社区卫生服务的补偿以复合式补偿为主,主要通过国家的财政拨款、医疗收入、药品收入 3 个渠道。中、英城市社区卫生服务和贫困救助项目招标课题—社区卫生服务运行现状调查结果显示:我国目前社区卫生服务筹资渠道有所拓宽,有向多元化发展的趋势。主要有以下几种:①国家投入;②向接受服务者收费;③城镇职工医疗保险;④家庭健康合同;⑤街道投入;⑥特殊人群服务合同。

根据我国现阶段社会经济状况,专家认为应建立与医保改革相适应的社区卫生服务筹资体系,医疗保险费应成为社区卫生服务第一部分资金来源,可将保险基金统筹部分的 50%拿出来,按人头定额划归街道及社区卫生服务中心,将卫生事业经费的 70%作为社区卫生服务的启动经费和发展费用,作为第二部分资金来源;政府还应通过征收烟草危害健康附加税、高档娱乐消费税、个人遗产税等作为社区卫生服务资金的第三部分来源,这样全新的预付型城镇职工医保体系将可建立运行。

北京市社区卫生服务工作已初具规模,北京市社区卫生服务筹资管理模式及有关政策研究提出,社区卫生服务是福利性社会公益事业,政府应负责以下投入:社区卫生服务的管理信息系统以及设备更新等方面的启动经费和人才培养经费;成本效益高的群体预防保健项目,如健康教育;脆弱人群和主要危害人民健康的疾病投入,如慢性病防治;提供基本服务设施、设备,租房及收费给予优惠,享有国家和地方的税、费优惠政策;提供社区卫生服务机构人员的部分工资。

3. 我国城市社区卫生服务筹资政策和措施

卫生学专家根据我国卫生改革有关政策,对城市社区卫生服务筹资政策和措施提出建议。

1) 政府定额补助与筹资参考标准

在政府文件《关于发展城市卫生服务工作的若干意见》中指出,社区卫生服务是政府实行一定福利政策的社会公益事业的具体表现,积极推进社区卫生服务工作是政府的主要责任,各级政府要切实加强对社区卫生服务的领导。政府重视的一个方面就是政府财政对社区卫生服务的定额补助。按照《关于卫生事业补助政策的意见》的文件规定,政府举办的社区卫生服务组织以定额补助为主,由同级财政予以安排,主要是根据社区卫生服务组织承担的社区人口的预防保健和最基本的医疗卫生服务任务核定补助经费。大量的社区卫生服务属于公共和准公共卫生服务,必须有政府政策与资金的支持才能得以开展和维持。根据国家自然基金资助课题研究测算结果,一般情况下,政府对公共和准公共社区卫生服务的拨款总额约占当地财政支出的 0.2%。该百分比可以作为各地、各级政府在制定当地社区卫生服务筹资政策时的参考指标。

2) 建立社区卫生服务专项基金

发展和完善社区卫生服务是一项长期的战略任务,从事大量公共和准公共卫生服务的社区卫生服务机构,不能没有政府经常性经费的投入作为保证经费实行专款专用,建议政府设立社区卫生服务专项基金。

3) 基本建设和固定资产的一次性投入

"社区卫生服务是政府实行一定福利政策的社会公益事业的具体表现",政府在社区卫生服务机构筹建初期可以考虑给予一次性启动资金,主要用于固定资产的投入,这是创建社区卫生服务机构最基本的条件。这实际上是对将来社区卫生服务相应部分的固定资产折旧的一次性补偿。同时,可以降低收费标准(即定价按不含固定资产折旧的成本收费),减轻社区居民的疾病经济负担。

4) 政策性筹资

政府在给予资金上支持的同时,从实际出发给予某些政策上的倾斜或支持,如在城市建设规划和房产商开发时考虑无偿提供一定面积、适用的社区卫生服务用房。在保障基本卫生服务的同时,鼓励开展多层次的和特需卫生服务等。在新建或改建居民住宅区时应当根据有关标准和文件精神,预留相应的社区卫生服务用房、用地,积极吸收社会捐赠、捐助,吸引社会公益性资金的投入。有条件的社区卫生服务机构可以通过银行贷款、单位自筹等多种形式筹措资金,用于社区卫生服务机构的发展建设,以实现多方筹集资金,增加投入。

5) 制定社区卫生服务收费标准和完善价格管理体制

服务收费补偿是社区卫生服务的重要筹资方式之一。规范社区卫生服务项目内容,根据社区卫生服务项目的特性以及成本核算的结果,制定合理的价格政策和收费标准,理顺补偿机制,促进社区卫生服务健康和可持续发展。在对基本、非基本和特需社区卫生服务项目做出界定的基础上,健全价格管理体制,解决各种不同服务由谁支付,怎么支付的问题。

6) 社区卫生服务中基本医疗服务应纳入当地社会医疗保险支付

职工医疗保险应当支付社区卫生服务中属于基本医疗服务的部分,并加强监督管理。这不仅有利于社区卫生服务的发展,更有利于职工医疗制度的改革与完善,用较低的成本,提供优质的服务,保障基本医疗。

在人口老龄化进程加快,疾病谱改变,医疗费用不断增长的情况下,充分发挥社区卫生服务机构"守门人"的作用,不仅对控制医疗费用有着重要意义,而且也符合医学模式转变对卫生服务供方的要求。要发挥社区卫生服务机构"守门人"的作用,必须将社区卫生服务与社区医疗保险支付体系的改革结合起来。

随着我国城市化进程的加快,大多数城镇居民逐步融入社区生活。社区卫生服务是真正直接面对医疗卫生资源的,将是我国最大的医疗资源所在,具备很强的市场潜力。一些民营医院和个人诊所为寻求生存和发展转向社区医疗,各地政府在区域整体规划指导下,通过申请将民营医疗机构改编成为社区卫生服务机构并根据实际情况给予硬件补助。民营医疗机构开进社区,参与社区卫生服务系统是一个双赢的途径。通过改编,民营医院依靠高质量的服务和高水平的技术可获得社区居民的信任,使自身得到新的发展。

七、社区卫生服务发展展望

虽然我国的城市社区卫生服务得到了快速发展,但是存在的问题仍然较多。全科医学的目的不仅仅是要对抗疾病和死亡,而且要提高生命质量和预防早死。围绕这一目的,医务人员必须能够理解病人、服务病人、满足病人的需求,使医学更好地服务于人类社会的发展。

"健康权是一项基本人权",健康和医疗保健服务已成为敏感的政治和社会问题。建立覆盖城乡居民的基本医疗保健制度,实现"人人享有基本卫生保健"就是医疗体制改革的目标,这是涉及筹资体系、服务体系、管理体系的综合改革。在城市社区卫生服务工作中,基本医疗卫生保健制度的完善要由政府主导,以城市社区卫生服务机构为主力军,向全体居民提供公共卫生服务和基本医疗服务。保障国民基本健康权益,确保全体居民"公平"享有"基本卫生服务"。要让全体居民能享有与社会经济发展水平相适应的国家、社会、个人负担得起的基本卫生保健。

社区卫生服务工作强调以人群健康为中心,社区为范围,家庭为单位,需求为导向,便利、低价、快捷为手段,提供医疗、预防、保健、康复、计划生育指导和健康教育的"六位一体"的终身服务。何冬梅总结了我国近 10 年社区卫生服务的发展历程,与国内外社区卫生服务发展进行了对比分析,提出了改进与发展我国城市社区卫生服务 4 点建议:①加大国家调控力度,逐渐增加国家在社区卫生服务中的资金投入和资源配置;②建立以家庭为核算单元的社会医疗保险制度,扩大医疗保障覆盖面并降低低收入家庭的医疗费用支出;③建立社区卫生服务机构—医院之间的双向转诊制度,解决看病难问题并提高卫生资源的利用效率;④加强社区卫生服务人员特别是全科医生的能力建设,通过系统的技术培训提高社区从业人员的业务水平,使社区全科医生担当医疗"守门人"的作用,这样不但会促进卫生服务质量的提高,同时还会提高公众对社区卫生服务机构的认可度,促进社区卫生服务的良性发展。

伴随着医改的不断深入,社区卫生服务工作也将不断完善,要把社区卫生服务作为医疗体制改革的突破口,重点推进,实现彻底解决群众看病难、看病贵等问题的目的。加强"分级分工医疗制度"和"城镇医保人员就医试行社区首诊、双向转诊制度"的落实,缩小或消除大医院和社区卫生服务机构在管理与防治常见病、慢性病等方面的差距,充分发挥社区卫生服务在公共卫生体系中的基础性作用,使居民放心在社区就医,促使病人合理分流和分级管理。真正形成"小病在社区,大病进医院,康复回社区"的格局。

第 13 章

社区卫生服务常用方法

一、社区卫生调查

每个社区拥有自身的特征和健康问题,社区卫生服务把整个社区视为一个被照顾者。通过社区卫生调查,评价社区的特征及健康需求,即进行社区诊断,从而制定并实施社区卫生保健计划,以达到控制疾病、促进健康的目的。

1. 社区卫生调查的目的和内容

在缺乏现存资料来源时,开展社区卫生调查工作尤为重要。调查不仅是制定卫生政策和卫生计划的重要手段,而且还丰富和完善了社区卫生工作者的知识体系,增长了卫生工作才干。

1)目的

社区卫生调查的目的如下。

(1)发现社区的主要卫生问题,确定社区的卫生需要和需求及优先顺序。

(2)判断造成社区健康问题的原因及社区各种可用以解决卫生问题的资源。

(3)提供制定社区卫生计划所需的资料。

由于社区卫生调查的目的不同,调查内容、对象亦不同。如欲了解特定社区人群的健康状况及社会因素、自然条件、遗传因素对人群健康的影响,该特定社区的全体居民则为调查对象;如欲了解某特定职业集团人群健康状况,以及社会因素、职业环境对人群健康的影响。就应以该特定职业集团为调查对象;如欲了解家庭生活对人群健康的影响,家庭就是调查对象;如果调查目的在于研究某疾病对人群健康的危害程度,以及该疾病的流行病学特征,还需要以病人为调查对象。

实际上在社区卫生调查中,往往存在这种情况,为了达到某一个目的,需要对几种不同的对象进行调查;而对于同一对象的调查又可以根据不同的任务,提供所需要的多种资料。

2) 内容

根据不同目的,考虑收集资料的范围应包括以下几个方面:

(1) 社区人口学资料:①人口数量及组成即人口静态资料,包括年龄、性别、民族、文化、职业构成;②人口自然增长趋势即人口动态资料,包括人口出生、死亡及死亡原因资料。

(2) 社区健康状况资料:①发病、患病、伤残等资料;②社区高危人群及危险因素如吸烟、酗酒、吸毒、不良饮食习惯、无预防注射或无定期健康检查等;③社区居民的健康信念、求医行为等。

(3) 社区环境状况资料:包括自然环境状况、人文社会环境:①社区自然地理条件的基本资料如地貌、水文、动植物种类、气候、气象等;②安全饮用水普及情况;③环境污染(大气、水、土壤等)情况;④家庭居住环境及工作学习环境包括家庭类型、家庭成员文化及职业结构、住宅;⑤邻居、家庭周期、家庭功能、家庭资源等;⑥社区经济水平、教育水平、人口的稳定度、社区休闲环境及社区内各项计划的执行情况等。

(4) 社区资源及能力:①经济资源指社区整体的经济状况、产业性质、公共设施、交通状况等;②机构性资源包括医疗卫生保健机构,如公(私)立诊所、卫生院、医院、红十字站、急救站、疗养院、康复中心等,社会福利机构如基金会、社会慈善机构、文化教育机构、社区团体(如协会、工会、宗教)等;③人力资源包括各类医务人员、卫生相关人员(如行政人员、教师、宗教团体成员、居民委员会成员等);④社区动员潜力包括居民的社区意识、社会权力结构及运用、社区组织的活动、社区民众对卫生事业的关心程度及社区人口素质与经济能力等。

(5) 卫生服务满意度:①卫生资源利用的程度,包括门诊、住院情况和家庭病床的设立及使用;②卫生机构的配置和布局;③健康教育的方式、方法和覆盖面;④病人健康指导、随访。

2. 社区卫生调查设计

社区卫生调查的本质是一种有目的的科学研究活动。先要明确调查目的,然后有计划、有步骤地去实施,最后用得到的结果来判断是否达到了原定目的,这就是调查的程序。也是科学研究的基本程序。

开展社区卫生调查工作,要求预先做出设计。设计不能停留于头脑中的构思,而要写出完整周密的设计书。设计书是约束和检查调查研究工作的文件。

调查设计书没有统一的标准式样,各单位和各学科都有自己习惯的格式,但它们的主要内容及顺序则基本一致,大体包括:①题目;②动机和意义;③目的;④方法;⑤步骤和进度;⑥条件;⑦预期结果。

上述 7 项内容的前 3 项是说明为什么开展该项调查,第 4～6 项是说明怎样去解决问题,最后 1 项是对结果的预先估计。

1)调查研究的目的

调查研究设计中所写的具体目的是指通过研究将要获得哪些具体的知识,所以最好把它称为目标。如要研究吸纸烟与肺癌的关系,可以通过调查来研究吸烟者是否比非吸烟者的肺癌发病率高,或比较肺癌病人与非肺癌病人的吸烟史来达到上述目的,这些就是每个调查研究计划中的具体研究目标。显然它比初始的目的要深刻、细致和具体。调查研究计划需要写出这样的目标,而不是概念性、原则性的设想。

具体研究目标有时不止一个,它们可以在总的目标下分述。例如,在吸烟与不吸烟者肺癌发病率比较的总目标下,可以分题比较不同职业、不同居住环境下肺癌的发病率。与选题时考虑的原则一样,尽量避免一项研究中有过多的目标。

2)调查研究的方法

(1)选择调查研究方法。

社区卫生调查离不开人群,离不开现场,其调查方法可采取流行病学研究方法;

流行病学研究方法,按其不同设计类型,可基本上概括为描述性研究、分析性研究、实验性研究及理论性研究等四种。描述性研究可查明疾病(或健康问题)在人群中发生的频率和分布。这些数据有助于找出一些流行因素(或病因)的可疑线索,以供进一步研究,其中用得最多的是"现况研究"。分析性研究通过对比调查和分析,判断可疑流行因素(危险因子或保护因子)与某病发生是否有统计学联系及该联系的强度,为病因推断打下基础。分析性研究可分为病例对照研究和队列研究两种。以吸烟与肺癌的关系为例,它们分别要检验这样两个病因假设:前者是"肺癌病例中是否有较大的概率有吸烟史",后者是"吸烟的人群是否有较大的概率患肺癌"。实验性研究是通过人群实验来进一步验证某个比较成熟的关于病因的或措施效果的假设,如考核预防某病用的疫苗或病因的干预试验的实际效果。理论性研究即流行病学模型研究,是应用得最少的一类。以上四种流行病学研究方法彼此有区别,又是互有联系,循序渐进,逐步深入的一个方法系列。

因此,选择流行病学研究方法的第一步,是看我们面临的社区卫生调查研究课题最适宜采用哪种研究方法:是描述性研究、分析性研究,还是实验性研究,并在相应的类型中确定具体方法。社区卫生调查多采用的是观察法,也就是描述性和分析性研究。

决定采用研究方法的条件如下。

① 当前国内外对于某种疾病或健康问题的流行病学研究所积累的资料达到何种程度。

② 防病保健机构实际提出的要求。

③ 课题的目的性。

④ 人力、物力资源和时间限制等。

一般而言，当对所研究的疾病过去调查研究不多，对其疾病分布及流行因素知之甚少，基本上胸中无数时，描述性研究就势在必行。如当前我国对糖尿病、精神障碍及神经系统疾病的研究等，就是如此。为了进行较大规模的治疗(如"普查普治")，并为改进保健措施和调整或增设有关的保健机构提供依据，我们需要着重对某个疾病了解其现况或群众中该病的患病率，此时宜进行现况研究(横断面调查)。如果我们要研究某病在某地的流行病学特点(即流行因素、三间分布特点，包括趋势和动态)，就必须采用纵向观察研究，即在历史资料研究与疾病监测两者之间做出选择，或者两者都适宜。如果想进行某病流行因素(或危险因子)的假设检验，就需要在病例对照研究和队列研究之间做出选择。

一项研究选用两种及两种以上的方法类型也是可以的。

(2) 选择研究对象：根据不同的调查研究方法、人力、物力和经费等来选择不同的研究对象。原则上应该保证能从研究对象中获得需要的资料。研究对象可以是一组人群，也可以是两组或更多组的人群。不论是哪种情况，对研究对象人群都应做如下的考虑。

选择对象的范围可以限制地区范围，即选一个乡、一个村或一个居委会的所有居民或限制年龄或职业范围。如研究成人疾病时，可以限制研究 18 岁以上的人们；研究儿童或幼儿疾病时，只局限于 1 岁以下或 3 岁以内；研究老年疾病则限于60 岁以上。

抽样方法研究对象可以是被划定研究人群的全部，也可以用抽样法进行抽样绝大多数社区卫生调查研究是采用抽样的方法选择参照人群中的一个样本作为研究对象，因此就出现一个如何选择样本(抽样)的问题。抽样的方法要在计划中交代。以便人们衡量样本代表性的程度，即有助于估计研究可靠性或精确性。常用的抽样方法有：简单随机抽样、系统抽样、分层抽样、整群抽样和多级抽样等。

样本含量进行抽样研究，伴随而来的是样本含量问题。具体估计样本的方法，根据不同的研究方法及病种有各自的计算方法。制订计划时写出是查哪个表或依据哪项公式计算出样本数的，计算出的样本数是多少。

(3) 确定研究变量：变量泛指对象的特征、对象本身所出现的现象及所发生的事件。

变量的选择在选择确定变量特别是自变量(影响或决定因变量的有关因素，如工作类型、饮食习惯、个人嗜好、疾病史、家族史等因素)时，一定要充分考虑它与因变量(结局变量，如发病、死亡、中毒等事件)之间关系的生物医学及逻辑学的合理性,不是随便拣来任何一个因素都是有意义的。

变量的规定就是给每一个变量明确的概念或定义,如疾病诊断标准,年龄填实岁还是虚岁,是否吸烟的标准等。

变量的测量　测量的原则是尽量采用定量化和客观的指标。比如问"你吃水果是经常吃、不常吃还是偶尔吃",不如问"你每月吃多少水果? 5 kg 以下,5～10 kg,还是 10 kg 以上?"对于测量指标需选定测量方法,如测定某种抗体水平,是采用酶标法还是放射免疫法测量的仪器要标准化,如标化的血压计测量血压等。对每个变量测定的方法、检测试剂要求、测量仪器型号等要在制订计划期间确定并写入附件。

一项调查涉及的变量可能很多,不可能列举在计划中,但能够通过调查表和记录表全部表现出来。因此,在制订计划时仅写出变量的主要项目供人们有概括的了解即可,而将调查表等作为附件,以便详细查阅。

(4) 资料的收集:社区卫生调查收集资料的方法,概括起来有以下。

① 收集有关常规记录资料,如气象资料、人口资料、发病和死亡记录等。

② 询问、信访等。

③ 身体检查和检验。

④ 现场观察与外环境有关因素的检查。

绝大多数社区卫生调查都离不开对现场对象人群的询问调查。这是现场调查研究的核心工作。询问调查离不开调查表,因此调查表是社区卫生调查中最主要的工具,因为要依靠其来收集研究中所需要的主要数据资料,所以调查表设计得好坏是决定调查研究工作成败的关键因素之一,研究者应对此给予高度重视。

编制调查表的要求是:

① 调查表类型的选择调查表内容问答的类型: a. 开放式。即调查者提出问题后,由应答者自由回答。b. 封闭式。即所有可能的答案都由调查者在问题之后列出,由应答者从中挑选,而不能另作答案。c. 混合式。即由上述两种方式混合而成,其结构常为先提出开放式的问题,然后是封闭式的问题。采用哪一种类型来编写调查项目,由设计者决定,没有什么指导原则供参考。不同类型各有其优缺点。目前电子计算机已广泛应用于多个领域,应用计算机处理调查资料时,封闭式就显示出良好的适用性。因此,封闭式问答表格已越来越多地为我国所采用,设计的水平也逐渐提高,并将会得到更加广泛的应用。

② 调查表的基本格式调查表有一览表和个案调查表两种主要格式。一览表可填写多个调查对象,适于项目较少的调查。个案调查表为一人一表,适于项目较多的调查。调查表主要部分: a. 调查表的名称、编号;b. 一般项目或识别项目,如姓名、性别、出生年月、婚姻状况、民族、职业、工作单位、家庭住址等;c. 研究变量:

这部分根据研究目的有逻辑顺序地分类编写,例如疾病史、有害物质暴露史、饮食习惯、生活嗜好等;d. 责任部分:即调查者签名,调查日期。

③ 编写调查表的一些原则: a. 需要的项目一个不能少,不需要的项目一个都不要;b. 语言要准确、简练、尽量通俗易懂;c. 项目的设计必须有严密的逻辑性;d. 尽量用客观的、定量的指标。

④ 使用调查表时的注意事项: a. 必须伴有使用指导或工作手册,并严格按其中的要求和规定执行;b. 填写的字迹要工整、清楚,以免难以辨认;c. 调查者要签名并注明调查日期。关于询问调查以及其他资料的收集,例如,标本的采集、运输、保存、检测、结果记录及下作制度与质肇监督均需具体制订,并在设计中提及。

(5) 数据资料的结果分析:设计中应概括说明使用的计算指标,如发病率、死亡率、患病率等。简要列出打算分析的主要项目,如男女性别发病率的差异、年龄与发病率高低的关系,吸烟引起发病危险程度的测定、多因素综合作用的判别与自变量的筛选、因素间交互作用等。

还要提出进行项目分析时所应用的统计学公式或模型,如卡方检验、相对危险度及具 95% 的可信限、相关分析、Logistic 回归模型等。如属常规的方法或常用的模型,仅提出名称即可,如属较新方法或研究者创新或变通的公式或模型,则应在设计中作进一步的说明。

3) 调查研究的步骤与进度

设计书中的这一段虽远不及前述几部分的内容丰富,所需文字也不多,但不可缺少:它可以使别人了解这项工作进行的概貌,便于管理机构的检查和自己掌握控制工作的进程。

步骤是指研究工作程序中几个主要阶段的划分。例如,准备阶段、现场实施阶段、资料整理分析阶段、编写报告或总结。

进度是指工作步骤的具体时间安排,也就是工作日程表。研究步骤是以工作性质为主体划分阶段,进度则是以时间单位安排工作。进度是一种更细致的组织安排。

4) 调查研究条件

包括具备承担本项调查研究的各项有利条件,如人力、物力、合作单位的配合等等。对社区卫生调查来说很重要的是现场条件,应说明当地领导的支持,群众的配合,经费的支持,交通、食宿及选点落实等有关情况。在实验仪器及设备方面,要说明能否满足工作的要求人力上要说明人员的数量、技术水平、工作经验及合作的默契、良好的组织等等。

5) 预期结果

预期结果是概括性的叙述,与研究目的相呼应。因为预见的东西不可能很准确和其体但其代表了良好设计的逻辑性结果。

3. 社区卫生调查的实施

1) 普查

(1) 概念：普查是指在特定时间内对特定范围的人群中全部个体进行现况调查。特定时间应该较短，可以是某一时点，也可以是几天或 1～2 周。大规模的普查亦可在 1～3 个月内完成，但较少见。这里应强调"特定范围的人群中全部个体"，可以是某居委会的全部居民，也可以是某个地区某些年龄组或从事某职业的人群中的每一个人。

(2) 普查的目的：普查的目的因不同的研究工作而异。有的是为了早期发现并及时治疗疾病，如妇女的宫颈癌普查；有的是为了了解疾病在老年人群中的分布，如老年痴呆的调查；有的是为了了解老年人群的健康状况，如老年营养状况调查；有的是为了建立某些生理指标的正常值，如血压水平、血红蛋白等；当某些疾病发生流行时，为了解该病流行的全貌，亦需在一定范围人群中进行普查。

(3) 开展普查应注意的一些原则：

① 最好是患病率比较高的疾病。

② 方法应具备灵敏度和特异度均比较高，且易在现场操作。

③ 对普查出的病例有切实的治疗方法。

④ 有足够的人力、物力和财力支持进行普查和普治。

(4) 普查的优缺点。

普查的优点：能发现普查人群中的全部病例，并给予及时治疗；能较全面地描述普查地区人群某病的分布特点；通过普查可以进行科普知识的宣传，使群众对某病及其防治有所了解。

普查的缺点：不适用于患病率很低和现场诊断技术比较复杂的疾病的调查；由于普查对象多，调查时间短，常难免漏查；由于参加普查的工作人员多，工作量大，工作不易细致，使调查和检查的质量不易控制。

2) 抽样调查

在社区进行卫生调查中，多数情况下采用非全面调查，即抽样调查。抽样调查是指只调查某人群中一部分有代表性的人，根据这种调查结果可估计出该人群某病的患病率或某些特征的情况，这是以小窥大，以局部估计总体的调查方法。其主要优点为节省时间、人力、物力，只要设计严密，注意质量控制，其结果不亚于普查，甚至优于粗糙的普查。

然而抽样调查的设计、实施与资料分析比较复杂，重复和遗漏不易发现，不适用于变异过大的材料。当某病的发病率很低时（或某卫生事件的发生率很低时），小样本不能供给所需的资料，而样本大到总体的 75% 时则不如直接普查。

（1）抽样方法：抽样可以分为随机抽样和非随机抽样两大类。前者根据概率理论抽样，由于知道抽样概率，故可以计算抽样误差，测量其精度，以及进一步估计其可信限；后者根据经验判断抽样，比较实用，但不能进行统计推断。非随机抽样偶尔被应用。

最常用随机抽样方法有以下几种。

① 简单随机抽样 这是最简单与最基本的抽样方法。抽样前需先有一份研究对象〔人、户、班级等)的总名单。在该名单中对每个个人或单位均编号，然后决定样本大小，根据样本大小利用随机数字抽取研究对象。如被调查社区有 5 000 人，决定调查其中 1 000 人，先将 5 000 人都编上号，再找来一张随机数字表(不少统计书中都可查到)，随机定出从行或列开始，再随机定出从第几行或第几列着手，依次数 1 000 个数，再根据这 1 000 个号码找出总名单中的这些人(尽管表中的数字是 5 位数，你可以只看后 4 位，因为你的总数是 5 000)，它们便是抽出的样本。

如果没有随机数字表，也可以把总单位数自 1 写起，全部分别写在小纸片上，放在碗中混合，再从中抽出你所要的样本数，抽出的号码即为样本。当然，如果单位数很多时，这样做就不方便了。

② 系统抽样 作系统抽样时先要决定按什么样的比例抽样以及从哪个单位开始抽起。例如，在一个 2 000 户的街道中，要抽取 200 户居民作调查，抽样间隔为 2 000/200 = 10，即每 10 户中抽 1 户，用小纸条写 10 个号码放在碗中，随机抽一张，作为抽样开始的号码。如果抽到 8，按门牌号 8，18，28 依次抽样，即得 200 户作为样本。这种抽样方法在总体很大时一样方便，样本在整个人群中分布比较均匀，代表性较好。

③ 分层抽样 事先将欲调查的总体按不同特征，如年龄、性别、疾病严重性或住房建筑等分成不同层次，在各层再作随机抽样。分层抽样不但能减少由各层特征不同而引起的抽样误差，而且为了对各层情况有清晰的了解，在不同层里抽样的比例可以不同。大型的调查多采用分层抽样的方法。因为这样可以按照行政或地理区域分层，易于实施，组织与质量控制也较为方便。

④ 整群抽样 从总体中直接抽取若干群组(如居委会、班级)作为观察单位组成样本，而不是前面几种方法中所抽取的那样，以个体为单位，然后调查每个群组中所有对象(如家庭、个体等)。例如欲调查一个乡的小学生近视眼的发病情况，在全乡小学中随机选择若干班级，然后检查被抽班级的所有学生。在大范围的调查中，常以地区分群，称为地区抽样。

⑤ 多级抽样 在实际工作中，尤其是大型的调查中，常同时将上面几种抽样方法结合起来使用。常常把抽样过程分为不同的阶段，每个阶段的抽样可以采用简单随机抽样、系统抽样或基本的抽样方法。例如，先整群抽样，再随机抽样；先分

层抽样,再随机整群抽样。例如,我们要调查某县居民卫生服务需求情况,全县有 30 个乡,按经济情况分为好、中、差 3 类,可先按经济状况分层,每层中抽出几个 乡,再在抽出的乡中,按居住条件分层。每层中按比例抽出几个村,对这些村进行 调查,这样既有代表性,也易于调查。

(2) 样本大小:这是在设计任何一次抽样调查时必须考虑的问题,样本过大或 过小都是不恰当的:样本过大不单是浪费人力、物力,而且工作量过大,容易因调 查不够细致而造成偏性。样本过小时可能所抽出的样本的代表性不够。研究者在 具体确定样本含量之前,必须先对决定样本大小的因素有清楚的认识和理解,然后 才能正确选择样本大小的计算公式或查相应的表。从而获得样本含量的参考数。 不同研究方法,选定样本大小时考虑的因素不同。在进行社区卫生调查,以查明某 病患病率(卫生事件发生率)时,样本大小主要取决于两个因素:①预期患病率:预 期患病率高,则样本可以小些;②对调查结果精确性的要求:要求结果的精确性愈 高,即容许误差愈小,则样本要愈大。

① 调查均数时所需样本量:

$$N = \frac{(u_a \sigma)^2}{\delta^2}$$

式中:N 是样本含量,u_a 是正态分布中自左至右的累积概率为 $\sigma/2$ 时的 u 值(如 $u_{0.05} = 1.960$, $u_{0.01} = 2.576$),σ 是总体标准差,δ 是容许误差。在实际应用中,用 S(样本标准差) 代替总标准差 σ,此时应以 t 分布中的 t_a 代替正态分布中的 u_a。

$$N = \frac{(t_a S)^2}{\delta^2}$$

例如,某居委会有 4 000 人,用简单随机抽样调查该居委会居民白细胞水平, 希望绝对许差不超过 $0.1 \times 10^9/L$。根据该地区以往资料,居民白细胞总数的标准 差为 $0.95 \times 10^9/L$。

若取 $a = 0.05$,欲调查多少人?

$$\delta = 0.1 \times 10^9/L, \ S = 0.95 \times 10^9/L, \ \alpha = 0.05, \ u_a = u_{0.05} = 1.960$$

$$N = \frac{(t_a S)^2}{\delta^2} = \frac{(1.96 \times 0.95 \times 10^9)^2}{(0.1 \times 10^9)^2} \approx 347(人)$$

$$N = K \times \frac{Q}{P}$$

② 调查率时样本含量

式中:N 为总人数,P 为预期患病率,$Q = 1 - P$。

当容许误差为 10% 时, $K = 400$;当容许误差为 15% 时,$K = 178$;当容许误差为 20％ 时, $K = 100$。

例如, 在某县调查人群 HB_sAg 水平, 根据以往调查的资料该县人群 HB_sAg 为 10％, 如果本次调查容许误差为 10％, 问要调查多少人?

$$P = 0.1, Q = 1 - P = 0.9, N = 400 \times \frac{0.9}{0.1} = 3\,600(人)$$

按上述公式, 计算出的样本大小(见下表), 可参考使用。但需要注意, 当患病率明显小于 1％时, 此式不适用。

预期患病率	容 许 误 差		
	0.1P	0.15P	0.2P
0.05	7 600	3 382	1 900
0.075	4 933	2 195	1 233
0.10	3 600	1 602	900
0.15	2 267	1 009	566
0.20	1 600	712	400
0.25	1 200	534	300
0.30	933	415	233
0.35	743	330	186
0.40	600	267	150

上述为简单随机抽样的计算方法。至于其他抽样方法样本含量的估计可参阅有关书籍的专用公式, 有时也以简单随机抽样的计算方法进行估计。但应用这种估计时会有较大的差别, 估计值往往低于整群抽样所需样本量, 而常高于系统抽样和分层抽样。因为各种抽样方法的抽样误差一般是整群抽样即简单随机抽样)系统抽样即分层抽样。

需要注意的问题:

(1) 样本含量是个估计数, 不可能也不必要按计算出的数字一个不多一个不少地执行, 但也不能因此不去按原则进行估算;

(2) 有时客观条件限制使要求的样本数字达不到, 但研究仍值得一试, 这是要在计划中阐明这样做的理由, 并要充分估计到研究结果缺少真实性与说服力及其程度, 而不能回避这一问题。

3) 社区卫生调查的实施程序

社区卫生调查工作按工作进展大致分为 3 个阶段: 第 1 阶段是调查前的准

备;第2阶段是现场调查、收集资料;第3阶段是资料整理分析,写出总结报告。

(1)调查工作前的准备。

① 发现和提出问题　问题的提出可能是社区卫生实际工作需要,或自己以往工作的延续和发展;可能是从书籍、文献或别人的经验中获得启示;也可能是从科学理论发展中提出。

② 复习有关文献　问题提出后,要查找有关文献,了解别人做过的工作,避免重复,或加以发展,寻找可借鉴的方法,有助于形成自己的研究目的、目标和假设。

③ 明确调查研究的目的和意义　要明确本次调查研究是描述社区卫生现象或回答具体问题,还是检验某种假设,要全面衡量调查工作的社会效益、经济效益和科学价值,不要为调查而调查。

④ 确定题目　题目一般包括3个要素: a. 研究对象; b. 处理因素; c. 对象受到处理后所产生的效应或结果。

⑤ 选择调查设计的类型　社区卫生调查按其任务、实施方式,可分为一般的或称描述性调查和深入的或称分析性调查。前者旨在掌握事物的现象,事件、疾病、健康等社区卫生的现状与历史,用文字、数字、图表说明实况;后者主要解决因果联系,通过对大量个别案例的现象进行分析,从总趋势中理出因果联系是否成立,程度如何。

⑥ 选择调查现场,确定调查对象和研究变量　社区卫生调查的现场,一方面要能充分提供研究用的信息,另一方面当地的党政领导要重视,群众要合作,同时物资供应、生活条件、交通能满足调查的需要。对调查对象要确定研究的范围、来源、样本大小、抽样方法。研究变量,测量方法,收集资料的工具以及资料整理分析的方法都要一一考虑,做好充分准备。

⑦ 调查员的准备　由于社区卫生调查常需要较多人参加,因此社区卫生调查的质量与调查人员关系很大。在新选一批人做调查员工作时,应对选中的调查员进行系统培训,培训的基本程序: a. 培训者讲解调查方法和要求,使学员逐项熟悉调查表; b. 学员之间作模拟实习; c. 去现场由培训者示范; d. 学员两人一组以健康人为对象做练习; e. 学员面对病人学习。

这个过程中,培训者对调查员进行辅导、纠正和考核。对不合格者进行淘汰,合格者参加工作。设计书中应介绍培训调查员的概述。如果启用老调查员,也要对他们就这次调查的方法及要求进行培训,但可免去基本素质的训练。

(2)现场调查。

① 进行预调查　预调查的目的是为了对调查设计进行检验,即进行可行性研究:通过预调查纠正设计中的错误,使设计更加完善,增加工作的信心。如果预调查进行得很顺利,能够完全遵照原设计方案进行,这时获得的调查资料也可并入正式的调查之中。

② 全面调查在预调查的基础上,按照调查设计书要求,组织调查人员实施调查计划。同时严格监督计划的实施,加强资料的验收与保管。

为了保证调查现场工作顺利实施,保证调查质量,可采取以下措施:①组织措施。有明确的现场的工作系统,一般分为三级:第 1 级为课题负责人,由 1~2 人组成,可分正、副;第 2 级为现场监督人,可设一或若干人;第 3 级为具体实施人员,包括调查员、病例资料摘抄员。课题负责人之下还有另两支系统,即标本检验与资料的整理分析,各有两级人员分工进行工作。②各级人员的工作规范书面化,以便工作者遵循并作为考核的依据。③建立工作日志及定期汇报检查的制度。④各项记录均应妥善保存备查。

(3) 资料分析与总结报告。

① 数据资料的整理分析按以下步骤:a. 再次核查数据资料的准确性与完整性;b. 整理归纳数据;c. 统计分析。

② 写出总结报告研究结果要结合逻辑学、统计学、生物医学、社会学等方面的知识予以解释。

4) 质量控制与评价

(1) 质量控制与评价的重要意义:调查工作的质量控制只有贯彻于整个调查过程之中,贯彻于调查过程的各个环节,才能保证调查结果的真实可靠。这是因为以下原因。

① 调查工作中的质量问题可能产生在调查过程的各个环节在调查的准备阶段可出现选择偏倚,在实施阶段可出现信息偏倚,在资料整理分析阶段可出现混杂偏倚等。

② 所产生的质量问题是大量的且各式各样的这是因为我们研究对象多半涉及具有社会属性的人,众多的疾病其发病原因都是多因素所致,因而产生的偏差往往估计不到,或一时难以捉摸。有的来自研究工作者,有的来自研究对象;有主观产生的,也有客观原因所致;

③ 多数影响质量问题的偏差要靠事先预防,而无法事后弥补。偏倚就是如此,我们可以事先控制或减少偏倚的发生,但无法消除已产生的偏倚。

(2) 质量控制与评价的内容:要保持调查研究的高质量,就是要尽量降低调查中可能出现的各种误差,主要是随机误差和系统误差。为此,评价调查质量尽可能达到以下几点。

① 可靠性也叫重复性、精确性,即针对一个研究目标搜集材料,得到众多数据围绕该目标的紧密程度(精确度),或在相同条件下重复试验,测量多次,多次结果都围绕该目标的接近程度(重复性)。在实际工作中,任何用样本进行的调查都不可避免地产生抽样误差,影响着调查的可靠性,但抽样误差的大小我们可以测知,

并可用统计学原理指导以尽量减少误差,如适当加大样本等。

② 真实性也叫准确度,它是指测量值与实际值符合的程度,即调查结果能正确反映客观事物的程度。在任何一项调查工作中,由于种种原因,所得资料往往偏离真实目标,即产生了系统误差。系统误差是可以避免和预先防止的,如校正仪器、统一调查方法和诊断标准等。

③ 可比性即在两组人群中,除所要研究的因素在两组间不同而保持其固有自然状态,其余因素均应使其齐同(不绝对相同)。在任何两组或两组以上资料间比较都可能遇到这个问题。由于比较组间的不均衡性,资料缺乏可比性而导出错误的结论。

④ 完整性资料的完整性指被收集资料的项目应齐全。如某项调查的调查表有40项,则40项都应填写清楚。如果有2项漏掉了没填写,或是不经调查随意地填上主观结果,会导致调查资料残缺不全,或形式上完整,实质上残缺不全。这显然破坏了资料的完整性,影响了调查结果的真实性和可靠性。

(3)质量控制和评价的措施。

①预防性的技术措施:a. 调查者应充分熟悉在调查研究实施中可能会出现偏差的各个环节,从而在设计过程中加以控制;b. 调查工作应坚持4个原则,即随机原则、对照原则、均衡原则、重复原则;c. 对调查对象和变量要给予明确的限定。如将病人作为研究对象,需要确定诊断标准、人选标准、排除标准。对测量指标要确定测量方法和标准,对仪器设备要校正,对数据指标尽量定量化;d. 参加调查工作的有关人员要达到一定技术水准。这个水准在同等工作人员之间要大体相当,如果不齐或不移,则事先应给以培训使其一致;e. 进行预试验。提倡每次调查研究工作都进行一次预试验,或称可行性的研究;f. 订立规章制度和监督制度。

② 特殊的检查质量的办法:

a. Kappa 一致性检验 这是核对资料可靠性的一种方法,即两个人先后调查同一批对象,所得结果相符的程度,或同一人先后对同一批对象进行调查所得结果相符的程度;为了检验调查者对调查对象(如病例和对照两组)是否带有倾向性,还可以用一些"假阳性"或"虚病例"来考察,因为"假阳性"病例的回答应该与对照组的回答相类似,而与病例回答不同。总之,Kappa 一致性检验可以用于多方面,以考核调查的真实性与可靠性。检验方法如下表所示。

| | 第二次调查的结果(或乙检查者的结果) | | 合计 |
	+	−	
第1次调查结果 +	a	b	n_1
(或甲检查者的结果) −	c	d	m_1
合计	n_2	m_2	N

则
$$Kappa = \frac{P_A - P_e}{1 - P_e}$$

式中：P_A 为实际观察到的一致率，$P_A =$ 实际观察一致数/总检查人数，$P_A = \frac{a+d}{N}$；P_e 为期望一致率，即两次检查结果由于偶然机会所造成的一致率，$P_e = \frac{n_1 n_2 / N + m_1 m_2 / N}{N}$。

$Kappa$ 值在 $+1 \sim -1$ 之间波动。在实际应用中，$Kappa$ 值只在 $0 \sim +1$ 间判断一致性才意义，可见 $Kappa$ 值越大，表明一致性越好。

一般认为，$Kappa$ 值 $\geqslant 0.75$，说明已经取得相当满意的一致程度；若 Kappa 值 < 0.4，则说明一致程度不够理想。

b. 均衡性检验　即两组资料进行比较时，先检查一下各组变量，除需要研究的变量之外，其余主要的可能对研究结果起影响的因素在两组之间是否大致相同，也就是检验可比性如何。其做法是将欲进行比较的因素筛选出来，将各因素的实际数值或转换成的比例数列表做卡方检验，即可判断它们之间的差异有无统计学的显著性。

c. 混杂的分析与控制：

一是标准化法。用于两个(或多个)样本(或总体)的指标进行比较时，排除由于内部构成不同对指标可比性的干扰。常用的标准化指标有标准化率、标准化死亡比、标准化死亡比例化、标准化相对危险度等。

二是分层分析法。在对研究的因素与疾病的联系进行分析时，可将资料按某个或某组潜在性的混杂因素进行分层。如果各层之间不存在研究因素与混杂因子对疾病的交互作用，则可采用 Mantel-Haenszel 法对各层进行合并，求出 OR_{MH} 及 X_{MH}，以便评价研究因素与疾病的关系。

三是多因素分析法。当样本数不够大，不足以分层分析时，或者希望考查多种因素(包括暴露因子和各种混杂因子)对疾病的综合影响时，可考虑应用多因素分析的方法。常用的多元分析法有 Logistic 回归模型、Cox 模型和对数线性模型。

③ 逻辑性复核：

主要是在整理资料阶段核对统计数字的正确性，或检查其他记录，根据事物的逻辑查出错误而加以纠正。比如检查调查表时，发现调查对象有过生育史，并且有过新生儿夭折，但记录上性别为男性，或者婚姻史上记载为未婚，那么显然是不合常识、不合逻辑的，想必是误填，就需重新调查或改写。

二、社区诊断

社区诊断是在社区卫生调查的基础上，对社区卫生状况、人群健康的危害因素、人群对卫生服务的需求与利用及社区卫生资源等情况所进行的分析、判断,找出社区存在的主要健康问题,从而科学地制定社区卫生服务计划,组织社区卫生服务,提高社区健康水平。

进行社区诊断,有如临床医生诊疗病人,首先要明确诊断,然后才能对症治疗。但社区诊断与临床诊断又不完全相同,有其自身的特点(见下表)。

内容	社 区 诊 断	临 床 诊 断
目标	改进社区卫生状况,提高社区人群健康水平	使患者得到治疗与康复
对象	社区人群包括个人及家庭	患者个体
诊断依据	人口资料、卫生状况等文献资料,人群健康记录档案,社区调查	患者的既往史、主诉、现病史、体检、物理学检查及试验诊断
行动措施	发现社区卫生问题,确定优先处理重点,分析问题原因,组织利用社区资源,制定社区卫生服务计划	确定临床诊断,制定治疗方案
评估	社区卫生效益评估	追访、复查、总结评估

1. 社区诊断的内容

1) 确立社区健康问题的主要渠道

(1) 从病人或在与居民的接触中加以观察:可通过家庭访视询问健康问题,了解家庭状况以及通过所收集的体检资料进行分析。

(2) 询问社区负责人与医务人员,从访谈中了解社区的主要健康问题,凡是社区中各级各类组织的负责人及其成员、教师、医务人员、各企事业团体职工等均包括在内。

(3) 查阅各种相关的文献记录及卫生统计资料、医院病历、门诊记录及人口普查的调查资料等。

(4) 利用社区的疾病普查或对居民周期性的身体检查,获得该社区的营养状况、基础卫生保健、疾病与死亡等社区健康资料。

2) 确定社区诊断的主要目标

根据初步发现的社区健康问题确定其是否为社区诊断的主要目标,其依据有以下几点。

(1) 辨明社区的需求与需要。

(2) 判断造成社区健康问题的原因(影响因素),同时了解其解决问题的能力(如社区各种资源状况)。

(3) 提供符合社区需要与需求所必需的卫生计划资料。

3) 确立社区调查与分析的内容

在确立了社区诊断的目标以后,则需要开展社区诊断,即进行相关分析工作,找出影响健康的关键所在,并且根据不同的目标选择不同的调查分析内容。可供选择的内容包括以下几个方面。

(1) 社区自然环境:包括社区经济状况、公共设施及交通状况、居民的生活劳动条件如居住条件、自来水普及率、周围环境的污染情况等。

(2) 人文社会环境状态:如教育水平、经济结构与贫富、社区内家庭结构分布及休闲环境等。

(3) 社区健康状态及问题:如社区中人口特征,包括人口数、年龄结构及性别分布、人口消长趋势、平均寿命等;发病情况如各种疾病的发病率和患病率、社区疾病谱的变化及其影响因素;死亡情况如死亡率等。

(4) 社区资源:包括公、私立医疗机构性资源。如诊所、卫生院、医院、疗养院等;其他地方行政单位、福利机构;卫生费用的来源、分配及使用,主要医疗卫生设备及其利用,卫生技术能力。要了解这些机构为居民提供的卫生服务的效率、效果及效益,以及这些机构的潜能、可近性及可利用性。

(5) 人群卫生服务要求、利用及其影响因素。

2. 社区诊断的方法

社区诊断一般常通过对社区基本状态、健康状态、疾病状态和卫生服务状况 4 个方面的调查资料进行分析和判断,确定影响社区人群健康水平的主要卫生问题。

1) 基本状态

(1) 人口状况:反映人口状况方面的统计指标主要有:人口数,人口密度,人口性别比,人口年龄构成、人口自然变动指标,0～14 岁、15～64 岁、65 岁以上年龄人口各占总人口的百分比,儿童(0～14 岁)负担指数,老年(65 岁以上)负担指数及城镇人口比例。

① 人口数:人口数是某一社区在某一时点或时期人口的总和。人口数及其变动是最基本的人口现象,掌握人口数才能有计划地组织卫生服务。

② 人口的性别、年龄构成指标:人口的性别构成可以用性别比来表示。计算方法是以女性人口为 1DU,计算男性和女性的比例。人口的性别构成与社会卫生状况有密切联系:不同性别人群的疾病结构、死亡原因、卫生服务需求都不尽相同。

人口年龄构成指标指各年龄组人口数与总人口数的比例。不同年龄人口的生育率、发病率、疾病谱都不一样,对卫生服务的需求也不一样。分析人口的年龄结构类型时 0～14 岁人口比例和 65 岁以上人口比例是最常用指标。

除了人口的性别、年龄构成指标外,还要注意收集人口的职业、文化、婚姻及民族构成、农业人口与非农业人口的比例,城乡人口比例等。

③ 人口自然变动指标人口出生率、死亡率及自然增长率既是人口统计指标,

也是评价居民健康状况的重要统计指标之一。

（2）社区经济状况：

① 居民平均收入　指社区所有居民收入的平均值，年平均工资、年平均收入分别反映城市职工和农村居民的实际经济水平。

② 劳动人口的就业率和失业率　是综合性指标，它既可以反映国家经济发展水平甲工业化程度，又可以反映社会安定程度及劳动人口潜在能力。

③ 12 岁或 15 岁以上成人识字率　是反映受教育程度的指标，与之相对应的负指标是文盲率。

④ 人均住房面积及热量摄入量　住房面积指标既是社会经济指标，又是社会卫生指标，它反映居民的基本生活条件。食物摄入常以热量(J)为单位，也是反映国民基本生活条件的指标。

（3）社会卫生条件：社会卫生条件常用生活卫生条件指标和劳动卫生条件指标来反映。

生活卫生条件指标有人均住房面积，基本卫生设备(水冲厕所、污物处理、安全水供应和排水系统、居室采光)，人均主要食物消费量，摄入主要营养素的质和量，大气、水、土壤及食物的污染指标等。

劳动卫生条件指标有接触有毒有害职业人口占总人口的百分比，工厂企业基本劳动保护措施及实施情况，工人定期体检和休养制度，职业病及职业中毒的发(患)病率。

（4）生活质量指数：世界银行曾提出生活质量指数（physical quality life index，PQLI)来反映不同国家或地区人群的综合生活质量。该指数由婴儿死亡率指数、1 岁预期寿命指数、识字率指数组成。

2）健康状态

（1）社区营养状态：社区营养就是探讨社区中病源—宿主—环境各层面与健康和疾病的相互作用。居民的营养状况受各方面因素的影响，其中包括对营养素的认识及社区心理、文化、经济、教育等因素：因此，对社区营养的评价是开展社区诊断的重要手段之一，其方法有如下几种：

① 人体测量　通过人体测量可获得重要信息，特别是儿童，他们正处在生长发育期。身高、体重的增长非常明显。人体测量包括对身高、体重、上臂围、皮褶厚度等的测量。

② 生物化学方法　是测定受试者的血液、尿液或其他人体成分中营养素或其代谢物的含量，包括抽血、验尿或大便，以了解消化的情况，或测血色素、白蛋白、维生素 A 营养素的含量等。

③ 临床检查营养状况的临床检查，目的在于了解营养不足症与缺乏症。

（2）敏感性健康指标：

① 儿童营养状况及发育　可用低出生体重比例，即每百名活产婴儿中出生体重低于 2 500 g 的人数，说明婴儿先天发育水平。

出生低体重是危及婴儿存活及健康生长发育最有意义的指标，也是衡量婴儿健康水平的敏感指标，同时也反映母亲的健康状态。

② 婴儿死亡率　这不仅是婴儿健康指标，而且是反映整个居民健康水平、社会经济条件和妇幼保健，尤其是产前保健的一项敏感指标。

③ 儿童死亡率　指 1～4 岁年龄组的死亡率，它反映影响幼儿健康的各项因素，如营养、环境卫生、幼儿传染病以及家庭内及其周围发生的意外事件。

④ 平均期望寿命　平均期望寿命亦称平均预期寿命，是根据特定年龄组死亡率用寿命表方法计算出来的一种综合反映年龄组死亡率水平的卫生统计指标，是广泛应用于评价社区卫生状况及人群健康水平的一个重要指标，可在不同国家或地区间比较，也可用于同一人群水平的动态分析。

⑤ 死因构成与死因顺位　不同社区、地区及国家的死因构成与死因顺位可因其社会、经济和卫生事业发展的程度而不同。在社区诊断中，常用该项指标说明健康状况。如在健康状况较差的地区，传染性疾病往往占死因谱的首位；而在健康状况较好的地区，慢性疾病则排在死因顺位的前几位。

⑥ Q 指数（Q index）Q 指数是一个使用很广泛的等量权重指数，该法假定影响健康各个方面的指标对健康状况的贡献是相等的，先将各指标的度量统一，然后选用简单数学方法组合成指数。在社区诊断中常用 Q 指数寻找管理规划时的重点疾病，并为增加某病的床位、医护人员等提供参考。

Q 指数是用时间单位来衡量健康状况。从疾病造成的损失来看，有死亡、住院、门诊治疗、行动受限等。该指数规定，住院 365 天为损失 1 人年，行动受限 365 天可换算成 1 人年，门诊 3 次为住院 1 天。死亡者按死亡年龄与期望寿命的差距来计算寿命损失年数。这样就把因某病造成的时间损失综合成一个指数。其公式如下：

$$Q = (M_i/M_a)DP + (274A + 91.3B + 274C)/N$$

式中：M_i——目标人群某病标化死亡率；M_a——参考人群某病死亡率；D——目标人群某病粗死亡率；P——因某病死亡的人群平均寿命损失年数；A——目标人群因某病住院治疗天数；B——目标人群因某病门诊治疗人次数；C——目标人群因某病行动受限天数；N——目标人群数。

（3）疾病状态：

① 发病率　表示在一定期间内一定人群中某病新病例出现的频率。发病率

是一项重要指标,对于死亡率极低或不致死亡的疾病尤其重要,发病率也可以按年龄、性别等特征计算其专率。

② 现患率　现患率是指某特定时间总人口中某病新旧病例所占的比值,包括时点患病率和期间患病率。现患率的值主要受发病率及病程两个因素的影响,对于病程长的疾病。现患率能反映有价值的信息。

③ 病死率　病死率表示某病全部病人中因该病死亡者的比例,病死率说明疾病的严重程度,也反映医疗水平和诊断能力。

④ 感染率　指某一时点每百(或千、万)人中感染某种病原体的人数。通常通过医学检查来发现感染者,用以说明人群感染某种病原体的程度。

⑤ 治愈率　治愈率指每百名接受治疗的病人中的治愈人数。

⑥ 疾病对劳动生产力的影响指标　这类指标一般有因病(伤)缺勤率、平均每例缺勤日数等。也可反映疾病的严重程度。

(4) 卫生服务状况:卫生服务状况指标涉及面比较广,有医疗卫生服务需要量及利用率、卫生资源、医疗卫生服务的数量与质量,医疗卫生费用及医疗卫生服务效果等。其中最主要的是医疗卫生服务需要量及利用率、卫生资源和医疗卫生费用指标。

① 医疗卫生服务需要量指标:医疗需要量是指人们因疾病影响健康引起正常活动障碍(如对疾病忧虑、正常活动受限制、休工、休学及卧床等)而提出的对卫生服务的客观需求。其指标主要有:

疾病频度的统计指标:一是健康者占总人口百分数即每百名调查人口中身体健康者所占百分比。身体健康者是指在调查期间无急慢性疾病、外伤和心理障碍,无因病卧床及正常活动受限者。二是2周每千人患病人数及次数。分子为调查之日前两周内患病(包括外伤)人数及次数,分母为调查人数。三是2周每千人患慢性病人次数。分子为患慢性病人次数,若一人同时患几种慢性病,应分别计算,分母为调查人数。过去曾患慢性病,近3个月内有症状、体征、休工或就诊应计算为慢性病。

疾病严重程度的统计指标:①每千人患有两种以上疾病的人数;②每千人患重病人数;③两周每千人因病卧床人数及天数。

因病丧失劳动能力的主要统计指标:①两周每千人因病休工人数。分子为因病休工人数,分母为被调查人口中有工作能力者,即总人口数中减去儿童、学生及退休人数。②两周每千人因病休工日数。分子为因病休工总日数,分母为被调查人数或有工作能力人数。③两周每千学生因病休学人(日)数。

此类指标的时间期间常用"两周",主要是考虑到被调查者的回忆效力,超过两周甲可能会遗漏部分信息。假设两周内因疾病休工、休学和卧床次数的一次性抽样调查结果在时间上对全年具有代表性,可采用两周指标乘 26 并除以调查人数得出每人每年的休工、休学及卧床天数。由于疾病存在明显的季节变化,用两周调查结果推算全年疾病频率及严重程度,必然存在随机误差及系统误差。如果能够在一年内重复调查数次或采用连续性抽样设计。在一年内由调查员连续不间断地收集资料,计算出每人每年因疾病休工、休学和卧床指标,能更准确地反映出全年内疾病的变动规律。尽管如此,利用一次性抽样调查估算得出的每人每年因疾病引起休工、休学和卧床天数,仍不失为一个有意义的定量指标,对于计算人群医疗需要量,分析疾病引起的经济损失,合理分配卫生资源以及制定卫生规划,进行科学预测等有重要的参考价值。

每人每年休工人数乘以人均产值,再乘以该社区总人口数可得出因病休工引起的间接损失,可用于计算疾病造成的经济损失。

根据患病人数及天数可以计算门诊需要量及各种诊断服务需要量,根据患病人数及休工、卧床人数可推测住院人数及天数,为分析医疗服务利用提供依据。

人群患病率、休工率及卧床率指标,不仅可以用于计算医疗服务的需要量,还可以进一步用于计算病床和医务人员的需要量,作为设置病床、配备医务人员和分配经费的科学依据。

② 医疗卫生利用指标:卫生服务利用是卫生服务需要和供给相互作用的结果,是综合描述卫生服务系统工作的客观指标。分析卫生服务利用程度是检查卫生服务工作效率和潜力的一种有效手段。卫生服务利用只能反映卫生系统的工作,而不能直接反映卫生系统对人群健康状况的影响。在缺乏必要的人群健康状况资料的情况下,分析卫生服务利用可以衡量卫生工作的效率。卫生服务利用的数量受人群医疗需要量及供给的卫生资源制约,但是若能充分发挥卫生工作者的积极主动性,可以使有限的卫生资源得到充分利用,提高卫生服务利用率。

医疗卫生服务常用指标包括两周内每千人门(急)诊人数及次数,一年中每千人口住院次数及天数,应该就诊或住院而未去就诊及住院的比例及原因,孕产妇产前检查率、产后访视率、住院接生率、儿童体检率及已婚妇女节育率等。

卫生服务利用的资料有多种来源。常规的工作登记及报表可以提供重要资料,这类资料便于长期积累,系统观察。但一个社区的居民常常会在不同地点接受医疗卫生服务,所以对家庭采用抽样调查进行人群健康询问是研究卫生服务常利用的方法。

门诊服务利用研究的重点是了解居民接受门诊医疗卫生服务情况,为合理制订门诊服务计划提供科学依据。就诊率指一定时间内就诊人(次)数占被调查人口的百分数。病人就诊百分数指一定时间内就诊人数占被调查病人的百分数。未就诊率是描述就诊状况的负指标,指患病而未就诊人数占病人数的百分数。每人每年就诊次数指平均每人一年内就诊的总次数,这是计算门诊需要量的重要指标。

患者未就诊原因中,城市居民有相当比例患者买药或采用自备药物进行自我医疗,患者自以为病轻或患慢性病而不去就诊,因为经济原因、交通不便或技术设备不足使患者未就诊的比例低。但是城乡患者未就诊原因有明显区别。许多农民由于自费医疗制度,为节省医疗费或无支付能力而不去就诊。城市居民大部分享受公费或劳保医疗,较少出现因经济原因而不去就诊的情况。

分析住院服务利用是确定病床发展规划和医疗机构布局的依据。住院服务利用指标主要有住院率、住院天数及未住宿率。2015 年我国居民年住院率为15.32%,平均住院 9.6 天。

卫生资源指标主要有人均卫生经费,卫生经费占国民生产总值或政府财政支出的百分比,每千人口病床数,每千人口医生、护士、药剂师人数等。

卫生服务费用指标主要有医疗费用负担方式构成,人均卫生(医疗)费用,每次门诊(住院)费用及卫生费用中由个人承担的比例。

3. 确定社区重点卫生问题的程序

在分析社区卫生调查的结果时发现,反映社区卫生状况的某些指标(如指数或比)明显增高或降低时,则提示与之相关的状况异常,其反映的问题可能是社区主要卫生问题。社区卫生工作者应抓住这异常点,通过分析判断,以发现社区主要卫生问题。下面以社区疾病状态为例,说明确定社区主要卫生问题的程序。

社区疾病状态常表现为一定时期内某些疾病的发病率(包括患病率和死亡率)的异常增高,因此,疾病的社区诊断应确定:①社区重点疾病;②高危人群;③主要危险因素:

1)确定重点疾病

(1)确定重点疾病的原则:一是该疾病的发病频率高,包括该病发病率或患病率;二是严重性,即严重致残及高死亡率或病死率。在社区诊断中,确定需重点防治的疾病,还必须具备下列条件:①所选的重点疾病,其流行病学问题已基本清楚。如是传染病,其病原体、传染源、传播途径、易感人群及其分布特征要基本清楚;如是非传染病,也应基本掌握其危险因素。②有行之有效的防治办法。③有保证防治办法实现的自然和社会条件。

(2)确定重点疾病的依据:重点疾病可根据疾病对人群健康不良影响的大小,即损失的大小来确定。这种不良影响或损失主要表现在发病、死亡、致残、减少寿命或影响正常工作、学习和生活等方面。

(3)确定重点疾病的方法:

① 以发病率、死亡率及其构成作为测量指标是确定重点疾病最常用的方法。根据各种疾病的发病率或其构成,按顺序列出疾病谱;根据各种疾病的死亡率或其

构成,按顺序列出死亡谱,即可反映出不同时期的重点疾病。

② 根据死亡构成比(proportional mortality ratio, PMR)。它表示某个特定死因在所有死亡中的比例,能反映所有死亡原因之间的相对重要性。

$$PMR = \frac{某种原因引起的死亡数}{总死亡数} \times 100\%$$

③ 其他方法。如潜在减寿年数、层次分析法等可参考有关专著。

2)确定高危人群

重点疾病确定后,必须考虑本社区内的哪些人群是发病、死亡或产生严重健康问题的危险较大的人群,即对某种致病因子较敏感或接触该因子机会较多的人群,这些人群我们称之为高危人群。高危人群应列为开展社区卫生服务的重点防保对象。

确定高危人群的主要手段是流行病学的方法:通过现况调查。根据疾病在人群中分布情况,确定高危人群;也可通过分析流行病学方法,确定疾病的危险因素,依据这些危险因素确定高危人群。

3)确定主要危险因素

主要危险因素是指引起高危人群发生重点疾病的因素。

(1)主要危险因素的内容:根据预防和社会医学理论,影响人类健康的主要危险因素来自环境、行为和生活方式因素、心理因素、生物因素及卫生服务因素 5 方面:①环境因素包括自然环境和社会环境;②行为方式因素包括吸烟、酗酒、营养不合理、滥用药物等;③心理因素指心理卫生状况对健康的影响;④生物因素是先天性遗传缺陷和传染病的主要原因;⑤卫生服务因素指预防、医疗、保健和康复服务的提供情况。

(2)确定主要危险因素的原则:应将危害最严重的危险因素作为重点;应选择普遍存在的,与疾病有确定联系的危险因素作为重点;应尽量采取定量的方法。

(3)确定主要危险因素的方法:相对危险度和特异危险度是确定主要危险因素最常用的方法,多因素分析方法如多元回归分析、逐步回归分析、Cox 模型等也已较多地被应用。

第 14 章

社区常见健康问题

社区常见健康问题是全科医生在社区中要面对的主要工作内容,也是全科医学的主要研究对象。其包括了社区中常见的疾病、疾患、心理和行为问题、家庭健康及社区卫生问题等。其他医学专科技术仅能处理这些问题中的一部分,一名训练有素的全科医生应用全科医疗服务模式能解决这些问题的 80% ～ 90%。全科医生解决社区常见健康问题的范围和内容主要由其能力和水平所决定,其能力越强解决的问题会越多,转诊率就越低。社区常见健康问题与医院里的健康问题基本特征有明显的区别,因此要求全科医生必须采取相应的策略和方法才能有效地解决这些问题。

一、社区常见健康问题的基本特征

全科医生是社区居民进入医疗保健系统的第一道程序,即是首诊医生。他们在社区中接诊的就诊者角色不确定,可能是健康者、亚健康状态者或者是病人,就诊的病人也不像医院里的病人那样明确。也就是说全科医生在社区环境下所接触的不一定都是有生物学意义的病人,但这些人同样需要医疗关怀。因此,我们将全科医生要处理的工作内容称作"健康问题"而不叫作"疾病",处理的手段也有截然的区别,单纯用处理疾病的生物医学手段难以奏效。全科医生必须了解社区常见健康问题的基本特征,采取有针对性的特殊技巧才能有效地解决所遇到的问题。

1. 服务对象就诊原因复杂

全科医生所遇到的问题常常令人困惑,因为许多就诊的病人自己也难以表达清楚其就诊的真正原因。有时就诊者的就诊原因并不一定是因为疾病的严重程度,而是出于对某种疾病的担心。如一名胃痛的"病人"反复就诊,全科医生通过问诊并结合其他必要的检查结果,认为可能与精神因素有关,但病人却坚持认为自己得了胃癌,全科医生通过病人的背景了解到,其患胃癌的岳父一直由他护理,岳父去世后他就开始胃痛。这名病人就诊的原因仅仅是因为对胃癌的担心。如果不注意收集这些背景资料,就很难解决其就诊的真正问题。

2. 健康问题大部分属于未分化状态

很多病人只有一些轻微的症状和体征,或者有十分痛苦的体验,却检查不出明显的阳性体征和实验室检查结果,这类问题不但难以做出明确的诊断,更缺少减轻病人痛苦的生物学手段。美国有统计资料表明:一名家庭医生大约对社区里所接诊的 1/4 的病人没有做出最后的确切诊断,因为在诊断明确之前,其表现出的临床症状或感到的不适就已经被治愈。还有的仅仅因为一些生活方面的问题如婆媳不和、夫妻关系紧张、情绪低落、精力不足等而来就诊,他们中有的是由于地理位置相近就诊方便,有的是因为熟悉而使全科医生有机会发现这些早期的问题,也有的是全科医生在偶然的机会主动发现的,这一类病人不愿意主动就诊,更不愿意到其他专科医生那里去就诊。所以,全科医生接触早期未分化问题的机会很多,而其他专科医生却很少有机会接触这一类问题。从诊断意义上来说,这些早期未分化的问题很难在临床表现和疾病之间建立明确的逻辑联系,而且,有的问题可能始终无法做出明确的诊断或无法用疾病的概念来定义。

3. 健康问题难以明确分科

由于以上原因,全科医生所接触的问题很难确定性质和明确所属的专科。而且问题常与多种因素有关,或涉及多个器官、系统,处理这些问题,也不是单科知识所能奏效的,需要运用多个学科和领域的知识和技能综合服务,才能提供理想的高质量的服务。

4. 难以治愈疾病、但需经常治疗的疾病

社区就诊的慢性疾病所占比例大。慢性疾病的特点是难以治愈,病人常需终身带病生存,而且需要连续性、综合性的医疗保健服务。对于慢性病病人来说,重要的不是如何去为他们治愈疾病,而是需要全科医生经常为他们提供临床关怀。

5. 服务人群相对固定,但病种千变万化

全科医生与其他专科医生的服务对象之间最大的区别是:专科医生服务的对象病种相对固定,病人千变万化;而全科医生服务的病人相对固定,病种千变万化。前者可以把很多问题排除在自己的服务范围之外,比如内科疾病不属妇科医生诊治、消化系统疾病不属循环科医生诊治等,而全科医生却要应付所有类别的问题。

6. 常须提供主动的服务、发现真正的病人

社区中的健康问题常常具有隐蔽性,主动就诊的病人只占所有病人的 1/3,更多的病人因为各种原因不来就诊,这样的病人常需要全科医生主动去发现。有时来看病的不一定是真正意义的病人,需要治疗的是家庭中的其他成员或是家庭全体成员。一些社会、心理问题常以躯体化的形式表现出来等。

二、社区健康问题分类原则

社区的健康问题主要有两大类：一是原始的、未经过组织的，包含着躯体的、精神的、行为不良的社会内容的症状。这些症状的主诉多少和轻重并不代表着某种疾病的存在或疾病的轻重，而是与社会状态、社区人群的结构、主诉人的家庭和文化背景及社区疾病出现的频率密切相关。如吐血问题，其中心含意是有血性内容物从口中吐出。可以是生物医学概念中的呕血、咯血、牙龈出血，也可能是精神自残外伤行为，如咬舌所致。由于家庭成员对患者的关怀程度及文化背景，其"吐血"，可能被描述成"许许多多""吐得昏过去了""没有多少"等。概括其特征是不易明辨，多科交叉和伴随着大量的心理和社会问题。二是患者已接受过专科医师的就诊，能清楚地、有组织地、重点地叙述其存在的疾病和症状，且往往强调现存症状与原有疾病的联系，而将问题的差异及隐蔽的健康问题可以忽略。如患者一直有哮喘病史，长期服用抗哮喘药物，近来又有上腹部烧灼感，反酸，他一般会告诉社区医师，"我有哮喘病，一直服药，把胃给吃坏了，现在如何……"，而忽略在哮喘病以前已隐约存在的反酸症状，而这一症状可能是导致哮喘的元凶。因此，这类健康问题的特征是与慢性疾病发病频率相关。所述问题具有很大的差异性和隐蔽性，因果倒错，易误导医师。

认识到社区健康问题的原始性、未分化和无组织状态，多科交叉，急慢性混杂，伴有大量心理和社会问题。注意问题有着很大的差异性及问题的隐蔽性，因果关系的错综性，对正确认识这些健康问题，区分躯体性症状、精神性症状、行为异常及社会化症状无疑会有重要的影响。

因此，对第一类原始性健康问题，要求社区医师在充分了解患者社会和文化背景的基础上，根据医生经验，首先甄别出是源于躯体性健康问题还是未分科性健康问题，是行为异常还是社会化问题在人体的反映？或者判断出问题的主次，属于哪一类别。对第2类已有明确专科含义的健康问题，虽然问题相对较明确，但需要社区医师判断出是否隐蔽着原始性健康问题，根据生物医学鉴别诊断分类考虑。

三、基层医疗国际分类(ICPC)及其在全科医疗中的应用

在临床实践中，全科医生接触到的健康问题与其他专科医生具有不同的特点，这些健康问题的分类或者界定也不同于其他医学专科。其他医学专科最常用的疾病分类系统是疾病国际分类(International Classification of Disease, ICD)以及由

ICD 派生出来的各分类系统。由于全科医生在基层医疗环境中管理病人的过程，会涉及病人健康问题的诸多方面，如家庭问题、社会和心理问题等，而且他们所接诊的病人通常不具有明显的症状与体征，对于这类问题，全科医生难于在很短时间内明确诊断。如果沿用传统的 ICD 分类系统，则难以收集这些资料。故在全科医疗领域采用最多的是基层医疗国际分类(International Classification of Primary Care, ICPC)。

1. 基层医疗国际分类(ICPC)的产生

基层医疗国际分类(international classification of primary care, ICPC)，是 1987 年由世界家庭医生组织(WONCA)分类委员会研究出版的适合于基层医疗的一个新的分类系统。作为基层医疗标准化的分类工具，ICPC 能够对健康档案中 SOAP 4 个要素中的 3 个，即患者的就诊原因(S)、健康问题(A)和健康问题处理计划(P)进行分类和编码。同时，该分类系统还涵盖了对全科医疗中常见的心理和社会问题的分类。此分类系统的应用可以使信息标准化，因此增进了各国间基层医疗信息进行比较的可操作性和可比性。

1972 年，世界全科家庭医生组织(WONCA)成立，但其并未接受 ICD 这一分类系统，而是开始着手研究和开发适应基层医疗特点的新的分类系统。1978 年阿拉木图宣言为基层医疗分类系统的研究起了巨大的推动作用。当时世界卫生组织(WHO)成立了一个专门的工作组，与 WONCA 分类委员会的成员一起先后在澳大利亚、巴西、马来西亚、荷兰、挪威等 9 个国家进行了现场试验研究，并验证了他们所研究的就诊原因分类(patient's Reason (s) For Encounter, RFE)办法具有较好的完整性和可靠性。在此研究中也证实了该分类办法不仅适用于就诊原因的分类，还可用于健康问题和医疗过程的分类，这也就是 WONCA 在 1987 年出版的《基层医疗国际分类(*ICPC*)》。*ICPC* 和早期的 WONCA 分类系统相兼容，如基层医疗健康问题分类(ICHPPC-2-定义版)、基层医疗过程分类(IC-Process-PC)等。为了与 WHO 1992 年出版的 ICD-10 相联系，和进一步完善该分类系统，1997 年在 WONCA 分类委员会的主持下，对该系统进行了修订，并于 1998 年出版的 *ICPC-2*。ICPC 是该分类法的统称。该分类系统的开发，使医务人员首次能够使用单一的分类系统进行分类。目前 ICPC-2 已在世界上多个国家和地区使用并进一步开发着。我国大陆于 1997 年开始接触该分类系统，并将其翻译为中文，在部分社区中进行全科医疗健康档案记录资料的分类和编码尝试。

2. 基层医疗国际分类(ICPC)的结构与特点

1) 基层医疗国际分类(ICPC)的结构

ICPC 是一个按二轴进行分类的系统。第一个轴主要是代表身体各器官和系统(或称为"章节")的字母编码，如消化、呼吸等章节，整个分类系统中共由 17 个章节组成;另一个轴是组成各章节的医学组分(或称为"单元")编码,单元的编码用两位数字来表示,共有 7 个单元(见下表)。

ICPC 的两轴系统

第 1 轴:器官系统(代码.章节)	第 2 轴:医学组分(代码.单元)(除社会章节,每章节相同)
A. 综合及非特异性的	1—29. 症状和主诉
B. 血液,造血器官和免疫机制	30—49. 诊断、筛查和预防
D. 消化	50—59. 用药、治疗和操作
F. 眼	60—61. 检查结果
H. 耳	62. 行政管理
K. 循环	63—69. 转诊和其他就诊原因
L. 肌肉骨骼	70—99. 诊断或疾病
N. 神经	
P. 精神/心理	
R. 呼吸	
S. 皮肤	
T. 代谢、内分泌和营养	
U. 泌尿	
W. 妊娠,计划生育	
X. 女性生殖	
Y. 男性生殖	
Z. 社会的社交问题	

2) 基层医疗国际分类(ICPC)的特点

(1) ICPC 是按身体各器官系统进行分类的 2 轴结构,编码是由代表章节的一个英文字母和代表单元的两位阿拉伯数字组成;

(2) 该系统除了可以对诊断进行分类外,还可以对就诊原因和医疗干预过程进行分类,弥补了 ICD 的不足;

(3) 分类系统中涵盖了对心理、家庭和社会问题的分类,并且在大多数条目的下面,都列出了该条目的包含、排除标准及注意事项,能够帮助医务人员减少编码失误;

(4) 该分类系统还引入了 DUSO/WONCA 疾病严重度平分系统,可以使

ICPC 按照严重度对健康问题进行分类;同时,ICPC 可以与 COOP/WONCA 功能状态量表对病人所处的功能状态进行记录和分类;

(5) 该分类系统对全科医疗的核心概念如"医疗片段"加以阐述,使得具体编码人员对医疗过程及其医疗片段的概念有一个详尽的了解,利于对就诊原因、医疗干预过程及诊断编码;

(6) 描述治疗过程的单元 2 单元 6 包含的内容非常广泛而非特异性;各国可以根据其医疗开展的具体情况,使其特异化;

(7) 该分类系统不能对病历中物理检查和辅助检查等客观资料进行分类;

(8) 单元 7 问题或诊断部分,其各条目较 ICD 来讲,特异性较低,如果想使某种特定疾病进一步特异化,还需与 ICD 转换。

3. 基层医疗国际分类(ICPC)的应用情况

WONCA 于 1992 年正式提出了使用 ICPC 分类系统,受到世界各国全科医学界的普遍关注和欢迎。目前,ICPC 在世界上已经得到了广泛的研究和应用,它已经被翻译成 20 余种语言(包括英语、意大利语、日语、挪威语、俄语、西班牙语、法语、中文等),应用方法也是多种多样,但更多的是把 ICPC 作为全科医疗中一项标准化分类的工具。美国和欧洲根据本国或地区的具体情况进一步发展了相应的章节和条目,形成了 ICPC - A 和 ICPC - E 等不同的版本。

我国大陆的全科医生工作内容和工作性质以及相应设施的不足限制了 ICPC 在基层医疗服务的使用,目前,相关的工作主要集中在介绍和研究阶段,实际应用该系统的文献较少,但无疑,ICPC 在我国的引入和开发将会对我国的全科医疗管理和医生的诊疗工作起到重要的规范作用。对于基层医疗的管理者、培训者、特别是研究者,ICPC 将为他们的管理工作、教学工作和研究工作提供不同于从前的新的信息,引导他们从新的角度来看待和研究全科医疗中的相关问题。

四、全科医生提供服务的原则和技巧

1. 全科医生提供服务的原则

1) 提供以门诊为基础的服务

全科医生提供服务的基本原则之一是提供以门诊为基础的服务,这除了说明其服务地点外,在内涵上也与医院的门诊医疗有着本质的区别。两者虽然都是在门诊从事医疗活动,但后者是以医院为基础,提供的是以疾病为中心的专科化医疗服务。全科医生所提供的以门诊为基础的服务,是强调以人为中心,集预防、医疗、保健及康复于一体的综合性、连续性、协调性的全科医疗服务,是整合个人、家庭、人群的卫生服务和住院服务的桥梁,从而形成社区卫生服务的特征之一。

2) 提供范围广泛的服务

全科医生作为全科医学理论的实践者,其知识特点是在一定深度上向广度扩展,以满足提供范围广泛的服务的需要。全科医生通过提供这种范围广泛的服务,来获得病人尽可能高的满意度。这种高满意度是通过提供优质的综合性服务才能获得的。例如一位慢性病病人,同时患有几个系统的疾病;如高血压、颈椎病、日光性皮炎、慢性胃炎等。如果到专科医院,需要到内科、骨科、皮肤科挂号,那么需要挂 4 次号(内科又分循环、消化 2 个科)。全科医生则一次就可以完成这些服务,而不需转诊。一般情况下,全科医生是病人进入医疗系统最先接触的医生,同时这种医患关系一旦建立,轻易不会中断,并会发展成为朋友式的关系,全科医生会为其出现的各种问题提供服务。因此,全科医生所提供的服务为首诊服务,全科医生为有各种问题的人提供首次接触的、全程的服务和范围广泛的服务,包括:预防性服务,如为慢性病(如糖尿病、高血压等);病人提供早期治疗,以及预防疾病发展带来对靶器官损害的咨询;对症治疗,如缓解软组织损伤的疼痛;常见病的治疗性服务,如轻、中度尿路感染的治疗和慢性气管炎急性发作的处理;姑息治疗,如癌症晚期的疼痛舒缓治疗和临终关怀。所有这些类型的服务都是在临床接触的场合提供的,在美国已被确定为全科医生服务的"工作程序"。同时,美国卫生和人类服务部还描述了全科医生的 4 种能力:健康促进和疾病预防、常见症状和体征的评价与诊断、常见急性和慢性医疗问题的处理以及其他必需的卫生服务的鉴定与适当的转诊。

3) 提供以人为本的服务

全科医生是以生命周期不同阶段中最常遇到的健康问题或常见的、多发的疾病为工作内容,提供综合性的服务。在这些服务过程中,了解病人及其家庭的所有问题,如所有可能影响健康的因素、病人对疾患的体验和恐惧等,比了解其病情更重要。全科医学的核心思想是以家庭为单位的服务,因此,全科医生首先应该成为所服务社区的成员,并成为这些"家庭的成员",服务中用全程的观点来看待有相互关系的每一个家庭成员的健康问题。在实践的基础上,了解所接触的大多数病人的社会、家庭背景以及风俗习惯、生活方式等,将注意力、知识和能力用于需要关心的关键问题上,这样会避免走弯路,使服务的质量和效益不断得到提高。

2. 全科医生提供服务的技巧

一名全科医生既要注意提高自己的医疗技术水平,又希望每天能看足够多的病人,以维持自己的生存,该怎么做呢?首先要明确的是一名全科医生用不着掌握医学领域里的所有知识,但对自己服务的人群却需要有充分的了解,对这个人群的常见问题方面应该掌握最先进的临床知识和技能。全科医生的知识和技能与专科医生相比,只是前者的知识以宽度和广度见长,后者以深度见长,不应该有谁高谁低的问题。因为全科医学是以基层为导向的,是以解决常见问题、一般问题为主的医学。全科医生只需一定的技术水平即可,疑难问题可转给专科医生处理,他们不用去学什么脏器移植、断指再植,却需要学会怎样从医生的角度去更好地关怀病人,去尽量满足病人的需要。要做到这些,只有掌握一定的特殊技巧,才能在医学领域占有自己的一席之地。

一名全科医生所服务的社区周围,可能有不止一家的医疗机构在与其瓜分市场份额。在这样的背景下,运用全科医学的知识和能力来帮助病人,以期吸引更多病人,会使其获得足够大的生存空间。

1) 全科医生的接诊技巧

(1) 全科医生如何开始问诊:①建立最初的友好关系。目前在我国的医疗市场,多种原因致使医患关系紧张,医患之间互相不信任,其中原因错综复杂不在我们讨论之列,但其带来的后果是病人得不到优质服务。全科医生在社区里有充分的时间与病人进行交流,这种交流就是建立良好医患关系的开始,也是全科医生拥有更多病人的手段。因此,运用对病人亲切的问候,向病人介绍自己的职责,表示对病人的理解、尊敬和关心等方式与来诊的病人建立最初的友好关系,对于能否使其变成你忠诚的或永久的病人是很重要的。②明确病人就医的原因和期望。大部分就诊者是因为躯体上的不适来就诊的,如胃痛、关节痛等;再一个常见的原因就是出于对某种症状和体征的担心;还有一些社会心理问题以躯体的形式表现出来,这些躯体的形式就成了就诊的原因。

美国家庭医生总结了促使病人第一次就诊的 5 个方面的原因:①躯体原因,如发热、外伤等;②对疾病的恐惧或担忧;③管理上的需要,如保险公司、升学、岗位要求的体检等;④情感问题,如焦虑导致的躯体症状;⑤社会问题,如空巢老人的孤独。

(2) 怎样进行问诊:在我们的临床工作中,习惯的做法是医生问病人答,医生很少有时间耐心倾听病人详细的叙述。这种做法无形中拉开了医生与病人之间的距离,构成了医患关系紧张的原因之一。因此,全科医生如果能够做到"用第三只耳朵倾听",就会在很大程度上拉近与病人的距离,同时也会搜集到很多与病情有关的背景资料,这对于诊断很有帮助。

① 认真倾听病人的主诉　在美国的家庭医生中流行一句格言:听病人说,他正在告诉你诊断。全科医生应认真倾听,不轻易打断病人对病情的叙述。其叙述可能杂乱无章、次序混乱,有时可能同时叙述几个问题,还可能将对诊断最有帮助的问题放在最后叙述,有时还可能涉及与病情无关的话题等,全科医生对待这些问题,在认真倾听的基础上,需要认真地整理和分析,从中理清脉络,找出对诊断有意义的线索。

② 开放式的提问　在认真倾听的基础上,采取开放式的提问来引导病人,如"您感到哪儿不舒服?",病人会讲出他所有不舒服的感受。但如果采用封闭式的提问,则会限制病人的思维和叙述,如"您头痛吗?"其回答只能是"痛或不痛"。所以,开放式的提问往往会搜集到详细、全面的资料,这对于鉴别病人所提供信息的真伪、主次很有帮助,并很少会漏掉应该考虑的问题。

③ 关心病人的患病体验　认真倾听病人关于患病的体验,适时地表现出对这种体验的同情和关心,对病人来说,有时比药物更有用。

2) 全科医生的诊断技巧

了解和掌握诊断的演变特征有助于全科医生应对未分化的问题,并有助于适应在工作中经常发现的诊断不确定性和复杂性。诊断的演变特征是通过理清临床线索的来龙去脉来完成的。理清一种临床线索通常要经过几次就诊才能完成。

由于全科医生所拥有的资源和服务场所、对象等特点,决定了其对病人的诊断手段与医院里的医生的差异。全科医生在诊断过程中所拥有的最重要资本是以社区为基础的思维演变过程,即靠对病人的充分了解并通过对病人信息的缜密分析和合理的诊断思维,而不是靠高精的仪器和实验室检查。英国的家庭医生在实践中总结为93%的病人通过主诉和病史信息就可以做出诊断,5%～6%的病人需要通过仪器检查结果来确诊,1%～2%的病人需要通过实验室检查结果来进行确诊。

3) 社区常见健康问题的处理技巧

对于病人来说,就诊看病已经不单纯是为了明确疾病的诊断,而是越来越重视疾病的治疗和处理各种与心身健康有关的问题。医生尽管要为病人的疾病或问题做出诊断,但应当牢记只是追求诊断和鉴别诊断无助于改善病人的健康状态,最有价值的是要做到治疗疾病,解决病人痛苦,预防疾病和增进健康。

对于疾病、症状或健康问题的处理,应当注意以下各点。

(1) 医生既治疗疾病,又要治疗病人。利用任何一次机会,使得病人感到医生在身旁的安全感。特别要注意对症治疗或减症治疗,尤其是减轻疼痛等剧烈症状的重要性。

(2) 各种治疗措施一定要争取病人和家属的参与和合作,有时甚至可以共同讨论来制订处理方案。

(3) 提供连续性服务是社区医疗的特点。

(4) 遵循双向转诊原则,有利于病人的治疗,也有利于医生业务水平和服务质量的不断提高。

(5) 不言而喻,对于症状或问题,应做出符合实际的解释,做出诊断,才能使得治疗措施有的放矢,对症下药,才能获得最为理想的疗效。

第 15 章

社区卫生服务实习与人际关系

随着医学模式的转变,医疗工作中的人际关系面临着新课题,它不仅限于服务与被服务、消费与被消费的关系,而且是平等的、相互作用、相互依存的特殊人群之间的关系。全科医学的基本理念、全科医疗中的基本原则和方法,决定了全科医生与患者方面必须建立良好的医患关系。开展高效率医疗工作,医患关系和医患沟通是相互促进和不可缺少的两个方面。同时,全科医疗服务团队成员之间建立良好的人际关系和有效沟通,不仅有益于医德医风建设和培养团结合作精神,而且有益于转变服务观念和密切医患关系。

一、医疗工作中的人际关系

人类为了生存,必须进行物质资料的生产活动,也就必然建立起各种复杂的社会关系,人际关系是社会关系的一种表现形式,体现为在一定的社会团体中,人们相互之间直接的、可察觉到的、受心理特征所制约的交往关系。诸如,在家庭里的父母与子女的关系、同胞之间的关系、夫妻关系,在社会里的师生关系、邻里关系、朋友关系、同事关系、上下级关系等。

1. 人际关系的内涵

人们在社会活动过程中所形成的建立在个人情感基础上的相互联系就是人际关系。也就是人际双方在认知、人际情感和交往行为中所体现出来的彼此寻求满足需要的心理状态。人际关系是一种复杂的社会现象,不同的学科对其理解是不同的。社会学家认为,人际关系系指在社会关系总体中人们的直接交往关系;社会心理学家认为,人际关系系指人与人之间心理上的关系,表示的是心理距离的远近;行为科学认为,人际关系是人与人之间的关系,体现人们社会交往和联系的状况中。在社会交往中,人际关系处于不断地形成和发展的互动状态,研究任何人际关系都不能脱离社会关系大环境。

1）社会关系与人际关系

人们在社会活动中建立起来的各种关系都可以统称为社会关系。社会学家将社会关系细分为生产关系、社会意识形态关系和人际关系3个层次。

（1）生产关系：生产关系是人们在社会生产活动中形成的以物质形态为主的关系，是形成其他关系的基础，对其他形态关系的性质具有决定作用。

（2）社会意识形态关系：社会意识形态关系是人们在生产关系基础上，在社会政治生活中形成的意识形态关系，如政治、道德、法律、宗教等。

（3）人际关系：人际关系是人们在社会交往活动中形成的相互之间各种心理形态的关系，以情感秘和心理为基础，以个体及其社会行为外在表现。人际关系渗透在社会关系的内部，受生产关系和意识形态关系所制约。

2）人际关系的要素

任何人际关系都离不开认知、情感和行为3个要素。具备上述要素的任何一种心理倾向就是态度。

（1）认知是建立人际关系的前提条件：人际交往层次为认知、识别、理解和建立关系。人际关系的建立总是从对人的认知开始的。如果彼此根本不认识，就不可能建立人际关系。同时，认知过程也对人际关系的调节产生影响。常见的人际认知效应有：①首因效应；②晕轮效应；③近因效应；④投射效应；⑤皮格马利翁效应。

（2）情感是人际关系的主要调节因素：情感系指与人的需要相联系的情绪体验，对满足需要的事物产生积极体验，而对阻碍满足需要的事物则产生消极的体验。没有情感因素参与调节的人际关系是不可想象的。因为人际关系在心理上总是以彼此满意或不满意、喜爱与厌恶等情感状态为特征的。调节人际关系的情感因素也有不同的水平和强度。调节的作用趋势是人际关系发展水平越高，其调节作用越大。

（3）行为是人际关系的沟通手段：在人际关系中，不论是认知因素还是情感因素，都是通过行为表现出来的，语言和非语言等一切表现个性的行为都是建立和发展人际关系的沟通手段。

3）人际关系的特征

人际关系的情感互动性人际关系的情感互动性主要表现为个人性、直接性及情感性三个方面：

（1）具体性人际关系与社会关系有本质区别：在人际关系中，领导与被领导、上级与下级等社会角色的因素则退居次要位置，而对方是否为自己所喜欢或乐意接受的对象成了比较重要的问题。例如，一个人因为健康问题去医院求医，不管这个人具有什么样的社会背景,他与医务人员之间建立起的人际关系是医患关系,目的是为了满足其求医问药的具体需要。

(2) 直接性人际关系是人们在直接的,甚至是面对面的交往过程中而形成的一种关系,关系中的人能切实感到它的存在和密切程度。

(3) 情感性情感色彩是人际关系的主要特点,不同的人际关系会引起不同情感体验,而这种情感性表现为人们互相接近或吸引的联合情感,抑或相互排斥或反对的分离情感。

4) 人际关系形成的基本动力

人的群体性决定了人与人之间必然有交往活动,而人与人之间通过交往形成人际关系。那么,人们为什么要进行交往呢? 人的需要是其根本原因,人对某种目标的渴望和欲望,是推动人们进行各种活动的基本动力,是个性积极性的源泉。人的需要促进人际关系过程是: 一定的需要引起人们对某种目标的渴望和追求,从而引起动机,某种动机导致采取相应的行动,最后达到预定目标,实现需要的满足,然后又产生新的需要,导致下一次行动过程,如此循环往复,直至生命的终点。

5) 人际关系的积极意义

人有两种属性,即自然属性和社会属性。每一个人都是这两种属性的统一。一个人是一个能够进行生理活动的生物体,也就是一个自然人,这是人的自然属性。人的自然属性是和动物所共有的,但是,这样的人现实生活中是不存在的。人之所以为人,并不在于他的会然属性,而在于他的社会属性。任何人都不是一个抽象的人,都不能离开他人而孤立存在,而是生活在错综复杂、不断变化的人际关系之中。充分认识人的社会属性,是建立和发展良好人际关系的基础。人际关系的具体作用表现为5个方面。

(1) 在交往中了解他人是一面镜子,通过与他人建立关系来了解自己,增强良好的自我感觉。如果不通过别人的看法来证实一下自我评价,自我评价就会不可靠;当自我评价得到别人的支持时,这种评价也就得到了强化。因为自我评价与别人评价是有区别的,所以我们还需要通过倾听别人的意见来了解自己。

(2) 建立良好的人际环境医疗工作是处在一种以人—人系统为主的工作环境中的,人际关系对医务人员的工作情绪、日常心境有着较大的影响。和谐、融洽、友爱、团结的人际关系,能够使人们在工作中相互尊重、相互关心、相互爱护、相互帮助,充满友谊和温馨。这种人际关系也使人感到心情舒畅,促进身心健康。反之,在相互矛盾、猜忌、摩擦、冲突的人际关系状态中,人们相互之间疏远或敌对,会感到心理不安、情绪紧张。

(3) 提高工作效率良好的人际关系有利于提高医务人员的工作效率。医务人员在工作中建立良好的人际关系,可以获得他人的支持和帮助,可以协调一致,可以极大地减轻工作压力。即使工作出现困难。也能够借助于周围人的关心帮助顺利解决。医生与周围的人保持良好的关系,也有利于群体内部气氛的融洽,群体的团结合作,群体的整体效能的发挥。所有这些都有利于提高工作效率。

(4) 增进身心健康人际关系与身心健康有密切关系。一个人的人际关系好,心情愉快,就能促进身心健康;反之,一个人如果在工作中或家庭中人际关系持续紧张,那么在一定的条件下可能导致身心疾病。改善人际关系对身心疾病的防治有很大的作用。如果与他人建立友好关系,即使在最凄凉的日子里,也会觉得柳暗花明,自己的良好感觉就会增强。这就是良好人际关系对身心健康所产生的积极影响。

(5) 促进行为的改变人际关系对促进人的行为改变有很大作用。人们在交往中,彼此行为相互作用,相互模仿。常言道"近朱者赤,近墨者黑"。人际关系好,一方的行为会对另一方的行为起到很大暗示作用。例如,一个有着多年吸烟习惯的人,尽管能提出来成百上千条继续吸烟的理由,若将其调到一个人际关系良好的"无烟区"环境工作,他会逐步克服烟瘾的心理障碍,控制吸烟量直至戒烟。

2. 医患关系

美国一项研究表明,病人选择医生的前四个因素为:医生解释病情和选择治疗方案所花时间,预约接诊的能力,医务人员的态度,医生履行预约服务的能力。大多数患者并不是从医学专业技术属性来判断医疗质量。随着医学高科技的发展,医患关系出现"信任危机"的风险明显增大,这主要是由于医患关系被"物化",导致医患关系的"分解",医务人员存在一些误区,如见病不见人,依赖辅助检查,忽视心理情感服务。

1) 医患关系概念

医患关系是指"医"与"患"之间的关系。"医"包括医疗机构、医务人员,泛指"医生";"患"包括病人、病人的家属以及除家属以外的病人的监护人,泛指"患者"。更为广义的概念,"医"已由单纯医学团体扩展为参与医疗活动的医院全体职工;"患"也由单纯求医者扩展为与相关的每一种社会关系。

医患关系是"医疗人际关系中"的关键问题,是医学社会学中最重要的课题之一。著名医史学家西格里斯曾经精辟地论说道:"医学的目的是社会的,它的目的不仅是治疗疾病,使某个机体康复;它的目的是使人调整以适应他的环境,作为一个有用的社会成员。每一个医学行动始终涉及两类当事人:医生和病人,或者更广泛地说,医学团体和社会,医学无非是这两群人之间多方面的关系。"这里,把医生与病人(患者)的关系,看成是整个最本质的东西,可说是高度地评价了医患关系的重要性。

生物—心理—社会医学模式对医务人员提出了新的医德要求,医疗实践中的医生必须在高度尊重患者的权利、生命价值及需要基础上实施其医疗决定权,不能因拥有医学知识而凌驾于病人之上,也不应因病人的不合科学的要求得到满足而推卸作为医生对病人负责的职责。

2) 医患关系类型

1976 年,美国医生萨斯(Szasz)和霍伦德(Hollender)根据症状的严重程度和可治愈性,从实用性出发对帕森斯不对称模式进行调整和扩展,归纳总结了医患关系的三种基本模式。

(1) 主动-被动模式:也称家长主义模式,这种模式医生是完全主动的,病人是完全被动的;医生的权威性不会受到病人的怀疑,病人不会提出任何异议。这种关系在生活中的原型犹如父母与婴儿,婴儿完全没有表达独立意志的可能性,一切听命于父母。这种医患关系见于危重或昏迷的病人、休克的病人、全瘫的病人、严重损伤中的病人,他们已经失去了表达意见和主动性的任何可能,完全听命于医生是不可避免的,必要的。在精神分析治疗、催眠治疗中,也可以见到这种类型的医患关系。这种医患关系的要点和特征是:"为病人做什么"。

(2) 指导-合作模式:患者在医生为主的指导下,配合医生完成诊疗护理和康复等任务,医患关系比较融洽。这种模式医生是主动的,病人也有一定的主动性。医生仍然是权威的,医生的意见将受到病人的尊重,但是,病人可以提出疑问,可以寻求解释。这种关系犹如父母与少年,少年有一定的理解力和主动性,但他们在各个方面远不如父母那样成熟、那样有力,因此,父母充当引导者,少年接受父母的引导。这种医患关系见于清醒状态的急性病人,由于对疾病的了解很少,要依靠医生的诊断和治疗,此时患者密切配合医生,处于接受和执行医生的劝告的地位是必要的。这种医患关系的要点和特征是:"告诉病人做什么"。

(3) 共同参与-协商模式:医患之间建立的一种新型的平等合作的关系模式。其特点是医生和病人都具有大体同等的主动性,相互依存和共同参与医疗方案的制定和实施。这种关系犹如成年人之间的相互关系,都有决定权,都有主动性,对诊断和治疗都有一定程度的了解,甚至"久病成良医",在这种医患关系中,病人和医生常一起商讨采取什么样防治措施,共同做出决定,然后主要由患者自己进行治疗和康复。这种医患关系的要点和特征是:帮助病人自疗。

以上 3 种医患关系基本模式在具体的医疗活动过程中,不应生搬硬套,而应该随着病情变化和治疗的发展相互转换、相互渗透,并贯穿于所有医疗活动全程。全科医疗的医患关系,主张在对整体人的高度尊重的基础上,广泛吸收人类智慧,针对不同类型的患者选取相应模式,同时要求充分调动患者主动性,共同实现最优化的医学目的,增进人类的整体健康。

3) 医患关系影响因素

影响医患关系的因素很多,包括医疗服务的管理水平、医德医风建设、医疗服务技术、医患沟通技巧、法律法规以及观念因素等,但最为直接的取决于医患双方的态度。

(1) 医生的态度:传统的医患关系决定了医生在诊疗过程中占主导地位,当医生表现出亲切、关怀、真诚与负责时,很容易取得患者的信赖而建立良好的医患关系。医生的同情心、同理心是建立良好医患关系的基础,沟通技巧是建立良好医患关系的必备条件。医生的态度受到其自身人格特质(包括世界观、人生观和道德修养等)、医疗服务能力及其职业生活满意度的影响。

(2) 患者的态度:医患关系是双向行为,患者对医患关系所持有的态度亦受其人格特质的影响。与医生不同的是,医生以医疗为职业,对医患关系形成了一个固定的理念,而患者只是在有健康问题时才面临医患关系的问题。所以患者对医患关系的态度亦取决于对疾病的态度或健康价值观。

实际工作中,医患关系的非技术方面往往起着更为重要的作用。大多数患者对医院、对医生是否满意,并不在于他们能判断医生所给的诊断和治疗处置的优劣、医生手术操作的正确和熟练程度,而在于医生是否耐心、是否认真、是否具有同情的态度,是否尽了最大的努力的作好诊治工作,因为绝大部分病人都不是医学专家,对技术本身的评价超出他们的能力。

现代医患关系中,社会对于医生的角色期望,不仅要求医生受过严格的专业训练,有很好的医术,而且要求医生有同情心,能亲切而热情地对待病人,能为病人保守秘密,能把病人的利益放在首位,具有为救死扶伤而献身的精神。

二、沟通的概念和作用

1. 沟通的概念

沟通的本意是指开沟使两水相通的过程,可表达为传播、传达、传染、通信、交换、交流、交通、交往、交际等。沟通存在于一切社会活动中。人际沟通泛指人与人之间的信息传递与交流。多数情况下系两个人或多个人之间面对面的语言或非语言的信息交流和感情交流,是人际交往的起点,是建立人际关系的基础。如果把人的观念、思想、感情等看作信息,人际沟通就可看作是信息沟通的过程。

人际关系与人际沟通既有密切的联系,又有一定的区别。首先,沟通是一切人际关系赖以建立和发展的前提,是形成发展人际关系的根本途径。人际关系是在人际沟通的过程中形成和发展起来的,离开了人际间的沟通行为,人际关系就不能建立和发展。任何人际关系的形成,都是人与人之间相互沟通的结果。其次,人际关系的状况是由人际沟通的状况决定的。如果人们在思想感情上能保持着良好的沟通关系，就意味着他们之间已经存在着较为密切的人际关系。如果在感情上相互对立，行为上疏远，缺乏沟通机制，则表明他们之间关系紧张。第三，人际关系一旦建立，又会影响和制约人际沟通的频率和沟通态度，俗话说"远亲不如近邻"就是这个道理。第四，人际关系与人际沟通的研究有着不同的侧重点，人际沟通的重点是人与人之间联系的形成和程序，人际关系研究的重点则是人与人沟通基础上形成的心理关系。

2. 沟通的基本要素

沟通有多种因素，最重要的有发送者、接收者、渠道、编码和解码等基本要素。

1）信息

信息是沟通的基本要素，指能够传递并能被接收者感觉器官所接收的刺激，是人发出的指令、观点、情感、态度等。无论哪一种沟通方式，都离不开信息。

2）信息发送者

指发送信息的主体，它可以是个人或团体。信息产生后需由发送者发出，才能启动沟通过程。

3）编码

指将所要交流的信息依照一定的码规转换成一定的语言或非语言信息符号的过程。编码的方式受信息发送者的教育程度、生活背景、推理能力等方面的影响。信息发送者选择恰当的代码或符号，以适应接收者的理解。

4）渠道

渠道是信息传递的媒介，经过编码的信息通过它传递到达接收者，如信件、电话、报刊、书籍、广播、电视等，都是常见的沟通媒介。

5）信息接收者

指接收到信息的主体，也可以是个人或团体。由于信息接收者的受教育程度、抽象思维能力、生活背景的不同，对信息理解的程度也可能不同。

6）解码

指依照一定的码规来解释和还原信息发送者所发出的信息的过程，其实质是对所编码的信息符号进行翻译的过程。

7）反馈

指接收者把自己的信息加以编码，通过各种渠道回传给信息发送者，是了解信息是否准确传递的过程。

8）噪声

噪声就是对信息各种形式的干扰。目前已被扩大为任何被接收而又并非信息源所欲传送的信号、信息;或者是任何使所欲传输的信息不易精确编码、解码的东西。噪声往往干扰了信息发送者(见下图)。

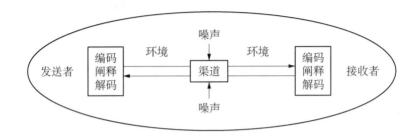

3. 人际沟通的类型

1) 按照对媒介的依赖程度,人际沟通可分为直接沟通和间接沟通

(1) 直接沟通:运用人类自身固有的手段,无需特殊沟通媒介作载体的人际沟通,称为直接沟通,如谈话、演讲、上课等。直接沟通是人际沟通的主要方式。上图为人际沟通基本要素及其沟通模式。

(2) 间接沟通:需要某种媒介作为载体所进行的人际沟通,称为间接沟通,如通过报刊、电话、电报、信件和网络进行沟通。间接沟通大大拓宽了人际沟通的范围,在人际沟通中的比例日益增多,在很大程度上改变了人们沟通方式。

2) 按照沟通所使用的符号形式分类,人际沟通又可分语言沟通和非语言沟通

(1) 语言沟通:语言沟通系指以自然语言为沟通手段的信息交流。语言沟通可分为书面语言沟通和无声的语言沟通。前者主要使用文字形式,如报告、信件、健康教育处方和实验结果报告等,后者通常使用口头语,如谈话、讲课、演讲、咨询等。

(2) 非语言沟通:非语言沟通系指沟通者通过倾听、表情、举止动作等行为作为沟通手段的信息交流。面部表情及眼神、身体动作及姿势、个人空间及个人距离、气质、外形、衣着与随身用品、触摸行为等都是非语言符号,它们常常作为沟通工具进行非语言沟通,是不可忽视的沟通形式。

3) 按照沟通的组织程度分,人际沟通又可分为正式沟通与非正式沟通

(1) 正式沟通:正式沟通系指在一定的组织机构中通过明文规定的渠道进行信息的传递。例如,上级向下级下达指示、发送通知,下级向上级呈送材料、汇报工作,定期或不定期的会议等。在诊所内的医患沟通应属于正式沟通。

(2) 非正式沟通:非正式沟通系指在正式沟通渠道外进行的信息交流,是人们以个人身份进行的人际沟通活动。诸如人们私下交换意见,议论某人某事,沟通小道消息等,都属非正式沟通。

4) 按照沟通信息有无反馈,人际沟通又可分为单向沟通和双向沟通

（1）单向沟通：单向沟通系指单向信息流动的人际沟通。在沟通时，沟通双方的地位不变，一方只发送信息，另一方只接收信息而不向对方反馈信息，如做报告、大型演讲等。实际工作中，严格意义上的单向沟通是少见的，接收者会以各种形式或多或少地将信息反馈给信息发送者。

（2）双向沟通：双向沟通系指双向信息流动的人际沟通。在沟通时，信息发送者与接收者之间的地位不断变换，信息沟通与信息反馈多次往复，如交谈、协商、谈判等。人际沟通中的绝大多数属于双向沟通。

4. 人际沟通的特点与功能

1）沟通的特点

（1）互动性沟通：是两人或两人以上的沟通主体参加，是发送者和接收者相互作用的过程，即参加沟通的一方都试图影响另一方；每一方都既是发送者又是接收者，各自不断发出信息，期待对方做出某种反应。

（2）动态性沟通：信息的发送者和接收者都在不断地受到来自对方信息的影响，同时，信息本身也具有流动性，它从概念通过编码转换为符号信息，再通过解码、阐释和编码形成新的概念，完成沟通的一次循环过程。

（3）不可逆性沟通：过程一旦完成，所发出的信息是不能收回的。首先，一旦信息发出并被接收者截获就无法收回。如话一说出口，并被别人接收和释义，就再无法追回。其次，接收者一旦被某一信息影响，其后果也不可能收回。虽然可以发出其他信息修正以前信息的影响，但无法消除已实现的效果。

（4）社会性：人类能够运用符号系统来沟通彼此的思想，调节各自的行为结成一个协调、合作的团队，去从事各种社会活动。其他动物虽也存在沟通，但其沟通不具有社会性。沟通与社区有共同的词根。这并非偶然，没有社区就不会有沟通，没有沟通，社区也难以实现。这从侧面说明了沟通的社会性。

2）沟通的功能

（1）获取信息：通过沟通可以收集、整理和储存各种资料，如新闻、数据、图片、事实、意见、评论和病史等，以清晰地了解这些信息，并可据此做出反应和决定。

（2）心理保健沟通：是人最基本的社会需要之一，也是人们同外界保持联系的重要途径，通过沟通人们可以诉说自己的喜怒哀乐，化解忧虑和悲伤，维持正常的心理健康。

（3）社会化：通过沟通所获得的知识使人们能在社会中按照一定的社会规范从事活动，并增强社会联系和社会意识并积极参加公共生活。沟通可以激励人的意愿和理想，为实现某种目标而进行有益的活动。

（4）达成共识：人与人的家庭、社会背景相差悬殊，只有达成一致意见，才能协同配合，完成一定任务，实现一定目标。

（5）自我认识和自我教育：一个人在与别人的沟通中可以不断认识和完善自己，彼此间通过沟通更新知识和观念、增进智慧和培养优良品格，并使其在人生各个阶段获得必备技能和能力。

（6）某些职业工作需要：社会各行各业无论是会计、社会工作者、工程师，还是医生、护士、教师、推销员，沟通的技能非常重要。整体护理活动的实践表明，护士需要70％的时间用于与他人沟通，剩下30％左右的时间用于分析问题和处理相关事务。很显然，沟通已成为治疗内容的一部分，甚至是不可替代的那部分。

5. 人际沟通能力及其培养

1）沟通能力的含义

一般说来，沟通能力指沟通者所具备的能胜任沟通工作的优良主观条件。简言之，人际沟通能力指一个人与他人有效地进行沟通信息的能力，包括外在技巧和内在动因。其中，恰如其分和沟通效益是人们判断沟通能力的基本尺度。恰如其分，指沟通行为符合沟通情境和彼此相互关系的标准或期望；沟通效益，则指沟通活动在功能上达到了预期的目标，或者满足了沟通者的需要。

2）沟通能力的培养与提高

人际沟通是动态的、连续的、不断变化的过程，这提示了沟通双方应被看成是一个有许多变量不断相互作用着的过程。每一次沟通过程，都会因沟通者生理的、情感的和社会的情况在沟通时发生变化，被看作是沟通能力的提高。

（1）适当自我表露：自我表露是一种人们自愿地有意地把自己的真实情况告诉他人的行为，它所透露的情况是他人不可能从其他途径取得的，也称自我暴露或者自我显示。其基本特点是主动性、有意性、真实性、独特性。自我表露可以深入了解自己，进一步了解别人，促进人际关系的发展。自我表露采用语言和非语言的手段，表露的程度受对象、情境、关系程度的影响。

自我表露应因人因地因时作一些调整，掌握适度的原则。适当的自我表露，使得沟通容易开展和深入下去，但表露过度，特别是在陌生人面前大谈特谈自己的历史，毫无顾忌地透露内心隐秘，不说令人生厌，也很难使人发生兴趣。

（2）移情：移情就是用别人的眼光来观察世界。Empathy一词，国内有许多译法，如同情、同感、共感、移情等。尽管有时人们将移情与同情这两个词互用，但它们的含义是完全不同的。同情是对他人的关心、担忧和怜悯，是个人对他人困境的自我感情的表现；而移情是从他人的角度去感受、理解、分享他人的感情，而不是表达自我情感。移情是沟通过程中最重要也是最复杂的变量，是医患之间获得相互理解的共同前提。

语言和非语言都能表明移情。带着孩子的某航班乘客，当飞机起飞时，孩子面色紧张，喊"我怕""你没有必要害怕，爸爸就在你的旁边，你不要担心。"这类说教是几乎没有效果,因为没有从一个年龄尚小的孩子的角度理解其心境。相反,你应伸出手,捏住孩子的小手,把身子靠近他,耳语道:"我明白你现在的心。"

下面的情景是护士甲对乙表示的移情。护士甲和乙同在一个科室工作,某个上午护士乙在给 5 床患者配制输液时错写了姓名,在核对中被查出,虽未造成严重后果,但仍被认定是护理差错,受到护士长的严厉批评,并要求在次日晨会作书面检讨(此处暂不评论护士长的批评做法)。

以下是在护士乙受到批评后,护士甲拉着乙来到一个相对安静的角落对话:

乙:护士长真够狠的,她的话让我太没面子了。(表露自己的情感)

甲:是的,我能理解你。她以前也这样对我凶过。(透露出一个类似的经历,以寻找共同点,她因此表示出对乙的理解)

乙:你这么出色,我真不敢想象你也有过这样的体会?(护士乙从甲那里得到证实,她也有如此经历)

甲:怎么说呢,我只是不愿让别人知道我的内在情感罢了。其实,在她对我这么叫嚷后,我一回到家就哭了。(护士甲直接予以回答,并且再次寻找出一个共同的经历)

乙:真的啊?你这么坚强也会哭啊!(感情上的分忧解愁达到了感情上的平等,从而出现了移情)

甲:我事后想想,我们的职责的确重要,工作上任何疏忽都可能引起严重后果,护士长的严格要求,从根本上讲还是爱护我们的。(并在回答中描述了类似的经历,从事件处理者角度去感受和分享)

乙:依我现在的心情倒是可以想象当时的情况。(以自己情感推断他人经历,寻找共同点)

甲:我觉得,找一位朋友谈谈心,然后再独自一个人想想,你会想通这个道理的。(分享感情和经历过程)

乙:我真担心会被受到处分。(护士乙给予自我表露)

甲:不会的,她知道你平时总是那么的认真,不会因为一时疏忽而处分你的。(给予肯定回答以示安慰)

乙:谢谢你,我现在已经觉得好多了。(显示移情效果)

(3)取得信任:双方的信任程度是人际沟通的重要因素。对同一问题,人们对来自自己信任的人的信息的信任程度,时常超过通过其他渠道得到的信息。

① 决定信任程度的因素:对沟通者的信任程度取决于多种因素。a. 权威性:指对对方工作能力和资格的认定。患者对医生的权威性,是在医患关系建立初期,对医方多次试探性沟通中,不断地建立起来;b. 信誉:指对对方的信赖程度。只有权威性而没有信誉也会使信任程度打折扣;c. 目的一致性:指对对方目的和价值

观与自己一致性的估计,目的一致性可增加彼此的信任;d. 领导才华:指沟通者感受到的出众的领导才能,特别是应付意外、突发事件的能力。

② 信任程度对沟通的影响:信任程度对人际沟通的影响是多方面的,第一种影响是有利于说服。第二种是影响到一个文化的形象。一个信任度很高的领导者就是一个文化的象征。例如,南丁格尔就塑造了护理文化并成为其象征。

(4) 根据性格调整沟通思路:内向性格的人善于独立思考,喜欢一个人单独完成某项任务,与他人沟通的动机和愿望淡薄,一般不善于沟通,在直观上表现为不喜欢与人沟通,但不能否认他们有可能与少数人有着更深厚的沟通。有些人外表上显得不愿意与更多人沟通,但他们也有着不同程度的沟通动机,只是这种动机弱一些。不过一旦遇上了知心人,他们有可能对沟通产生更大的热情,可能把全部沟通精力集中于此,从而与他人建立起更深厚的感情和更永久的友谊。

而在生活中,外向性格的人机敏、好动,愿意表现自己,有能力应付难堪的场面,愿意与别人打交道,一般都善于沟通。如果这种性格的人热情而诚实,就会在人们心中享有较高的知名度,会比其他人更快地获得社会信息。因此,在一些公共社交场合,最活跃、影响最大、最引人注目的是那些外向性格的人。外向性格的人虽然善于沟通,但在沟通程度上有可能受到影响,不能说都有较深的沟通。一般来说,外向性格的人在沟通面上要比内向性格的人多一些,但在沟通程度上,外向性格与它并没有内在的必然联系。性格对健康的影响主要表现在对就医行为和遵医行为的影响。

(5) 及时处理其他影响沟通的因素:

① 信息发出者和接收者个人因素:a. 生理因素:任何一方处于疲劳或疼痛状态,或有聋哑、失语等语言障碍时可发生沟通困难。年龄对沟通也有影响;b. 情绪:如在沟通时,双方或一方处于情绪不佳、发怒、焦虑或兴奋状态;c. 智力因素:双方知识水平、使用语言不同以及对事物的理解不同就难以沟通;d. 社会因素:不同种族、民族、文化、职业和社会阶层的人可由于生活、习俗的不同,或习惯用语的不同而容易产生误解;e. 感觉和态度因素:传送者和接收者由于各自经历的不同和理解方式的差异,对于同一词语在不同环境中有着不同的看法,当双方就词语的意义发生巨大分歧时,通过交谈进行沟通可能就无法进行。另外,传送者由于保密或缺乏信任对息;f. 目标因素:这导致信息内容的不所保留,也可能导致接收者不能接收和理解,让传递者不知该说些什么,也不知道接收者想听些什么。

② 环境因素。a. 物理因素:如有噪声、光线不足或环境杂乱、缺乏隐私条件等;b. 社会因素:周围有其他人或缺乏能帮助沟通的条件(如模型、图画、小册子等),因而无法进行有效沟通;c. 信息传导错误:传送者知道说什么,可是选择了错误的渠道。例如,传送一个私人的信息,打个电话或登门造访就比书面的方式更恰

当、更有效、更通情达理;又如,传送者可能希望在一定的时间内尽可能多地将信息传送给接收者,却没有考虑接收者对于这个话题先前已有的知识和理解能力。再有,传送者说话太快、太慢或滥用术语往往也同样会导致沟通失败;d. 信息传递的环节:环节越多,误解的可能性就越大。一传十、十传百,简单的信息也可能变得面目全非,这一点对于团队内部的沟通更为重要。

三、医患沟通

1. 医患沟通的目的与特征

1) 医患沟通的目的

(1) 充分了解患者健康危险因素:随着疾病谱改变,慢性非传染性疾病成为当前人类健康的主要障碍,这些疾病的病因、发病机制通常较为复杂,如医患沟通不良,则无法建立有效的疾病管理方案,难以取得满意疗效。

(2) 改变患者健康信念模式:降低生活方式疾病的发病率的关键是建立健康的生活方式。医生对病人提出关于健康生活方式的建议能否发生效用,在很大程度上取决于医患沟通。

(3) 改善医患关系:患者对医生是否满意不仅取决于医生服务技能和疗效,而且取决于医生服务态度、医德,沟通改善医患关系的基础。交谈不足往往是使病人对医生产生不满的根源。这或许可以解释在一些诊疗量大、技术水平高的医院病人的满意率反而低的现象。当然交谈不足并非都见于繁忙的医院,一些门庭冷落的医院也普遍存在。医生的关心、对病情的详细解释、让病人了解在治疗康复中应注意的事项对病人来说事实上也是一种疗效,但如果交谈不足,病人不会对医生形成信任感,使诊疗丧失了医生作为疗效的那一部分。相同的疗法不同的医生使用,疗效可能大相径庭。因为疗效并不仅仅在于治疗的手段,还夹杂着感情的因素。

(4) 协助治疗和促进康复:医患之间的沟通不仅为诊断所必需,也是治疗中不可缺少的一个方面,有效的沟通能显著地改善患者的依从性,提高疗效。

2) 医患沟通的特征

(1) 医者与患者双向沟通性沟通:双方是相互依赖的,如演讲者离不开听众,听众又离不开演讲者一样,医患沟通过程既不是完全的单方依赖,也不是完全的独立,而是沟通双方参与相互间的沟通行为所构成的有机整体,是双向的互动过程。这可从人际沟通循环模式看出:人际沟通的双向性质与沟通参与者的双重角色密切相关,即在一个完整的沟通过程中,沟通参与者几乎在同时充当着沟通者和接受者的双重角色。

(2) 信息传递与情感传递双重性:医患沟通并不限于传递观念、思想和情感的某一方面,而可能同时涉及多个方面。当你告诉患者化验报告要延期一周才能出来时,患者恳求你,他希望你尽早完成报告。他表达的内容可能不止这些:他的语调表达了重要内容,他的手势、与你的距离、姿势和表情都是他发出的信息的一部分。因此,人际沟通具有双重手段的特点。

(3)医患沟通互动性:医患沟通对参与者双方产生影响。也就是说,人际沟通是以改变对方的思想、行为为目的的一种沟通行为。借用社会学的术语,就是产生较强的互动。互动是人们通过接近、接触或手势、语言等信息的沟通而发生的心理交往和行为交往的沟通过程,又称社会互动。例如,一个护士选择支配患者的方式,这可能是因为护士喜欢控制患者的方式,或是因为护士从患者那儿感到患者愿意服从。

(4)医患沟通情境性:人际沟通是发生在一定场合中的信息沟通行为,总是在特定的时间、地点、参与者、话题等各种因素中进行的,这些构成了沟通的情境。人际沟通方式受情境制约。在通常情况下,人们总是根据时间、空间、双方关系等不同的情形来选择不同的话题,进行适当的沟通。

(5)医患沟通接近性:人际沟通要求所有的沟通者在空间上接近。医患沟通特别是面对面沟通,不仅借助于语言沟通,在相当大程度上也依赖于非语言的沟通,在诊疗过程中医患之间基本上已无心理戒备存在,患者会尽力配合医生寻求健康问题的危险因素,并愿意承担一定的医疗风险,特别是患者在取得对医生的信任以后。

2. 医患沟通技巧

世界卫生组织曾做过一项调查:当病人诉说症状时,平均19秒钟就被医生打断了。有些医生很怕和病人多说话,甚至不会问诊。那么,医患如何沟通?其中有无技巧可言?

医患沟通最重要的是医生的态度。医生必须诚恳、平易近人,有帮助病人减轻痛苦和促进康复的愿望和动机。说沟通能力是医生必不可少的能力并不为过。

1)医患沟通语言技巧

语言是以语音或字形为物质外壳,以词汇为建筑材料,以语法为结构规律而构成的体系。它以其物质化的语音或字形的形式被人们所感知。语言的反映的是标志着一定的事物,语言的语法规则反映思维的规律。因此,语言是作为人类最重要的沟通工具而产生和发展的。

(1)听的技巧:

① 倾听。一般患者就诊时,就最主要的问题进行陈述,看到许多病人排队等候或医生注意力不甚集中,容易造成会谈中断,特别是患者心理和社会层面上的问题就不能得到解决。这时如果医生能说几句鼓励的话,如:"如果你觉得最近身体

状况有什么不对劲,那就说说吧!""你来看一次病挺不方便的,如果有什么问题都说来听听。"这样就可以使患者大胆去说出整体健康状态了,医生也可以较为全面了解患者更深层次问题。

a. 倾听时全神贯注。倾听是最重要最基本的一项技巧,倾听并不是单纯地将别人的话听到而已,当患者谈话时,医生应集中精力去听,不作无关的动作,让患者感到医生十分重视和他(她)谈话。在倾听过程中,目光应集中在患者的面部,保持眼神的交流,以虚心的态度与对方交谈,不时点头作"嗯、嗯"声,或简单地插一句"我听清楚了"等表示医生正在认真地听。

但遗憾的是,倾听常常被繁忙的医生所忽视。饱受各种痛苦折磨的病人,往往担心医生并没专心听他们的诉说。可以说,倾听是发展医患间良好关系最重要的一步。临床上不少误诊、漏诊和病人遵医行为不良是医生倾听不够所致。另外,疑虑和抱怨多、说话倾向于重复的病人,特别需要医生有耐心。

b. 不随便打断患者思路。患者在陈述病史时,医生宜保持安静,这样做不仅是听清和理解患者说话的内容,而且是对患者表示尊重。即使有些患者谈话时思路不太清晰,也应该无条件地接受病人,不能有任何拒绝、厌恶、嫌弃和不耐烦的表现。如果病人有些急躁,医生就更要心平气和与冷静,努力营造一种使病人感到自在和安全的气氛。有时如果病人叙述离题太远,医生可以礼貌地提醒病人,请他回到主题上来。医患会谈时,对患者来说,医生多次打断患者的谈话,就往往意味着患者失去对恢复健康的希望和信心。

会谈时,医生在患者谈话结束前打断谈话,通常发生在下述情况时:认为自己要讲的内容比患者讲的重要;医生比较了解患者病史,认为自己已经明白患者的话意;听话时注意力不集中;患者将话题拉得太远,与健康问题无关;患者叙说的内容,医生不感兴趣。

c. 及时反馈。医生作为一名聆听者,发出一些表示示意的声音,做出一些简洁的表示,就会在没有搅乱患者叙述思维的情况下,传递你对患者健康问题的关注,如:"是的""我明白""嗯""嗯哼"。同时,还注意通过非语言渠道反馈信息,如眼神、表情、姿势向前倾、不时地点头、微笑等。这些非语言渠道的反馈作用有:医生在聚精会神地倾听;叙述的病史有价值;对患者表示尊重;对叙述健康问题的深入表示鼓励,促使患者将心里话说出来。

② 体察患者的感受。在医患沟通中,除了倾听患者谈话之外,关心、爱护、理解、移情不仅是医德的内容,还是医务人员了解其家庭和社会背景与健康关系的重要途径,体察患者的感受,并设身处地理解患者的感受不仅可以在诊所里,也可在以病人为中心的某一活动范围内。

a. 边听语言信息,边感受非语言表达　在人际沟通中,语言信息有时并不一定能够坦率地表达一个人的内心世界,医患沟通也不例外。因此,在倾听的同时,医生应用心体察深藏在话语背后的深层含义,仔细体会弦外音。弗洛伊德曾说过:"没有人能守住秘密,如果他口头不说,他的手指也会饶舌,他身上的每一个毛孔都会泄露秘密。"

b. 移情 通过倾听和体察到了患者的感受,如果缺乏爱心或不从患者的角度去考虑问题,真诚地理解和同情患者,健康生活方式和行为仍然很难被患者接受。

c. 注意避免不良习惯 作为医务人员在医患沟通时,应有意识作一些自我评价,看看自己的行为是否存在下述不良习惯,并尽力避免。

不能专心倾听患者谈话的内容。

随意打断患者的谈话。

仅仅对患者所谈的内容感兴趣时才听。

因外界干扰而中断谈话。

听患者谈话时做其他事情,如写东西、看别的地方、整理桌面等。

懒洋洋地靠在椅背上。

假装注意听别人讲话,实际上却没有听。

仅仅对表达自己的意见感兴趣,而不关心患者在说什么。

不注意患者谈话内容,只考虑自己说什么或怎样做。

没等患者讲完,就开出处方或检查单。

(2) 正确反应:医患沟通时,医生不仅要有良好的倾听技巧和在听的过程中理解患者的感受,而且在患者谈话叙述后,抓住主要问题,及时做出正确反应,将患者的问题和感受做出概括和总结,并提出一系列可采取的措施提供患者选择。正确反应过程包括:倾听、识别感受、理解感受、恰当反应、正视患者提出的问题并提供可供参考的建议。

a. 识别其感受。通过倾听患者的叙述和观察其非语言表达,识别其感受。

b. 理解其感受。医生获得患者感受后,应努力搜集和想象自己或临床经历中类似情况下的感受,设身处地从思想上接受和承认患者的感受,最后达到理解其感受。

c. 概括其感受。医生讲出自己是如何理解患者的感受的,并试图获得患者的反馈信息,取得患者的信任。

d. 正视其感受。医生帮助患者正视目前的局面,并向其列出解决问题可能采取的措施,帮助患者做出选择。

以上步骤应逐步进行,因为无论患者来就诊的目的是解除病痛,还是就某一问题咨询,其目的性都很强。只有在觉得医生认真听取病史并真正理解了他的问题、感受,以及需要和最关心的问题以后,并进一步听取各种选择意见后,才可能与医生建立互相信任的医患关系,就自己的健康问题采取行动。否则,患者可能不断更换医院和医生,面对众多不同的甚至是矛盾的选择无所适从。

(3) 提问技巧:只有通过提问并且善于提问,医生才可以得到更多的信息,发现深层次问题,提出适宜某一患者的建议和解决问题的办法。

a. 启发式提问。医生在概括与正确反应患者的感受以后,应该选择适当的方式鼓励患者进一步反馈信息,启发患者谈出更多的情况。启发式提问时通常同时使用非语言沟通,如微笑、点头、目光关注和身体前倾等,一般先用未完成句,意在使病人接着说下去:"整天躺在床上,你是不是觉得⋯⋯?""你好像心里老在想⋯⋯?"接着医生用正面的叙述启动病人进一步发挥,意在解除压抑在心里的情绪,例如:"你的儿媳妇对你是不是不够亲?"必要时医生用自己的经历引发病人共鸣,从而继续交流沟通。例如,医生说:"近来我儿子准备高考,这一下子可好,弄得全家都不安宁。""我的一位亲戚刚过 40 岁,近来下了岗,文化不高,又没有什么技术,大家都为他一家子担心",诸如此类。只要医生能够捕捉病人某些烦恼或顾虑的苗头,便可以用不同的方式鼓励病人表达。

b. 封闭式提问。"封闭式"问题是将答案给予限定,只允许病人回答"是"或"否",或者在两三个答案中选择一个。如"你的年龄多大?""你是否结婚?"等诸如此类,封闭式提问是必要的,一般用在为了弄清楚某个症状的确切部位和性质,但应尽量少用。医生的提问也不宜按照既定的检查表和格式化病史的固定顺序提问,尤其要避免连珠炮式的"审问"方式。这样的提问限制了患者的主动性,容易让患者感觉到自己陷于"受审"境地。

c. 开放式提问。"开放式"问题的回答非常灵活,没有限制,使病人有主动、自由表达自己的可能。这既体现了医生对病人独立自主精神的尊重,也为全面了解病人的思想情感提供了最大的可能性。病人愈是感到受尊重,感到无拘束,他就愈是可能在医生面前说清楚健康问题的深层次背景信息。例如,"你能告诉我吸烟究竟有哪些好处、哪些坏处?""你能告诉我人在腹泻时饮食上应注意些什么?"

医生还常常采取"有限开放式"提问,如问病人:"昨夜睡得怎么样?""有限"指只限于昨天的睡眠,"开放"意味着病人的回答有很大的自由,可简可繁,侧重点可由病人自由选择,病人自认为无关紧要的事可以不谈。

d. 追问式提问。系指接着患者的叙述进行追问。例如,当医生在了解到孩子的母亲在孩子腹泻时予以禁食,就可以进一步追问:"你能不能告诉我,为什么你不给腹泻的孩子吃饭?"有时适当地追问,还能澄清一些事实。所谓澄清,就是弄清楚事情的实际经过,以及事件整个过程中病人的情感体验和情绪反应。尤其是病人感到受了刺激的事,澄清十分必要,否则,就很难有真正的沟通。例如,病人向心理治疗师诉说夫妻感情不和,经常吵架,使她大受刺激,医生对此不要问"为什么",因为这可能引起两种不好的后果,一是为病人推卸责任大开方便之门:"他那牛脾气,他跟谁合得来? 不吵架才怪呢。"二是可能使病人感到医生在追究他的责任,猜疑、敏感和倾向于自责、后悔的人尤其容易有这种反应。因此,应当询问夫妻吵架、不和的具体经过,可以请病人以最近的一次、刺激最大的一次或者病人认为最典型的一次,作详细的、从头到尾的描述,医生应该把事实本身跟描述者的主观评价尽可能剥离开来。基于这种分析与病人交流,很可能达到令医患双方满意的沟通。

e. 提问的注意事项。为了使得提问富有成果,一般应注意以下事项:①医患沟通时的提问一般以封闭式提问开始,特别是初诊患者和彼此不太了解时;②会谈开始后,以适当方式提出追问性问题;③适当提出开放式问题;④提问时注意患者的背景;⑤一次只提出一个问题;⑥避免用"为什么"开头提问;⑦患者对提问尚未理解时,最好不要重复原问话,变换口气再问同样的问题;⑧在任何情况下都不提诱导性问题,以免使患者处于困境。

(4)释义:释义是一种帮助患者领悟自己真实情感的会谈技巧。在医患会谈时,患者的表述常常有词不达意的现象发生,或者在语言行为或非语言行为中不自觉地流露一些言外之意。医生应设法领悟患者的真实意图,如"那一定让你遭受挫折了""我能看得出这使你感到很窘迫""你对那件事一定感到很厌烦吧"这些句子虽然没有包含判断谈话者情感正确或恰当与否的意思,但通过释义将其言外之意提出来,帮助患者正面地确定自己的情感和思想,从而能顺利地继续会谈,释义是医生与患者表达共鸣和反响的极好方式。陷入困境的患者一旦感受到医护人员对他所流露的情绪有所理解,他会从心底里对此表示感激。

有时候患者的某些想法和感受不好意思说出来,至少不便明说,然而憋在心里却是一种不快。对此,医生可以代述。这当然要求医生能善解人意,揣摩出弦外之音,例如,医生试探性地问病人:"你是不是觉得张主任(病人所在病房的主任)这个人不大细心?"如果病人表示同意,这就使病人内心的隐忧或顾虑得到了表达和理解。当然,医生可以就此对病人作简单的解释,以解除病人的担心。例如,张主任身兼数职,工作特别繁忙,他对病房工作只抓重大问题,具体诊疗实际是由他的副手李医生负责,李医生可是个非常仔细的人噢,如此等等。如果医生善于探知病人的难言之隐,释义这一沟通技巧往往可以促进医患之间的沟通。

(5)阐释:阐释是医护人员以患者的表述为依据,提出一些新的看法和解释,以帮助患者更好地面对或处理自己问题的沟通技巧。与重复、澄清和释义等技巧不同,阐释包括了新的提议和解释,对患者来说,既可以接受它,也可以拒绝它。阐释是患者感受到关切和尊重,对自己医疗保健有知情和选择权。

(6)沉默:沉默是对会谈的内容暂不予答复。在会谈中恰当地运用沉默,也是一种很有用的沟通技巧。沉默既可以表示接受、关注和同情,也可以是表示委婉的否认和拒绝,视其时机、场合以及如何运用沉默而定。

2) 非语言沟通

(1) 表情:表情指人们表现在面部的思想感情。它是凭借眼、眉、嘴以及颜面肌肉的变化等体现出丰富内容的。人们内心情感常常有意无意地通过面部表情显示出来。有资料表明人们沟通信息的总效果 = 7％书面语 + 38％的音调 + 55％的面部表情。可见面部表情在人际沟通过程中是十分重要的。得体的面部表情除了起主导作用的眼神和笑容外,还有像眉部的紧蹙与舒展、口型的变化等。

医生的表情应与病人的感情合拍,当病人讲述他的痛苦时,医生的表情应该庄重、专注,甚至眉头紧锁。当病人讲到兴奋之处时医生的表情应该是面带微笑,表示分享其快乐。当病人诉述原委时医生应以深沉地点头表示理解。当病人述及隐私时医生应将上身前倾,将与病人的距离缩小,以表示倾听和为其保密。这种支持动作将使医生的形象和蔼可亲。

在医患沟通过程中,会谈时面部表情应该是诚恳坦率、轻松友好的,而不应该摆出一副盛气凌人的嘴脸,也不应该显示自负自矜的面孔,还应该是落落大方、自然得体、由衷而发的,而不是矫揉造作的。在我国现行医疗服务体系中,医务人员对此认识不足,尽管卫生系统一直推崇微笑服务,但收效甚微。

(2) 眼神:在各种器官对刺激的印象程度中,眼睛对刺激的反应最强烈。目光接触在人际沟通中有极其重要的作用。

在医患沟通中,医生应使其眼神的变化有一定的目的,表现为一定的内容,一般热情诚恳的目光表示为亲切,平静坦诚的目光表示稳重,闪耀俏皮的目光表示幽默,冷淡虚伪的目光表示不悦,咄咄逼人的目光表示不寒而栗。

保持目光的接触(eye contact),有鼓励病人继续倾诉的作用。但需注意目光宜注视病人面颊的下部,不宜一直盯着病人的眼睛看,不然将给人以高高在上的感觉并使病人不安。目光不能斜视病人,斜视表示轻视。目光不能游移,目光游移表示另有所图。如果病人的讲述离题太远,医生可将目光移开,可使其语言简洁。

(3) 手势:在人际沟通中,人们常常以手势语符号表情达意。一般说来,手势的运用应该明确精练、自如和谐并体现个性。

(4) 姿态:诊室里医务人员的姿势可以表现为"漠不关心""无可奈何""莫名其妙""漫不经心""自大傲慢"等,良好的坐姿要端正、舒适、自然、大方。医生的坐姿应体现轻松,上身微微前倾或微微点头可使患者觉得医生在十分专注地听他讲述他的病情。如患者有紧张不安的表现,医生可用握手、拍肩等表示关怀,可使患者放松一些。

(5) 仪表:仪表系指一个人包括相貌、身材、衣着、装饰等。相貌和身材是人生来就具有的身体特征,而衣着、打扮却按照人们自己的审美观和标准刻意追求的外在美的体现。医生工作服需整洁,如用西装领工作服内着衬衫时,男医师宜戴领带,在夏季宜着长裤,不宜穿风凉鞋、运动鞋等。若非手术操作不必戴帽,但头发应梳理整齐。女医师可着淡妆,但不宜浓妆艳抹,珠光宝气。护士的仪表应该整洁、美观、大方、朴实,不应该是衣帽不整、不修边幅、蓬头垢面、邋邋遢遢,或者是袒胸露背、娇里娇气。

(6) 时间控制:任何人际沟通总是在一定时间和空间内进行的,因此时间和空间也就成为医患沟通过程不可分割的组成部分,在诊室里面对着排队等候的患者,医务人员应显得工作精练,有时间观念和有效率,但具体到某一正在诊疗的过程时,又应显得耐心和细微。在诊疗或交谈的过程中,医生应该专注地倾听和真诚的交谈,不宜频频接听电话,或起身暂离使交谈中断。

(7) 空间控制(诊室环境)分寸是一种语言、一种礼仪:美国人类学教授、心理学家爱德华·霍尔(Edward Hall)博士,一直都在研究人类对其周围空间的反应。霍尔提出一般人常用的四种界限:亲密距离(0—45 cm);私人距离(45—75 cm);礼貌距离(120—210 cm)和公众距离(360—750 cm 或更远)。不同情景下,一个人究竟需要多少空间距离不同。在诊室里,许多患者发现,随着物理空间的丧失,他们也失去了自己的隐私,这是他们承受的最大压力之一。医生对病人的距离一般宜一手臂之距,不宜过分接近。若男医生需检查女病人的身体,必须有女护士在场,如若需女病人解开衣扣之类,男医生不宜亲自动手。

诊室的环境保持安静至为重要,应避免闲杂人员进出,通风应该良好,光线应该柔和。如有条件应尽可能地安排一位医生使用一个诊间,以保证病人病情的私密性和促成沟通的成功。

(8) 身体接触:在医患沟通过程中,身体接触这种无语言的动作也可以引起巨大的心理沟通作用。例如,在一位受到重伤的患者,生命垂危,疼痛剧烈,遍身都是血迹和污渍,这时医生尽可能不脱离患者视线,轻轻擦去手上污渍,紧紧握住患者的手,用眼神告诉他:"挺住,会过去的!"这种肌肤接触的信息传递会给患者战胜伤亡起到十分重要的作用。

(9) 副语言:又称辅助语言,指有声而无固定意义的声音符号系统。按照发声系统的各个要素,它可以分为音质、音量、音幅、音调、音色、语速、节奏等不同种类,包括语言沟通中的咳嗽、呻吟、叹息、嬉皮笑声等。

3. 临床会谈程序与接诊技巧

沟通是建立良好医患关系的必由之路,良好的沟通可使病人感到受到重视、亲切、有信任感。沟通的基础是医生对病人的同情心、关心。良好的沟通在很大程度上取决于医生掌握沟通的技巧和临床接诊的程序。

1) 临床会谈准备阶段

建立医患关系阶段的主要目标是创建一个良好的交谈氛围和使患者产生信任感。交谈是医患沟通的主要形式。交谈是一种双向的沟通,一般从打招呼开始。患者进入诊室医生宜以亲切之笑容向其打招呼,可直呼其名,对年长者宜用尊称如老伯伯、老妈妈等,对年幼者可用关爱的口气称小王、小李等,这样可使患者觉得受到了尊重,一般不宜以其诊号代替姓名。招呼病人坐下,或轻扶或寒暄也可以消除其不安。通常不宜刚一见面就问病情和在尚未很好沟通之时强求获得所需的资料,让人感到医生关心的是疾病而不是患病的人。

2) 临床会谈实施阶段

(1) 察言观色,寻找共同点:通过细心观察,努力寻找共同点。医务人员从患者一进入诊室,就应通过观察患者的步态、服饰、说话用词和举止谈吐等推测出他们的年龄、文化程度、工作性质等情况。有了这些基本估计,在引导患者谈话时就有了方向,就容易找到共同点。

一个人的心态通常可以从眼神、面部表情和一举一动表现出来,医务人员在医患沟通时,应善于发现患者的这些表达,并理解患者的心态。只有相互理解才能引起感情共鸣,相互吸引,产生信任。

为了顺利实施医患沟通,应避免相异之处。古希腊哲学家苏格拉底有一种方法,现称为"是"的反应技巧。就是在会谈时不要触及患者不高兴或不同意的问题,而要让他们一开始就做出肯定的回答:"是的"。当患者叙述的问题有违于客观现象的感受时,应先予以肯定,避免一开始就与患者观点冲突。这里指的是肯定病人感受的真实性,切不可妄加否定。例如,病人诉述"身体各处神经老在一跳一跳的"。医生首先必须肯定病人这种跳动感的真实性,并且对病人的不适感和担心表示理解。解释是下一步的工作,如告诉病人,跳动感来源于肌肉的活动或动脉的搏动等,因为神经是不会动的。又当眩晕患者诉说:"天花板和地板、桌子和椅子,甚至眼前的一切都在旋转,以至于眼睛不睁开。"医生也应先承认患者的感受是真实的,下一步再设法告诉他:"这些东西其实都没有动,你的感觉是错误的和虚幻的。"医生必须承认,时至今日,医学对病人的多种奇异的感受仍然不能做出令人满意的解释和说明。至于病人的想法,即使明显是病态的,也不可采取否定态度,更不要与病人争论。

(2) 调整语调:医患沟通时,由于双方身份、社会地位、职业、经历、性格和心情相差悬殊,会谈的主题和内容不同,其语调也应该随机应变。一般情况下说话时的语调能很清楚地反映人的情绪,同样一句话,即使不看说话者的表情,也可从语调里体会出说话者是高兴、忧伤、厌恶、不耐烦、不赞成、灰心、羡慕等情感色彩。因此,医务人员在医患沟通过程中,不仅要注意如何寻找共同点,而且要重视语调在沟通过程中的作用。

(3) 进入会谈主题：

① 判断患者的就诊目的。全科医疗采用以健康为中心、以家庭为单位、以社区为基础、以预防为导向的连续性、综合性和可及性原则,医患沟通目的既可以是躯体不适或疾患、心理问题、社会因素与健康关系,也可以是健康咨询、预防保健、疾病管理和康复需求等。

② 以健康问题为目标。针对患者就诊目的或需求,运用沟通技巧,采取通过倾听、提问等多种沟通技巧理解患者作为一个病人的感受,然后由医生提出若干处理方案与患者商讨,进一步诊断治疗之计划以处理现患问题。全科医生必须时刻牢记解决患者的实际问题。慢性非传染性疾病,特别是暂时不能治愈的疾患,则应建立管理方案,逐步实现患者的最佳健康目标。

③ BATHE 问诊。Stuasrt 和 Lieberman (1985)介绍了以 BATHE 作为广泛采用的医疗记录格式 SOAP 的补充。BATHE 系首字母缩写,它引申出 4 个问题及一个适当的回答。其优点是体现生物—心理—社会医学模式病史采集要求,能够迅速有效地抓住患者心理社会问题的主要内容。

BATHE 记录法可以使对病人进行心理评估时复杂的方法显得简明而有序,有助于将生物医学与心理学结合在一起,对医生和患者都有意义。通过集中地拣间一些有针对性的问题,可以得到一个简略而综合的回答。在日常诊疗中使用这一策略进行评估及治疗,不会影响医生们在一天之内处理大量病人。

背景(background, B)。一个简单的提问,如"最近你过得怎么样?"就可以引出病人来访的背景。

情感(affect, A),即情绪状态。一个问题,如"你对那件事的感受如何?"或"你心情怎样?"可以使病人说出现在的情绪状态。

烦恼(trouble, T)。"什么事最令你感到烦恼?"这一问题既有助于医生也有助于病人将注意力集中于病人处境的问题上。

处理(handling, H)。医生可以根据病人对"你是如何处理那件事的?"问题的回答,对病人的功能状态做出评估。

移情(empathy, E)。医生在提问结束后,可以用以下一句话来对病人表示关切:"这对您来说一定是很困难的了。"或"你可真不容易呀!"及"我可以理解您的那种感觉。"

④ 非语言沟通医生的话要使病人能接受和理解,除了语言必须简洁、明快、生动明了外,还应注意使用非语言沟通方法,加深医患关系,彼此建立信任关系。

3) 临床会谈结束阶段

(1) 暗示本次会谈结束: 会谈结束前,医生应简述或总结本次会谈成果,特别是对患者理解,患者与你谈论某一问题,其用意显然是要你理解这一问题。对患者来说,若想完全有把握地知道你的理解程度,最容易的方法就是听你说出你所理解的东西,简述你认为你所听到的东西,就能展现的理解程度,就能纠正你对谈话内容的误解。并暗示本次医患会谈的主要任务已经完成或安排的时间已经即将到点,若患者尚有提出较多问题的意图,可以另行预约。

(2)整理会谈记录:每次正式安排医患沟递的内容都应作记录,一般是边谈边记,记录后应及时整理并存入居民健康档案内,记录方式按全科医疗 SOAP 格式,体现以问题为导向的健康档案要求。非正式沟通的目的和过程则较为简单,随机性较大,往往没有明确的分段,如一次用药指导的会谈,根据需要决定是否记录。

(3)确认患者清楚医嘱:会谈结束阶段应清晰地指导对问题的处理目标、方法、效果评价、药物副作用、标本的收集、观察日志的正确填写等,对于患者执行的医嘱,最好清清楚楚地记录在患者随身携带的卡上,并要求患者或其陪伴人员复述一遍,以便确认患者已明白医嘱的全部内容。

(4)确定预约:观察随访是全科医疗连续性原则的重要内容,无论随访的地点和联系方式,都应做出具体安排,以便长期维持良好的医患关系。

4. 与沟通困难病人会谈的技巧

1)儿童

(1)针对不同年龄特征把握儿童心理需求:虽然儿童的心理发展是渐进的,但是在量变之中又有质变。体现这种质变的标志就是儿童心理的年龄特征。儿童在每个年龄阶段各有其典型的、稳定的心理特征。每个年龄阶段的儿童有其不同于其他年龄阶段的本质的、典型的心理活动特点,逆着儿童的心理需求的诊疗过程,不仅不能取得其配合检查和治疗,而且容易造成对医护人员和医院就诊环境的恐惧和厌恶等心理活动,形成新的伤害。

婴儿期(0～1 岁)的医患沟通主要发生在医护人员与患儿家长或其监护人之间,沟通技巧符合一般沟通规律。

幼儿期(1～3 岁)儿童已开始有目地学习和模仿活动,尽管患病后可能失去兴趣,医护人员在其家长的陪伴下,在言语鼓励的同时给予某些玩具(如布娃娃)常常能分散患儿注意力,减少对病痛感受,同时注意保持诊室环境安静,特别是远离其他哭闹的儿童,可以减少患儿对诊室环境和诊疗过程的恐惧,取得对体格检查和治疗的配合。

学龄前期(3～6、7 岁)儿童接受知识能力有了进一步增强,除了好奇的天性外,对漫画、儿童图书和讲故事有特别的兴趣,并能理解故事中的寓意,区分"好人"与"坏人"。此阶段儿童沟通,最好不要直接进入主题,而是循循善诱,医护人员给予卡通画并试着提问,得到回应后及时给予表扬和鼓励,并就其身体不适和心理问题逐一询问,在做进一步检查和处理前,应首先给予解释,必要时由家长或医护人员予以紧抱怀中,适时耳语,不断鼓励。

童年期(6、7～11、12 岁)儿童正处在小学读书期间,学习使得知识和技能有了较大幅度提高,思维、认知、语言、情感、意志和个性发育迅速,同时渴望得到尊重,甚至喜欢被看作"小大人",对医生能帮助患者解除病痛深信不疑,就诊时宜注意儿童的感受,采用诱导启发和鼓励的方式,结合家长的观察,获得较为准确的病史资料。

(2) 构建适合于儿童少年心理特征的就医环境:在现实当中有两种做法有碍于儿童心理卫生,其一,超越儿童年龄阶段,使儿童对教育内容及方式都感到力所不及。其二,退化性培养和过度保护,即孩子的心理发展水平已经提高了,父母仍按以往的方式对待孩子,施加过度的保护措施。结果使孩子愿意做的不能做,应当做的不会做,延缓了心理发展,形成了许多不健康的性格特征。

儿童心理的个性特征表现在两个方面,一是某个具体儿童的心理特征可能提前也可能落后于他的年龄阶段;二是儿童之间在能力、气质等方面存在差异。给儿童实施教育训练的内容和方式都必须照顾到儿童心理的个别特征,不然就会有碍于儿童心理健康发展。

由于儿童自出生就带来了各自的气质特征基础,所以父母及教师对待孩子的态度和管教方式等都应有所区别,否则,容易给儿童造成身心伤害。国内外的有关研究都指出,自婴幼儿时期开始,就按照气质类型区别对待地进行教育,易于形成良好的性格特征,有益于心理健康;否则,容易给儿童造成心灵创伤,发展成为心理疾病及行为障碍。

沟通中应使用儿童能了解的字眼,多给予安慰和赞扬,启发他们的思维,与他们进行有效的沟通以取得他们的信任。掌握各年龄组儿童对疾病的心理及情绪的不同反应,注意身心两方面客观征象及主观症状。在整个健康照顾过程中应尊重儿童,做到言而有信,与他们建立平等友好的关系。

2) 青少年患者

青少年期儿童生理、心理发育向成人过渡,变化复杂,以情绪不稳、易激动、性心理不断成熟为特征。他们多愿意自主,不喜欢父母在旁或代其发言,也不喜欢被当作儿童对待。因此,在与青少年会谈时,应让他们尽量发挥,并征询是否愿意父母陪伴。会谈方式可采用成人对成人的模式。青少年最不耐烦说教式的长篇大论,医生应注意避免。由于青少年身心发展比较快,在发展过程中会遇到各种各样的问题,医生应与少年儿童建立良好的人际关系,为其提供一个没有威胁气氛且富于感情的环境,让其充分表达内心的感受,并鼓励其参与诊断和治疗计划的制定。但青少年成长过程中的身心问题,如逆反心理、家庭管制和交往朋友等,视同为个人秘密,医生除了与他们交朋友来获取这些信息,还应予以保密,并制定随访计划帮助解决这些问题。

3)老年人

老年人的特点是各器官生理功能衰退,大脑皮层开始萎缩,思维不够敏捷,认知功能下降,自尊心强,言语哆嗦,对自己的主观健康评价差,且对躯体的不适比较敏感,故医生应表现出尊重、关心、耐心,对交谈的要点宜多重复,设身处地为老年人着想,解决老年人的问题。

4)预后不良者

对于到了疾病晚期的预后不良者,其本身在身体上承受着巨大的痛苦、有些病人为了不给家人、亲友添麻烦,极力表现出镇静;而有些病人则表现出失望、悲哀和愤怒等。对此,医生应充分表示同情,尽力减轻患者躯体痛苦和给予心理上支持,为病人谋求最佳处置方案。注意不应用不实的保证,以免日后因失望而绝望,但可以保证医生将不断地帮助他们。通常情况下不宜抑制其悲哀,而应给予心理上的支持。

5)疑病倾向者

对于有疑病倾向者,应该认真地倾听他们的陈述并对其疑虑程度及躯体情况做全面细致的评估,认真地为他们排除器质性疾病,对病人要有耐心,注意倾听病人的主诉,允许其哭泣等情绪发泄行为,可采用分散其注意力的方法缓解症状,并给予适度的关心和支持。同时,医生可通过预约就诊,减轻因频繁就诊带来的压力。

6)愤怒的病人

愤怒是由于感觉受到人为的不公平对待而出现的一种情绪状态。有时病人因突然遇到不如意的事情或难以接受的事实时,也会以愤怒的方式来发泄自己的不满。对于这类病人,首先应理解病人的处境,关心他的困难和要求,不与病人发生正面冲突,合情合理地帮助病人解决最迫切最实际的问题。医生还应该以坦诚的态度,表达积极协助的意愿,设法找出患者受挫折的原因或压力的来源,让患者认识到自己的愤怒状态及其危害。

7)依赖性很强的患者

依赖性很强的患者试图将所有的问题都托付给医生来解决,认为医生可解决所有问题,无限地被动依赖医疗处置。医生在建立此类医患关系的早期就告知医生能力的限度,鼓励他们主动地解决自己的健康问题,并协助患者利用有效的资源,减少对医生的依赖程度。

8)多重抱怨的患者

这类患者通常主诉有多系统、多器官的症状,可以说从头到脚全身都不适,但这些症状又都很含糊,如头晕、倦怠、酸痛等,有时也抱怨生活、工作和人际关系不良等。就诊频繁,并抱怨医生的治疗无效,使医生感到束手无策。这类患者常有焦虑和不满的心理,又多缺乏家庭和社会资源,因此,医生在与此类患者沟通时不应被患者的感觉牵着走,而是探索引起多重抱怨的真正原因,寻求家庭和社区资源,调整其生活生活方式和行为习惯等。

四、全科医疗服务团队的沟通

所谓团队系指由少数有互补技能和愿意、为了共同的目的、目标和方法而相互承担责任的人们组成的群体。一般团队规模在 2～25 人之间,社区卫生服务中心工作人员有时虽然较多,但大多按部门再分出下级团队,全科医疗服务团队可能就是其中之一,其组成包括全科医生、社区护士、社区医生、康复医生、营养师等。全科医疗服务团队的沟通目的包括:实现全科医疗服务的共同目标,发挥团队成员的特长,相互配合、优势互补,有效地利用卫生资源,全方位提高服务质量。

全科医疗服务团队仅仅重视医患沟通是不够的,道理很简单,生产力来自团队内部。尤其是内部的人,团队内部沟通良好与否事关团队的气氛,成员的士气,影响组织效率进而影响生产力和生产率。为此,团队内部应建立起畅通的沟通和交流渠道,倾听和对话是内部沟通的法宝。

1. 全科医疗服务团队群体沟通的策略和方法

1) 倾听内部意见

在团队成员间加强交往并建立互信基础上,领导人应把听取内部意见当作首要任务。倾听内部意见能使第一线的团队和组织建立直接联系,当他们的意见受到重视时,他们的积极性提高了,主动性才能得到充分地发挥。常采用的方法有头脑风暴法和群体列名法。

(1) 头脑风暴法:头脑风暴法的设计思路是:①让其他人的想法刺激你的思路(build on other ideas);②保持其他人的想法不断地说出来而不讨论(reserve judgment);③其他人的想法越多越好(aim for quantity);④让其他人的奇思妙想说出来,不怕离谱(imagine wildly);⑤绝不扼杀其他人的思想与表述(no killer phrase)。

会议主持人应具有一定的素质,善于听取意见。简要步骤:①在头脑风暴法沟通期间只出题目,不谈自己的意见和设想;②鼓励参与者自由地发表自己的看法;③要求与会者只谈自己的方案和设想,不对别人的意见和设想进行评论,以免影响畅所欲言;④鼓励与会者在倾听别人的意见后再次发言,并不断更新自己的方案。

（2）群体列名法：此法要求群体成员在开会时必须出席并各自独立思考。简要步骤：①群体决策会议规模以 7～11 人为宜，与会者围桌而坐；②明确所要决策的问题；③用 10～15 分钟让与会者把自己的决策方案或设想写在纸上；④与会者轮流发言，公开自己的意见和方案，彼此交流；⑤请一位记录员将每条意见用简单的解释性语言列出来（不列提出人的姓名），通常列出 10 余条；⑥逐条讨论所有意见，并对不明确的问题进行质疑和解释，使与会者明白；⑦经过群体交流后，与会者以自己对于各条意见的赞成和喜欢为序，列出排序清单，然后汇总统计；⑧按各条意见的赞成人数多少排序，排在前面的就可以作为群体决策的推荐方案。此法的优点是群体成员有均等的机会参与决策，能够充分表达自己的意见。

2）使用多种渠道的内部联系

全科医疗服务团队领导者常常认为利用周会、早会等将任务或通知布置下去，他们的任务就完成了。实际上，这种单向沟通很难达到预期效果，因为团队成员的学历背景、工作性质和服务方式存在很大差异，一种计划很难在所有成员的岗位上采用同一种方式顺利实施，因此，沟通渠道也应该是多种多样的，如小型会议、工作小组讨论、录像和录音设备、内部网络、电视或通告屏幕等。

3）鼓励双向交流

全科医疗服务团队工作性质和作业方式不同，团队成员的工作计划完成情况和作业质量有时难以通过一般观察或书面报告方式准确表达，这时最简便的方法就是鼓励大家双向交流，相互之间既可以了解各项计划的完成进度，又可以避免误解，有利于整体目标的实现。

4）及时反馈

对于团队成员之间交流的信息，要及时反馈，当员工未能及时得到反馈时，他们往往会向最坏处设想，从而影响他们的工作情绪和积极性。不及时反馈信息有时还会产生谣言，造成人际关系的紧张。

2. 团队成员个体间沟通

全科医疗服务团队成员个体间沟通是处理好人际关系的基础，也是形成高效率团队的必要条件。团队成员对自身角色的认知和借助于会议解决角色冲突对良好沟通有重要作用。角色是涉及他人的社会活动中社会对某一特定个人所期望的一种行为模式。角色反映一个人在社会系统中的地位以及相应的权利、义务、权力和职责。团队中当别人对某人的角色有着不同的认知或期望，这个人就可能面临着"角色冲突"。这是因为他只有否定一个，才可能满足另一个的期望和要求。这种角色冲突现象相当普遍。因此，一个成功的团队需要成员彼此相互合作、支援、扮演不同角色以完成任务，团队成立之初，就应开始分清或指派不同的角色、弄清他们的职责。团队中应包括担任不同角色的人，如果没有核心人物，团队就成一盘

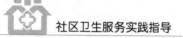

散沙,如果没有监督或评估者,团队成员的业绩就无法评定,如果没有实施者,团队就无法完成任务。

对于团队,会议是必不可少的。会议是团队成员进行交流的重要场所,也是团队成员间、成员与领导者之间达成共识最佳环境,同时也是解决角色冲突的重要途径。

第三部分

国外社区卫生服务发展状况

第 16 章

国外社区卫生服务发展状况

一、美国的社区卫生服务

美国的社区卫生服务起源于 19 世纪末,其社区卫生服务体系充满活力,形式多种多样。卫生服务组织结构松散,社区卫生资源的配置以市场调节为主,服务或功能的体现以需求为导向,表面杂乱,实际有序。

1. 组织形式

美国的卫生服务系统由社区卫生服务和医院服务两大部分组成,社区卫生服务主要由家庭医生负责,家庭医生通常以个体或集体的形式开业。居民就医时一般先找家庭医生,如果需要住院则由家庭医生转诊。

美国的社区卫生服务机构包括如下三种:一是社区医院。社区医院数量占全美医院总数的八成,收治对象以急性病和外伤患者为主;二是家庭式护理中心(老年公寓);三是社区卫生服务中心。美国的社区卫生服务服务人员包括:家庭医生、社区护士及其助手,以及如康复师、社工、后勤人员等其他专业的辅助人员。

1)社区医院

美国的社区医院主要由地方政府、地方慈善机构或社区居民出资、捐资兴建。服务对象是社区居民。社区医院的数量占医院总数的 80%,平均病床数在 150 张左右,主要是为急性病和外伤患者提供短期住院治疗。目前转变形式:①社区医院结成医院联盟,或以公司购买、租赁等形式转变为连锁医院;②积极扩展服务功能,即把服务延伸到病人家里,使其真正成为社区卫生服务系统的组成部分。

2)家庭式护理中心

家庭式护理中心(Nursing Home)又称为护理院或老年公寓。护理院主要是为那些不需要在医院治疗而又不适合在家里独立生活的老年人开设的机构,提供生活照顾和简单的医疗护理服务,同时非常强调心理服务和健康促进。医疗设备比较简单,但有必要的运动场所和健身设备。护理院一般没有专职医生,有少量的兼职医生;只有少数专业护士,主要是护理助手(nursing aid),还有社会工作者等专业人员。

3)社区卫生服务中心

美国社区卫生服务中心(Community Health Center)主要有三种不同类型和功能的社区卫生服务中心:(1)综合性社区卫生服务中心。这类社区卫生服务中心人员配备比较全面,提供医疗、预防、保健、健康教育等综合性服务;(2)以社区护理和照顾为主的社区卫生服务中心。这种类型的社区卫生服务中心实际上是提供家庭护理和生活照顾的专门机构,一般没有专职医生,主要由社区护士上门为病人提供专业护理,由护士助手上门为病人提供生活照顾;(3)专科社区卫生服务中心。最常见的"专科"性社区卫生服务中心是社区精神卫生服务中心。

2. 筹资机制

美国社区卫生服务筹资机制主要包括国家预算拨款、健康保险(包括社会保险和商业保险)及自费,其主体是健康保险。美国的社区医疗及妇幼保健经费的来源主要有联邦政府和州政府的专项基金(通过项目管理的形式下拨)、个人保险及个人捐赠。

美国的医疗保健制度主体是多种形式的健康保险。85%的美国居民至少有一种健康保险。美国的健康保险制度大体上可分为三种类型:

1)私人健康保险

分营利性的商业保险和社会团体主办的非营利性健康保险。

2)社会健康保险

参保者义务性或强制性参加。由国家或组织性强的机构承办保险业务。

3)社会福利性健康保险

是由政府和慈善组织向特殊人群提供的医疗保健资助。慈善组织提供数量有限的医疗救助基金,为无家可归者、特殊疾病患者等购买基本医疗服务。包括以下。

(1)医疗救助制度(Medicaid):是政府对低收入家庭和有需要的人士如伤残者提供的医疗福利。它包括入院、医生、牙医、老人院和药物等各方面费用。但Medicaid不包括"不须处方"亦能买到的药。至于精神健康方面,也包括戒毒、戒酒的医疗费用,有时也会负责短期精神病治疗费用。其经费大约60%来自联邦政府,40%来自州政府。

(2)医疗照顾制度(Medicare):是政府对65岁以上的老人提供的医疗保险计划,亦适用于65岁以下但患有肾脏衰竭和某些残疾人员。经费主要来自联邦政府。它分为A、B两部分:A部分负责入院、离院后转往康复护理或在自家中康复的费用。A 部分计划下大部分的人都不须付月费。B 部分负责看医生的费用,某几种无须住院的医疗服务。B 部分计划下的人通常都要付月费。只有列明 QMB Medicaid 的人才有全部医疗补助福利。

(3) 儿童医疗补助(Kidcare):学校会替符合资格的学童申请这项服务,学童在看病及配药时均可得到资助。

(4) 孕妇医疗福利(Pregnancy):WIC (Women and Infant Care)这项服务旨在帮助孕妇、产妇及其 5 岁以下的子女,提供免费营养食品、免疫针及其他医疗服务。

3. 激励与约束机制

医疗保险通过市场原理左右医疗市场与医疗资源的合理分配。一方面美国的就诊流程为病人先到社区医疗机构就诊,其医生将根据病人的病情需要分诊病人到上一级医疗机构。在就医过程中,病人可以自主选择医生,如果医生的医疗技术欠佳或服务态度不能使病人满意,病人可以更换别的医生,由此医生的医疗收入将受到影响。另一方面,健康保险制度对于病人就诊也起约束的作用,目前保险制度多数按照疾病诊断分类标准执行,即规定住院的病种、规定住院时间、住院费用,病人住院治疗到了一定的康复阶段或住院天数,就必须转回社区医院或回到家里接受社区卫生服务,否则超出保险规定范围的治疗必须病人自行付费。由于美国卫生服务的自由化程度较高,因此近 20 年来推行管理化保健,加强卫生服务的管理的社会化程度成为美国卫生服务改革的方向,由此控制快速上涨的卫生费用和提高卫生资源的使用效率,促进卫生服务质量的提高与服务的公平性。

4. 管理体制

美国卫生行政实行三级管理体制:联邦、州及地方政府。

绝大多数的卫生服务都是在地方政府的水平提供给个人及人群。这些服务可分为以下 4 类:①社区卫生服务;②环境卫生服务;③心理卫生服务;④个人卫生服务。社区卫生服务包括控制社区疾病(通过监测及预防接种)、妇幼健康计划、营养等教育。其他活动还包括针对通过改变饮食习惯、增加锻炼、减少吸烟、减少毒品及酒精等行为促进健康。同时,对潜在的疾病的预防监测也是地区卫生部门的主要工作,包括遗传异常、发育迟滞、行为失常、高血压、糖尿病及癌症的早期发现。

在市场化这个大背景下,美国的医疗服务体系通过医疗服务供给方和患者双方的博弈,在较好地满足不同类型群体的医疗需求的,同时,促进了整体医疗服务的发展。与此同时,美国政府对社区卫生事业的发展也起着积极的主导作用,其强有力的监管体系,促进了医疗质量、医疗安全的持续稳定提高。

二、英国的社区卫生服务

1. 构成

英国的医疗服务体系由初级医疗和二级以上医疗服务组成。二级以上的医疗服务；初级医疗服务由与政府行政部门签订合同的全科医生提供，二级以上医疗服务由政府主办的医院承担。全科医生与医院之间有明确的分工，并在此基础上形成了以社区卫生服务为基础、医院解决疑难重症为主、全科医生与专科医生分工协作的医疗服务体系。

2. 筹资

英国实行全民免费医疗服务制度，居民在国家医疗服务体系中产生的费用由政府税收负担。

3. 运行机制

全科医生作为自由职业者与政府签订服务合同，每个居民要指定一位全科医师作为自己的家庭医师，社区卫生服务组织和全科医生成为政府和社会居民的医疗服务委托人和医疗费用控制的守门人。全科医生作为居民医疗服务的首诊医生，使95%的病人都能在社区得到治疗，有效保障了低成本的医疗服务提供，同时，全科医生作为医疗费服务的协调者，通过严格的分工与管理，将5%的病人被转到政府设立的医院治疗，有效保障了全面医疗服务的可及性。

由全科医生主导的医疗卫生服务提供体系在很大程度上既能满足政府控制医疗服务领域活动的意志，又可以有效地调动全科医生积极性。在控制医药费用和疏导医疗服务需求方面发挥积极作用，并且有利于促进医疗服务市场竞争机制的形成与社区卫生服务组织同医院之间双向转诊制度更好地建立。

三、澳大利亚社区卫生服务

澳大利亚医疗卫生服务体系以全科医生服务与医院服务为主、社区卫生服务为补充，较合理地把医院的急诊、专科及综合性服务同社区的普及性服务有机结合起来。

社区卫生服务机构由政府设置，包括社区卫生服务中心、社区康复中心、护理之家、儿童保健中心等。社区卫生服务机构的主要功能是以社会化的方式提供卫生服务，以健康促进为核心，满足居民（特别是低收入人群）的卫生需求，使其免费享受相关的预防、保健、医疗、康复、健康教育和生育技术服务（牙科、美容服务除外）。

1. 筹资与补偿情况。

1984 年建立的澳大利亚全民健康保险制度(也称医疗照顾制度),以普遍受益、公平、方便和容易接受为原则,覆盖所有人群,由政府直接偿付费用给公立医院或全科医生。卫生筹资形式主要有政府税收、各类形式的健康保险以及自费等,但具体操作各不相同。在筹资来源上,来自联邦、州与地方政府的税收约占 70%,个人和私营企业提供约 30%。

澳大利亚全国大约有 560 个社区卫生服务中心以及 200 个辅助社区卫生服务机构,由州及联邦政府负责建设,每个中心的筹建费用约 200 万~3 000 万澳元,每年的维持经费为 600 万~985 万澳元。这些经费主要来源于政府拨款,其次是项目拨款,也有少量向用户收取和接受社会馈赠。政府每年还为社区卫生服务机构设立 15~20 种专项基金,视各个机构工作开展的需要,经申请同意后拨给。

由于澳大利亚政府是卫生服务的购买方,而卫生服务的提供方可以是公立的医疗机构以及一些非政府组织机构,这就形成了良好的竞争机制,有能力提供良好服务的机构可以获得政府的资金。此外,澳大利亚政府还通过政策引导,鼓励公民参加医疗保险,既能利用私人保险来补偿卫生经费的不足,又能较好地保持社会公平性。

2. 澳大利亚社区首诊制度

澳大利亚社区卫生服务是向居民提供医疗保健服务的第一线。居民就诊时,必须首先找到社区全科医生,接受初步、全面的医疗服务,如有必要,再由全科医生转诊到卫生系统的其他部门,医院并不设置普通门诊。澳大利亚居民在选择全科医生的问题上,享有完全的自主权,可以随意选择或者更改自己的医生。一方面,这种方式可以充分地利用各种卫生资源;另一方面,也使得全科医生很难对居民的健康进行跟踪服务。但在一般情况下,全科医生与社区居民之间都有着多年的联系,相对稳定。

由于居民享有对全科医生的完全自主选择权,为了吸引患者,全科医生必须具备提供高质量医疗服务的能力。同时,为了更好地替患者协调专科医疗服务,全科医生还要得到专科医生对其工作的认可。这些都要求全科医生具备较高的业务素质。在教育以及培训方面,对全科医生的要求并不比专科医生低。通过考试,才能够注册成为全科医生。注册全科医生需要终身继续医学培训教育,并定期接受各自专业学会的评估和审核(有继续医学教育学分的要求)。

澳大利亚的全科医生属于私人开业,收入来源主要依赖于政府的医疗保健制度。政府对全科医生的费用偿付采用"按服务付费"的方式。全科医生可以自主确定收费标准,政府对每项费用的补偿有相对固定的标准,这样,患者就需要承担两者之间的差额。由于全科医生之间存在激烈的竞争,为了吸引更多的患者,多数医生都按照政府的偿付标准收费。

全科医生的收入与其所提供服务的多少有很大关系。这在一定程度上导致了澳大利亚全科医生集中于人口密集的地区以及偏远地区，出现了全科医生的短缺。为了扭转这种局面，政府制定了一系列的激励措施，包括增加乡村以及偏远地区全科医生的收入，提供免税的安置补助、培训补助以及在这些地区服务超过一定年限的资历补助等。

政府在计划免疫等公共卫生领域以及慢性病管理方面，也采取了相应的激励措施。达到政府要求的全科医生，可以获得奖励资金。

四、印度社区卫生服务

印度沿袭了英国医疗卫生服务体系的筹资方式，其医疗资金主要来源于政府税收。作为民生的一个重要方面，医疗卫生服务尤其是公共卫生服务受到了政府部门的高度关注，印度政府注重医疗机构的建设和管理，根据不同地区人口、经济状况、地理可及性和常见多发病情况等区域特点，在该地区创办与之规模匹配的医疗机构（包括公立医院和基层医疗服务机构），由此建立覆盖全国的公立医院系统。

印度的公立医院按规模和功能分为三级四等，其中，社区卫生服务中心是有住院病床的一级医院，一般设置床位 20～50 张，其主要功能是提供专科服务和住院服务。其就诊流程为初级社区卫生保健中心提供最初级的诊疗服务，如果病情需要继续观察可以留在初级卫生保健中心，还可转诊到社区卫生中心甚至高级别的医院。

由于印度公立医院不承担医院建设和发展的重任，无须为改善办院水平创收，医生收入根据工作表现决定，因此虽然印度的治疗条件很差，成为"贫民窟里的免费医疗"，但是穷人在这里可以得到免费治疗，不会出现因病致贫和因病返贫的情况，在一定程度上保证了基本医疗服务的公平性。在印度的社区卫生服务中心，还可免费提供政府规定的基本药物，药房可随时提供常见药物，很大程度地方便了穷人。但尽管如此由于双向转诊的制度不够健全，印度也时有出现大医院一床难求，而小医院门可罗雀的情况。

此外，由于医生工作量不与收治病人的数量收入挂钩，因而无法有效刺激医生工作积极性，在公立医院，尤其是大医院等候入院情况严重，为了得到更加及时和优质的诊疗服务，多数有钱人，甚至少部分城市平民也选择私立医疗服务机构，据2008 年统计数据显示，印度私立医疗机构承担了 82% 门诊服务、56% 住院病人和10% 的计划免疫工作。印度私立医院与公立社区服务中心之间形成有益的互补关系，共同促进印度卫生服务发展。

第 17 章

国外社区卫生服务对我国的启示

美国、英国、澳大利亚、印度等国的社区卫生服务实践及医疗服务体系有各自的特点,在实际运行中也出现了诸如医疗费用过快上涨,效率低下,政府投入供不应求等情况,但总体看各国的医疗服务体系已基本维系了社会公益性。综合上述国家社区医疗服务体系的构成与特点,给我国社区卫生服务的建设带来如下启示:

一、医疗机构分级及职能定位

目前国外医疗服务一般划分为初级、二级、三级三个层次,每个层次均有明确的职能定位,其中初级医疗服务主要由全科医生提供,服务内容主要为对一些非急性的疾病提供一般的诊疗服务;二级医疗服务主要内容为急诊、需要专科医生诊疗或需要住院治疗的疾病,由医院负责提供;三级医疗服务则是针对一些特殊的疾病,提供高度专业化的特殊诊疗服务。医疗机构分级管理可以实现医疗卫生资源的合理规划和布局,通过对不同层级医疗机构数量的控制可以分流和引导医疗需求。

二、严格的首诊和双向转诊制度

分级的医疗服务体系应有相应配套的制度设计来保障,在医疗服务递送体系方面,各国普遍实行社区首诊制,赋予全科医生健康"守门人"职责。社区的全科医生与本社区的患者有较密切的联系,了解其生活习惯及病史,方便提供健康咨询服务与有针对性的治疗方案,且方便随访,掌握其康复情况,提高诊疗效果。在强调社区首诊的同时,建立严格的双向转诊制度,将社区不能解决的患者向上一级医院转诊,而患者在康复阶段,则再转回下一层次的医疗服务机构接受康复与后续治疗。

三、强调政府提供基本卫生服务的责任

基本卫生服务作为一个国家卫生保健体系的基础和门户,其合理的设置与良性运行能够产生积极的效益效益,在提高居民健康保障的同时,还可有效降低国家的医疗费用支出,具有较高的投入产出比,为此各国对以社区为基础的基本卫生服务高度重视,对基本医疗服务给予大力支持,如英国的基本医疗服务费用占了预算的绝大部分,而作为发展中国家的印度克服政府财政负担,免费提供基本卫生服务,从而最大限度地保证公平。通过这种方式有效分流病人,提高医疗资源的利用率。

四、完善社区卫生服务筹资机制

美国的医疗卫生产业模式值得我国借鉴,社区卫生服务机构可以尝试多种形式经营。其主要理由在于,我国的公共财政实力薄弱,公共财政体制不健全,以及我国政府的公共事务管理水平不足。与其让一个只承担极少数社会优势群体医疗保障的政府承办全社会的基本医保,还不如开放医保市场,鼓励在基本医疗服务领域引入民间自组织的会员性医疗保险机构(如大型企业集团自办保险),打破由政府独家运作医疗保险的垄断局面,让社会各群体自由选择竞争性的基本医疗保险组织。政府在医疗卫生领域的主要功能,应该主要集中财力和借助财政转移支付,解决医疗服务公平性和可及性的问题,让城市的低收入人群和落后地区的广大农民尽早得到基本医疗服务。同时建立适度的监管体制,保证竞争性的医保和医疗机构竞争产业有序竞争。

目前我国社区卫生服务筹资面临以下问题:①主要依靠居民自负和政府投资,自负比例过大,居民看病难、看病贵问题突出,初级卫生保健服务得不到保障;②由于财政水平、政策倾向以及财政支出管理能力不同造成社区卫生服务发展不平衡,各地差距较大。因此,一方面增加政府投资、降低居民自负比例,同时建立多元化筹资机制,积极利用保险、社会、社区以及个人资金发展社区卫生服务;另一方面中央政府应该统筹全局,根据各地财政实力,明确各自在社区卫生服务筹资中的角色与比例,同时运用项目管理、专项经费、改变支付方式等规范化管理社区卫生服务资金的使用。

五、规范化管理社区卫生服务机构

外部管理：①完善社区卫生服务机构规划、准入、运营、评估法律法规；②各地卫生行政部门提高自身能力，严格执行法律法规；③医保、建设、民政、计生委等相关部门与卫生行政部门密切协作，共同规范社区卫生服务的发展；④完善民主监督管理机制，发挥社会、社区民主意见的重要作用。

内部管理：①明晰社区卫生服务机构产权，推动社区卫生服务机构法人制度建设，明确内部管理职责；②完善社区卫生服务机构内部管理结构、制度与规范。

六、要加快社区卫生服务体系的建设

把 80% 的患者截留在社区卫生服务体系内，是大幅度抑制医药费用上涨的釜底抽薪之举。而建设社区卫生服务体系的"牛鼻子"在于：①鼓励医生从医院分离出来，同时大力培养全科医生，由此形成独立执业的医生市场；②鼓励医生或医生团体开办社区医疗诊所，社区诊所可以是新设立的，也可以在现有社区性医疗机构（如区级中心医院、厂矿事业单位医院等）的基础上，通过产权结构的调整，形成以执业医生为主体的社区医院；③积极放开民间资本进入社区卫生服务体系的建设，使其达成与独立医生的结合，同时鼓励民间对社区医院的捐助；④医生独立诊所和民间资本进入的社区医疗机构，可以按照医疗机构分类管理的办法加以梳理；⑤社区医疗机构必须纳入基本医疗保险体系。

附录 社区卫生服务相关制度

国务院关于建立全科医生制度的指导意见

（国发〔2011〕23 号）

各省、自治区、直辖市人民政府,国务院各部委、各直属机构:

为深入贯彻医药卫生体制改革精神,现就建立全科医生制度提出以下指导意见:

一、充分认识建立全科医生制度的重要性和必要性

（一）建立全科医生制度是保障和改善城乡居民健康的迫切需要。我国是一个有 13 亿多人口的发展中国家,随着经济发展和人民生活水平的提高,城乡居民对提高健康水平的要求越来越高;同时,工业化、城镇化和生态环境变化带来的影响健康因素越来越多,人口老龄化和疾病谱变化也对医疗卫生服务提出新要求。全科医生是综合程度较高的医学人才,主要在基层承担预防保健、常见病多发病诊疗和转诊、病人康复和慢性病管理、健康管理等一体化服务,被称为居民健康的"守门人"。建立全科医生制度,发挥好全科医生的作用,有利于充分落实预防为主方针,使医疗卫生更好地服务人民健康。

（二）建立全科医生制度是提高基层医疗卫生服务水平的客观要求。加强基层医疗卫生工作是医药卫生事业改革发展的重点,是提高基本医疗卫生服务的公平性、可及性的基本途径;医疗卫生人才是决定基层医疗卫生服务水平的关键。多年来,我国基层医疗卫生人才队伍建设相对滞后,合格的全科医生数量严重不足,制约了基层医疗卫生服务水平提高。建立全科医生制度,为基层培养大批"下得去、留得住、用得好"的合格全科医生,是提高基层医疗卫生服务水平的客观要求和必由之路。

（三）建立全科医生制度是促进医疗卫生服务模式转变的重要举措。建立分级诊疗模式,实行全科医生签约服务,将医疗卫生服务责任落实到医生个人,是我国医疗卫生服务的发展方向,也是许多国家的通行做法和成功经验。建立适合我国国情的全科医生制度,有利于优化医疗卫生资源配置、形成基层医疗卫生机构与

城市医院合理分工的诊疗模式,有利于为群众提供连续协调、方便可及的基本医疗卫生服务,缓解群众"看病难、看病贵"的状况。

二、建立全科医生制度的指导思想、基本原则和总体目标

(四)指导思想。按照深化医药卫生体制改革的总体思路,适应我国经济社会发展阶段和居民健康需求变化趋势,坚持保基本、强基层、建机制的基本路径,遵循医疗卫生事业发展和全科医生培养规律,强化政府在基本医疗卫生服务中的主导作用,注重发挥市场机制作用,立足基本国情,借鉴国际经验,坚持制度创新,试点先行,逐步建立和完善中国特色全科医生培养、使用和激励制度,全面提高基层医疗卫生服务水平。

(五)基本原则。坚持突出实践、注重质量,以提高临床实践能力为重点,规范培养模式,统一培养标准,严格准入条件和资格考试,切实提高全科医生培养质量。坚持创新机制、服务健康,改革全科医生执业方式,建立健全激励机制,引导全科医生到基层执业,逐步形成以全科医生为主体的基层医疗卫生队伍,为群众提供安全、有效、方便、价廉的基本医疗卫生服务。坚持整体设计、分步实施,既着眼长远,加强总体设计,逐步建立统一规范的全科医生制度;又立足当前,多渠道培养全科医生,满足现阶段基层对全科医生的需要。

(六)总体目标。到 2020 年,在我国初步建立起充满生机和活力的全科医生制度,基本形成统一规范的全科医生培养模式和"首诊在基层"的服务模式,全科医生与城乡居民基本建立比较稳定的服务关系,基本实现城乡每万名居民有 2—3 名合格的全科医生,全科医生服务水平全面提高,基本适应人民群众基本医疗卫生服务需求。

三、逐步建立统一规范的全科医生培养制度

(七)规范全科医生培养模式。将全科医生培养逐步规范为"5 + 3"模式,即先接受 5 年的临床医学(含中医学)本科教育,再接受 3 年的全科医生规范化培养。在过渡期内,3 年的全科医生规范化培养可以实行"毕业后规范化培训"和"临床医学研究生教育"两种方式,具体方式由各省(区、市)确定。

参加毕业后规范化培训的人员主要从具有本科及以上学历的临床医学专业毕业生中招收,培训期间由全科医生规范化培养基地在卫生部门(含中医药管理部门)和教育部门共同指导下进行管理。全科方向的临床医学专业学位研究生按照统一的全科医生规范化培养要求进行培养,培养结束考核合格者可获得全科医生规范化培养合格证书;临床医学专业学位研究生教育以教育部门为主管理。

(八)统一全科医生规范化培养方法和内容。全科医生规范化培养以提高临

床和公共卫生实践能力为主,在国家认定的全科医生规范化培养基地进行,实行导师制和学分制管理。参加培养人员在培养基地临床各科及公共卫生、社区实践平台逐科(平台)轮转。在临床培养基地规定的科室轮转培训时间原则上不少于2年,并另外安排一定时间在基层实践基地和专业公共卫生机构进行服务锻炼。经培养基地按照国家标准组织考核,达到病种、病例数和临床基本能力、基本公共卫生实践能力及职业素质要求并取得规定学分者,可取得全科医生规范化培养合格证书。规范化培养的具体内容和标准由卫生部、教育部、国家中医药管理局制定。

(九) 规范参加全科医生规范化培养人员管理。参加全科医生规范化培养人员是培养基地住院医师的一部分,培养期间享受培养基地住院医师待遇,财政根据不同情况给予补助,其中,具有研究生身份的,执行国家现行研究生教育有关规定;由工作单位选派的,人事工资关系不变。规范化培养期间不收取培训(学)费,多于标准学分和超过规定时间的培养费用由个人承担。具体管理办法由人力资源社会保障部、卫生部、教育部、财政部制定。

(十) 统一全科医生的执业准入条件。在全科医生规范化培养阶段,参加培养人员在导师指导下可从事医学诊查、疾病调查、医学处置等临床工作和参加医院值班,并可按规定参加国家医师资格考试。注册全科医师必须经过3年全科医生规范化培养取得合格证书,并通过国家医师资格考试取得医师资格。

(十一) 统一全科医学专业学位授予标准。具有5年制临床医学本科及以上学历者参加全科医生规范化培养合格后,符合国家学位要求的授予临床医学(全科方向)相应专业学位。具体办法由国务院学位委员会、卫生部制定。

(十二) 完善临床医学基础教育。临床医学本科教育要以医学基础理论和临床医学、预防医学基本知识及基本能力培养为主,同时加强全科医学理论和实践教学,着重强化医患沟通、基本药物使用、医药费用管理等方面能力的培养。

(十三) 改革临床医学(全科方向)专业学位研究生教育。从2012年起,新招收的临床医学专业学位研究生(全科方向)要按照全科医生规范化培养的要求进行培养。要适应全科医生岗位需求,进一步加强临床医学研究生培养能力建设,逐步扩大全科方向的临床医学专业学位研究生招生规模。

(十四) 加强全科医生的继续教育。以现代医学技术发展中的新知识和新技能为主要内容,加强全科医生经常性和针对性、实用性强的继续医学教育。加强对全科医生继续医学教育的考核,将参加继续医学教育情况作为全科医生岗位聘用、技术职务晋升和执业资格再注册的重要因素。

四、近期多渠道培养合格的全科医生

为解决当前基层急需全科医生与全科医生规范化培养周期较长之间的矛盾,

近期要采取多种措施加强全科医生培养,力争到 2012 年每个城市社区卫生服务机构和农村乡镇卫生院都有合格的全科医生。

(十五)大力开展基层在岗医生转岗培训。对符合条件的基层在岗执业医师或执业助理医师,按需进行 1~2 年的转岗培训。转岗培训以提升基本医疗和公共卫生服务能力为主,在国家认定的全科医生规范化培养基地进行,培训结束通过省级卫生行政部门组织的统一考试,获得全科医生转岗培训合格证书,可注册为全科医师或助理全科医师。

(十六)强化定向培养全科医生的技能培训。适当增加为基层定向培养 5 年制临床医学专业学生的临床技能和公共卫生实习时间。对到经济欠发达的农村地区工作的 3 年制医学专科毕业生,可在国家认定的培养基地经 2 年临床技能和公共卫生培训合格并取得执业助理医师资格后,注册为助理全科医师,但各省(区、市)卫生行政部门要严格控制比例。

(十七)提升基层在岗医生的学历层次。鼓励基层在岗医生通过参加成人高等教育提升学历层次,符合条件后参加相应执业医师考试,考试合格可按程序注册为全科医师或助理全科医师。

(十八)鼓励医院医生到基层服务。严格执行城市医院医生在晋升主治医师或副主任医师职称前到基层累计服务 1 年的规定,卫生部门要做好组织、管理和考核工作。建立健全城市医院与基层医疗卫生机构的对口支援制度和双向交流机制,县级以上医院要通过远程医疗、远程教学等方式加强对基层的技术指导和培训。要制定管理办法,支持医院医生(包括退休医生)采取多种方式到基层医疗卫生机构(含私人诊所等社会力量举办的医疗机构)提供服务,并可获得合理报酬。

五、改革全科医生执业方式

(十九)引导全科医生以多种方式执业。取得执业资格的全科医生一般注册 1 个执业地点,也可以根据需要多点注册执业。全科医生可以在基层医疗卫生机构(或医院)全职或兼职工作,也可以独立开办个体诊所或与他人联合开办合伙制诊所。鼓励组建由全科医生和社区护士、公共卫生医生或乡村医生等人员组成的全科医生团队,划片为居民提供服务。要健全基层医疗卫生机构对全科医生的人力资源管理办法,规范私人诊所雇佣人员的劳动关系管理。

(二十)政府为全科医生提供服务平台。对到基层工作的全科医生(包括大医院专科医生),政府举办的基层医疗卫生机构要通过签订协议的方式为其提供服务平台。要充分依托现有资源组建区域性医学检查、检验中心,鼓励和规范社会零售药店发展,为全科医生执业提供条件。

(二十一)推行全科医生与居民建立契约服务关系。基层医疗卫生机构或全科医生要与居民签订一定期限的服务协议,建立相对稳定的契约服务关系,服务责任落实到全科医生个人。参保人员可在本县(市、区)医保定点服务机构或全科医生范围内自主选择签约医生,期满后可续约或另选签约医生。卫生行政部门和医保经办机构要根据参保人员的自主选择与定点服务机构或医生签订协议,确保全科医生与居民服务协议的落实。随着全科医生制度的完善,逐步将每名全科医生的签约服务人数控制在 2 000 人左右,其中老年人、慢性病人、残疾人等特殊人群要有一定比例。

(二十二)积极探索建立分级医疗和双向转诊机制。逐步建立基层首诊和分级医疗管理制度,明确各级医院出入院标准和双向转诊机制。在有条件的地区先行开展全科医生首诊试点并逐步推行。人力资源社会保障部、卫生部要制定鼓励双向转诊的政策措施,将医保定点医疗机构执行双向转诊和分级医疗情况列为考核指标,并将考核结果与医保支付挂钩。

(二十三)加强全科医生服务质量监管。卫生行政部门要加强对全科医生执业注册管理和服务质量监管。卫生部门和医保经办机构要建立以服务数量、服务质量、居民满意度等为主要指标的考核体系,对全科医生进行严格考核,考核结果定期公布并与医保支付、基本公共卫生服务经费拨付挂钩。

六、建立全科医生的激励机制

(二十四)按签约服务人数收取服务费。全科医生为签约居民提供约定的基本医疗卫生服务,按年收取服务费。服务费由医保基金、基本公共卫生服务经费和签约居民个人分担,具体标准和保障范围由各地根据当地医疗卫生服务水平、签约人群结构以及基本医保基金和公共卫生经费承受能力等因素确定。在充分考虑居民接受程度的基础上,可对不同人群实行不同的服务费标准。各地确定全科医生签约服务内容和服务费标准要与医保门诊统筹和付费方式改革相结合。

(二十五)规范全科医生其他诊疗收费。全科医生向签约居民提供约定的基本医疗卫生服务,除按规定收取签约服务费外,不得另行收取其他费用。全科医生可根据签约居民申请提供非约定的医疗卫生服务,并按规定收取费用;也可向非签约居民提供门诊服务,按规定收取一般诊疗费等服务费用。参保人员政策范围内的门诊费用可按医保规定支付。逐步调整诊疗服务收费标准,合理体现全科医生技术劳务价值。

(二十六)合理确定全科医生的劳动报酬。全科医生及其团队成员属于政府举办的基层医疗卫生机构正式工作人员的,执行国家规定的工资待遇;其他在基层工作的全科医生按照与基层医疗卫生机构签订的服务合同和与居民签订的服务协议获得报酬,也可通过向非签约居民提供门诊服务获得报酬。基层医疗卫生机构内部绩效工资分配可采取设立全科医生津贴等方式,向全科医生等承担临床一线任务的人员倾斜。绩效考核要充分考虑全科医生的签约居民数量和构成、门诊工作量、服务质量、居民满意度以及居民医药费用控制情况等因素。

(二十七)完善鼓励全科医生到艰苦边远地区工作的津补贴政策。对到艰苦边远地区政府办基层医疗卫生机构工作的全科医生,按国家规定发放艰苦边远地区津贴。对在人口稀少、艰苦边远地区独立执业的全科医生,地方政府要制定优惠政策或给予必要补助,中央财政和省级财政在安排转移支付时要予以适当倾斜。

(二十八)拓宽全科医生的职业发展路径。鼓励地方按照有关规定设置特设岗位,招聘优秀的专业技术人才到基层医疗卫生机构工作。经过规范化培养的全科医生到基层医疗卫生机构工作,可提前一年申请职称晋升,并可在同等条件下优先聘用到全科主治医师岗位。要将签约居民数量、接诊量、服务质量、群众满意度等作为全科医生职称晋升的重要因素,基层单位全科医生职称晋升按照国家有关规定可放宽外语要求,不对论文作硬性规定。建立基层医疗卫生人才流动机制,鼓励全科医生在县级医院与基层医疗卫生机构双向流动。专科医生培养基地招收学员时同等条件下优先录取具有基层执业经验的全科医生。

七、相关保障措施

(二十九)完善相关法律法规。在充分论证的基础上,推动修订执业医师法和相关法规,提高医生执业资格准入条件,明确全科医生的执业范围和权利责任,保障全科医生合法权益。研究制定医生多点执业的管理办法,明确自由执业者的职业发展政策,引导医院医生到基层提供服务,鼓励退休医生到基层医疗卫生机构执业。

(三十)加强全科医生培养基地建设。在充分利用现有资源基础上,按照"填平补齐"原则,建设以三级综合医院和有条件的二级医院为临床培养基地,以有条件的社区卫生服务中心、乡镇卫生院和专业公共卫生机构为实践基地的全科医生培养实训网络。政府对全科医生规范化培养基地建设和教学实践活动给予必要支持;中央财政对财政困难地区给予补助。卫生部会同教育部等有关部门制定临床培养基地、实践基地的建设标准和管理办法。加强全科医学师资队伍建设,制定全科医学师资标准,依托有条件的高等医学院校建设区域性全科医学师资培训基地,重点支持基层实践基地师资的培训。

(三十一)合理规划全科医生的培养使用。国家统一规划全科医生培养工作,每年公布全科医生培养基地名单及招生名额,招生向中西部地区倾斜。各省(区、市)卫生行政部门要统筹本省(区、市)全科医生需求数量,以县(区)为单位公布全科医生岗位。以医生岗位需求为导向,科学调控临床医学专业招生规模。卫生部要制定全国医生岗位需求计划,教育部在制定临床医学本科生和临床医学专业学位研究生招生计划时要与医生岗位需求计划做好衔接。

(三十二)充分发挥相关行业协(学)会作用。加强相关行业协(学)会能力建设,在行业自律和制订全科医生培养内容、标准、流程及全科医师资格考试等方面充分依托行业协(学)会,发挥其优势和积极作用。

八、积极稳妥地推进全科医生制度建设

(三十三)切实加强组织领导。各省(区、市)人民政府要按照本指导意见精神,尽快制定本省(区、市)的实施方案。卫生、教育、人力资源社会保障、财政、中医药、法制等部门要尽快组织修订完善现行法规政策,制定出台相关实施细则。

(三十四)认真开展试点推广。建立全科医生制度是对现行医生培养制度、医生执业方式、医疗卫生服务模式的重要改革,政策性强,涉及面广,影响深远。对改革中的难点问题,鼓励地方先行试点,积极探索。有关部门要及时总结实践经验,逐步推广。要强化政策措施的衔接,及时研究新情况、新问题,确保全科医生制度稳步实施。

(三十五)做好舆论宣传引导。通过健康教育、舆论宣传等方式培养居民的预防保健观念,引导居民转变传统就医观念和习惯,增强全社会的契约意识,为实施改革营造良好环境。

国务院

二〇一一年七月一日

医疗联合体相关文件及目前发展情况

2013 年全国卫生工作会议文件指出"要积极探索和大力推广上下联动的医疗联合体体制机制,在医疗联合体框架内,在大医院设立全科医学科,组织动员一批医生下基层做全科医学带头人,负责协调上下联动、双向转诊以及对基层医疗卫生机构的业务指导和人员培训。同时,也要在大医院逐步建立金字塔式的人才队伍结构和岗位设置制度,促使大医院的人才向基层流动。鼓励城市大医院退休医生到基层医疗卫生机构开展服务。"

到目前为止,各地区根据各地实际构建了不同的医联体模式,不同形式的医联体模式显示了各自利弊,现选取发展较为成熟的 3 个市(镇江市、武汉市、上海市)的医联体模式进行对比分析,这 3 种模式分别属于紧密型、相对紧密型和松散型 3 种形式,以期展示我国医联体近几年的发展现状。

1.1　镇江模式

与大多数地方构建的"松散式"医联体不同,镇江的医联体主要是一种捆绑在一起的"紧密型"医联体模式。同时镇江的医联体又是"纵横交错"的模式。纵向来看,它以三级医院为核心,联合区域范围内基层医疗卫生机构;横向来看,它联合了区域内众多二级专科医院,产生了"1 + 1＞2"的效果。2009 年 11 月,镇江正式组建以两家三甲医院为核心的江苏康复医疗集团和江苏江滨医疗集团两家医联体。现选取以资产为纽带的紧密型医联体———江苏康复理疗集团具体介绍其改革措施。首先在医联体的组织架构方面,镇江市政府委托卫生局作为出资人履行办医职能,成立以资产为纽带的紧密型组织医联体,医联体以第一人民医院为核心,还包括第二人民医院、妇幼保健医院、镇江新区医院、精神卫生中心 5 家二级医疗机构和 10 家社区卫生中心。在资源整合方面,医联体内部资源优化整合,组建了临检、影像、采购配供、消毒供应、信息和社区卫生管理 6 大中心,促进了一体化管理和集约化发展,让医联体成员共享医疗资源,降低了医院的运营成本。在推进分级医疗和双向转诊方面,首先,医联体近几年来投入 500 多万元进行社区标准化建设,同时大医院每派一名医生坐诊社区,还可以获得 8 万元财政补贴,下派的医生也会优先晋升职称,切实将人才、技术和设备下沉基层。其次,医联体推出了家庭健康责任团队服务,在社区开设康复联合病房,对下转至社区的康复病人由医联体医院派遣主任和护士长,同时解决设备、药品、护工、转诊等问题,开展大医院同质化医疗护理服务,做到从个人到家庭医生再到三级医院之间无缝衔接,目前医联体共向上级医院转诊病人 1.77 万人次,下转病人 6 550 人,有效促进形成"小病在社区、大病在医院、康复回社区、健康进家庭"的就医模式。在配套政策等方面,镇江充分发挥卫生部门统筹管理医疗保险和医疗卫生服务的优势,进行了以总额预算、按病种付费、按人头付费等方式相结合的组合支付方式改革。同时,加以对大医院医务人员适当激励机制,就在医联体内部形成了一个适当的利益分配机制。

1.2　武汉市五院"直管"模式

武汉市五院"直管"模式是一种相对紧密的纵向医联体模式,以一家三级医院为核心,联合区域内众多社区卫生服务中心,社区在保持独立法人前提下,将"人、财、物"交由三级医院管理,形成"1 + N"的区域医疗协作体模式。2013 年 5 月,湖北省卫生厅下发《关于推进医联体建设的指导意见》,提出要在年底前创建 100 家医联体。早在 2013 年 2 月,武汉市就提出年内创建 25 家医联体的目标,现已创建 28 家,作为开展医联体改革较早的城市之一,武汉已经进入医联体全面铺开的时期。本文选取以武汉市第五人民医院为核心的医联体进行介绍剖析。在医联体的组织架构方面,早在 2008 年,市五医院作为汉阳地区唯一一所三甲医院,"直管"区内 6 家社区卫生服务中心,在保持中心机构公益性质、独立法人身份、"六位一体"职能不变的前提下,将其"人、财、物"统一移交给大医院统一管理,形成分工协作的区域医疗联合体。在资源整合方面,还未形成实体的各种集约管理中心,只是在具体运营方面实行集约化,即高端检查在大医院来做,基本医疗设备设置仍在社区,实现结果互认;医联体内部器械和试剂等物品进行打包购买。在推进分级医疗和双向转诊方面,市五院以提高社区服务能力为抓手,从人才、设备等方面着力解决问题。首先从人才问题入手,委派高级职称人员和中青年骨干轮流到社区坐诊,下派人员获得每月来自医院和市政府的 2 000 元补贴,同时对社区人员进行培训和再招聘;其次,市五医院共投入 500 余万元来改善社区基础设施,政府还为每家社区配备健康快车以方便双向转诊。为保证双向转诊畅通,五院建立管床医生电话随访制度和主任医生定期查房制度,如今慢性病患者一出院,社管办人员就会通知相应社区,由相应人员跟进实现无缝对接。

1.3　上海"瑞金—卢湾"医联体模式

相对于上述两种模式,上海"瑞金—卢湾"医联体可谓一种"松散式"或者"契约型"的纵向医联体模式,该模式以管理和技术为连接纽带,以一家三级医院为核心,联合二级和基层医疗机构。2010年10月，上海颁布《关于本市区域医联体试点工作的指导意见》。2011年上海首个医联体"瑞金—卢湾医联体"诞生。在医联体的组织架构方面，"瑞金—卢湾"医联体包括1家三级医院为瑞金医院、2家二级医院和4家为社区卫生服务中心共7家医疗机构，形成"3＋2＋1"的医联体模式。该医联体旗下医疗机构均为独立法人单位，以章程为共同规范，以管理、技术为联结纽带，上级主管单位是区县政府三级医院的办医主体和有关大学，医联体理事会为最高决策机构，实行理事会领导下的总监负责制。在资源整合方面，医务人员在联合体内柔性流动，财务统一管理，探索组建统一的后勤服务平台和医疗设备、药品、耗材等医用物资的统一采购平台。联合体内部以信息化为基础，开展检查检验结果共享互认、预约诊疗、双向转诊等，将建立区域检验检查中心和影像诊断中心等辅助诊断中心。在促进双向转诊机制方面，首先，该医联体同样以提高基层社区的服务能力为抓手，统一安排大医院的专家到社区，并安排社区的全科医师到大医院进行培训。其次，在试点阶段，医联体与居民进行签约，签约的居民可以在医联体内如果按照社区首诊、逐级转诊的就医流程就可以享受优惠，同时签约居民在上级医院治疗且病情稳定之后可以优先转置临近社区进行康复治疗，非签约居民则不享受上述优惠，期望通过改变需方的就医习惯来促进"社区首诊、双向转诊"诊疗模式的形成。在配套政策方面，试图进行支付方式的改革，由医保对各级医疗机构的单独支付调整为对医联体统一预付，目前按项目付费的支付方式改变为"总额预算＋按服务量付费"。

围绕着医疗资源的纵向整合、构建有序就医服务体系的目的，上述3种医联体模式根据各自实际情况做了具体的实践探索，形成各具特色组织架构，开展了形式多样的资源整合，为推动分级医疗和双向转诊做了各种努力，并出台了相应配套措施。但现实中仍然存在众多亟待解决的问题，因此医联体的构建现在还处于探索阶段。政府作为我国公立医院的举办主体和监管者，在医联体的构建过程中应该发挥主导和统筹作用，负责顶层设计，根据不同需求加以不同配套措施和政策支持，为其创造条件。同时也要避免出现跑马圈地、抢夺患者资源等现象的出现，加强政府指导，最终建立满足各地需求的有序分级诊疗医联体。

国家基本药物目录管理办法

(国卫药政发〔2015〕52 号)

根据《中共中央　国务院关于深化医药卫生体制改革的意见》精神,为巩固完善基本药物制度,建立健全国家基本药物目录遴选调整管理机制,制定本办法。

第一条　基本药物是适应基本医疗卫生需求,剂型适宜,价格合理,能够保障供应,公众可公平获得的药品。政府举办的基层医疗卫生机构全部配备和使用基本药物,其他各类医疗机构也都必须按规定使用基本药物。

第二条　国家基本药物目录中的药品包括化学药品、生物制品、中成药和中药饮片。化学药品和生物制品主要依据临床药理学分类,中成药主要依据功能分类。

第三条　国家基本药物工作委员会负责协调解决制定和实施国家基本药物制度过程中各个环节的相关政策问题,确定国家基本药物制度框架,确定国家基本药物目录遴选和调整的原则、范围、程序和工作方案,审核国家基本药物目录,各有关部门在职责范围内做好国家基本药物遴选调整工作。委员会由国家卫生计生委、国家发展改革委、工业和信息化部、财政部、人力资源社会保障部、商务部、国家食品药品监管总局、国家中医药局、总后勤部卫生部组成。办公室设在国家卫生计生委,承担国家基本药物工作委员会的日常工作。

第四条　国家基本药物遴选应当按照防治必需、安全有效、价格合理、使用方便、中西药并重、基本保障、临床首选和基层能够配备的原则,结合我国用药特点,参照国际经验,合理确定品种(剂型)和数量。

国家基本药物目录的制定应当与基本公共卫生服务体系、基本医疗服务体系、基本医疗保障体系相衔接。

第五条　国家基本药物目录中的化学药品、生物制品、中成药,应当是《中华人民共和国药典》收载的,国家食品药品监管部门、原卫生部公布药品标准的品种。除急救、抢救用药外,独家生产品种纳入国家基本药物目录应当经过单独论证。

化学药品和生物制品名称采用中文通用名称和英文国际非专利药名中表达的化学成分的部分,剂型单列;中成药采用药品通用名称。

第六条　下列药品不纳入国家基本药物目录遴选范围:

(一)含有国家濒危野生动植物药材的;

（二）主要用于滋补保健作用，易滥用的；

（三）非临床治疗首选的；

（四）因严重不良反应，国家食品药品监管部门明确规定暂停生产、销售或使用的；

（五）违背国家法律、法规，或不符合伦理要求的；

（六）国家基本药物工作委员会规定的其他情况。

第七条　按照国家基本药物工作委员会确定的原则，国家卫生计生委负责组织建立国家基本药物专家库，报国家基本药物工作委员会审核。专家库主要由医学、药学、药物经济学、药品监管、药品生产供应管理、医疗保险管理、卫生管理和价格管理等方面专家组成，负责国家基本药物的咨询和评审工作。

第八条　国家卫生计生委会同有关部门起草国家基本药物目录遴选工作方案和具体的遴选原则，经国家基本药物工作委员会审核后组织实施。制定国家基本药物目录的程序：

（一）从国家基本药物专家库中，随机抽取专家成立目录咨询专家组和目录评审专家组，咨询专家不参加目录评审工作，评审专家不参加目录制订的咨询工作；

（二）咨询专家组根据循证医学、药物经济学对纳入遴选范围的药品进行技术评价，提出遴选意见，形成备选目录；

（三）评审专家组对备选目录进行审核投票，形成目录初稿；

（四）将目录初稿征求有关部门意见，修改完善后形成送审稿；

（五）送审稿经国家基本药物工作委员会审核后，授权国家卫生和计划生育委员会发布。

第九条　国家基本药物目录在保持数量相对稳定的基础上，实行动态管理，原则上3年调整一次。必要时，经国家基本药物工作委员会审核同意，可适时组织调整。调整的品种和数量应当根据以下因素确定：

（一）我国基本医疗卫生需求和基本医疗保障水平变化；

（二）我国疾病谱变化；

（三）药品不良反应监测评价；

（四）国家基本药物应用情况监测和评估；

（五）已上市药品循证医学、药物经济学评价；

（六）国家基本药物工作委员会规定的其他情况。

第十条　属于下列情形之一的品种，应当从国家基本药物目录中调出：

（一）药品标准被取消的；

（二）国家食品药品监管部门撤销其药品批准证明文件的；

（三）发生严重不良反应，经评估不宜再作为国家基本药物使用的；

（四）根据药物经济学评价，可被风险效益比或成本效益比更优的品种所替代的；

（五）国家基本药物工作委员会认为应当调出的其他情形。

第十一条 国家基本药物目录的调整应当遵循本办法第四条、第五条、第六条、第九条的规定，并按照本办法第八条规定的程序进行。属于第十条规定情形的品种，经国家基本药物工作委员会审核，调出目录。

第十二条 国家基本药物目录遴选调整应当坚持科学、公正、公开、透明。建立健全循证医学、药物经济学评价标准和工作机制，科学合理地制定目录。广泛听取社会各界的意见和建议，接受社会监督。

第十三条 中药饮片的基本药物管理暂按国务院有关部门关于中药饮片定价、采购、配送、使用和基本医疗保险给付等政策规定执行。

第十四条 鼓励科研机构、医药企业、社会团体等开展国家基本药物循证医学、药物经济学评价工作。

第十五条 本办法由国家卫生计生委负责解释。

第十六条 本办法自发布之日起施行。

浙江省卫生厅关于推行全科医生签约服务工作的指导意见

（浙卫发〔2012〕219 号）

各市、县(市、区)卫生局：

为进一步强化全科服务理念,拓展和深化以社区责任医生团队服务模式为基础的全科医生签约服务,促进全科医生真正发挥居民健康"守门人"作用。根据国务院《关于建立全科医生制度的指导意见》(国发〔2011〕23 号),国家发展改革委、卫生部等部门《关于印发全科医生执业方式和服务模式改革试点工作方案的通知》(发改社会〔2012〕287 号)精神,特提出以下指导意见。

一、基本概念

全科医生签约服务是指全科医生在社区责任医生团队服务的工作平台上,借助各级医疗卫生纵向协作服务体系的技术支撑,在街道(乡镇)、社区(村)等各方力量的支持下,通过签约式服务,因地制宜地为签约对象提供连续、综合、有效、个性化的全面健康管理服务,逐步引导建立社区首诊、双向转诊、分级诊疗的服务格局。

二、工作原则

——政府主导、因地制宜。全科医生签约服务充分体现社区卫生服务的公益性质,要坚持政府主导,强化政府责任,结合各地实际情况,有效落实全科医生签约服务工作。

——突出重点、全面覆盖。进一步完善社区责任医生组团式服务和网格化管理,以老人、孕产妇、儿童、慢性病患者、残疾人等人群为工作重点,优先覆盖、优先签约、优先服务。

——充分告知、自愿签约。通过广泛宣传发动,提高居民对全科医生签约服务的认知度。在充分了解全科医生签约服务的前提下,由居民自愿选择全科医生,签订相关服务协议,享受签约服务。

——规范服务、强化考核。通过完善社区责任医生团队服务模式,拓展服务内涵,强化绩效考核手段,进一步规范全科医生签约服务工作,提高服务质量和满意度。

三、总体目标

2012年起,在全省推行全科医生签约服务模式,本着自愿的原则,优先为60岁以上老年人、0~6岁儿童、孕产妇、残疾人和慢性病患者签订一定期限的服务协议,建立相对稳定的契约服务关系,逐步建立全科医生签约服务、社区首诊、双向转诊等工作机制,各地根据实际服务能力分阶段实施,至2015年,逐步覆盖至全体居民。

四、工作内容

(一) 签约主体

以社区责任医生团队责任区为服务范围,每个责任区配备若干名全科医生,每名全科医生的签约服务人数控制在2 000人左右。原则上由具有合格的全科医生资质人员担任,同时需具备一定年限的临床诊疗经验和开展公共卫生服务工作经历。现阶段,可由已通过全科岗位培训的临床医师或中医师等业务骨干承担全科医生签约服务工作。没有配备全科医生资质人员的农村地区,可由具有一定工作年限的乡村医生作为签约服务的第一责任人。乡镇卫生院通过划片包村的管理方式与村卫生室结成对子,负责对签约乡村医生进行业务指导。要鼓励有条件的乡村医生通过学习、考试等形式尽快获得全科医生资质。

(二) 服务方式

居民与全科医生自愿签订一定期限的服务协议,建立相对固定的契约服务关系,全科医生以团队的形式,向居民提供集预防、保健、康复、健康管理为一体的综合性、连续性服务。每位居民同期只能选择1名全科医生,居民凭身份证明或户口簿、居住证在社区(村)服务范围内自主选择全科医生进行签约。双方约定服务内容、方式、期限和权利义务等款项。签约周期可视情况灵活掌握,原则上一个周期不少于一年,期满后如需续约应告知全科医生并签字确认,如因特殊情况变更全科医生需重新签约。

全科医生签约服务采取社区卫生服务中心(乡镇卫生院)主任(院长)负责制。社区卫生服务中心(乡镇卫生院)要建立以全科医生为核心的团队协作机制,为全科医生签约服务提供有关技术支持和后勤保障。

(三) 服务内容

1. 全科医生及其社区责任团队要根据基本公共卫生服务项目规范,免费为签约对象提供相关基本公共卫生服务项目。

2. 采用适宜技术、适宜设备和基本药物,帮助解决签约对象常见健康问题。

为签约对象提供医疗卫生服务上的便利,引导签约对象到社区首诊,并为其提供便捷的双向转诊服务。协助签约对象向二、三级医疗机构转诊和预约诊疗,并及时对接和提供由二、三级医疗机构转回社区后的家庭康复指导服务。

3. 全面掌握签约对象的健康信息,为签约对象提供个性化健康管理建议,建立健康服务伙伴关系,指导签约对象开展健康自我管理。

4. 根据签约对象的健康需求,为其制订个性化的健康体检套餐,帮助优先安排其在辖区基层医疗卫生机构进行健康体检,并根据体检结果提供针对性的健康干预措施。根据签约对象的年度健康管理情况开展健康分析,为续约对象提供下一年度的健康保健计划,提供连续性健康管理服务。

各地可结合实际,创新全科医生签约服务模式。运用多种载体推出个性化健康管理服务和优惠便民举措,吸引居民主动签约。在服务过程中产生的收费项目根据浙江省医疗服务价格标准执行。参保居民政策范围内的医疗费用可按医保规定支付。

五、工作要求

(一) 加强组织领导,完善配套政策。各级卫生行政部门要深刻认识全科医生签约服务的目的和意义,明确任务,落实责任。各地要加强与发改委、民政、人力社保、财政、物价等部门的沟通与协调,制定详细可操作的工作方案,完善配套政策措施,运行过程中要及时研究和探索解决全科医生签约服务工作过程中反映的问题和困难,确保全科医生签约服务工作的稳步实施。

(二) 大力宣传发动,营造工作氛围。各地要充分利用街道(乡镇)、社区(村)的力量,通过网络、媒体、医务人员工作平台等形式多渠道地进行广泛宣传发动,着重突出签约服务惠民、利民的特点,提高社会对全科医生签约服务的认知度和接受度。

(三) 强化人员培训,提升服务能力。各地要加强以全科医生为重点的社区责任医生团队人员的培训,重点加强责任医生服务理念、服务能力、专业技能、团队建设、沟通技巧等方面的培训,提高居民对全科医生签约服务的信任度和满意度。

(四) 定期督查评估,创新绩效考核。各级卫生行政部门要建立以服务数量、服务质量、居民满意度等为主要指标的考核体系,将全科医生签约服务工作,纳入基层医疗卫生机构绩效考核的重点内容,定期组织对全科医生签约服务工作的考核评估。考核结果定期公布并与基层医疗机构相关经费拨付挂钩。积极探索第三方对签约服务质量的监管机制,促进全科医生契约式服务可持续发展。

(五) 完善各类保障,建立长效机制。要加快区域卫生信息系统建设,建立全科医生签约服务工作平台,为全科医生开展健康管理和居民寻医问药提供基础。

要完善全科医生签约服务的激励机制,鼓励全科医生多劳多得、优绩优酬,调动医务人员的积极性,主动为群众提供安全、有效、方便、连续的公共卫生和基本医疗服务。要将签约居民数量、接诊量、服务质量、群众满意度等作为全科医生的职称晋升与聘用的重要因素。要加大签约优惠便民措施项目的投入,完善各类保障,及时总结工作经验,加强交流学习,建立长效机制。

各市、县(市、区)要制定推行全科医生签约服务工作的具体实施方案,做好全科医生签约服务工作的宣传、培训和督导工作,及时总结工作经验,研究解决存在的困难和问题。我厅将组织开展阶段性工作总结评估,宣传推广典型的做法和经验,全面推进全科医生签约服务工作的开展。

浙江省卫生厅

2012 年 9 月 17 日

全国医疗卫生服务体系规划纲要
（2015—2020）

为贯彻落实《中共中央关于全面深化改革若干重大问题的决定》《中共中央国务院关于深化医药卫生体制改革的意见》《国务院关于促进健康服务业发展的若干意见》(国发〔2013〕40 号)精神，促进我国医疗卫生资源进一步优化配置，提高服务可及性、能力和资源利用效率，指导各地科学、合理地制订实施区域卫生规划和医疗机构设置规划，制定本规划纲要。

第一章 规划背景

第一节 现 状

经过长期发展，我国已经建立了由医院、基层医疗卫生机构、专业公共卫生机构等组成的覆盖城乡的医疗卫生服务体系。截至 2013 年底，我国有医疗卫生机构97.44 万个，其中医院 2.47 万个，基层医疗卫生机构 91.54 万个，专业公共卫生机构3.12 万个；卫生人员 979 万名，其中卫生技术人员 721 万名；床位 618 万张。每千常住人口拥有医疗卫生机构床位 4.55 张、执业(助理)医师 2.06 名、注册护士 2.05 名。2004—2013 年，全国医疗卫生机构总诊疗人次由每年 39.91 亿人次增加到 73.14 亿人次，年均增长 6.96%，住院人数由每年 6 657 万人增加到 1.91 亿人，年均增长 12.42%。

但是，医疗卫生资源总量不足、质量不高、结构与布局不合理、服务体系碎片化、部分公立医院单体规模不合理扩张等问题依然突出。

一是与经济社会发展和人民群众日益增长的服务需求相比，医疗卫生资源总量相对不足，质量有待提高。每千人口执业(助理)医师数、护士数、床位数相对较低。执业(助理)医师中，大学本科及以上学历者占比仅为 45%；注册护士中，大学本科及以上学历者占比仅为 10%。

二是资源布局结构不合理，影响医疗卫生服务提供的公平与效率。西部地区医疗卫生资源质量较低。基层医疗卫生机构服务能力不足，利用效率不高。中西医发展不协调，中医药(含民族医药，下同)特色优势尚未得到充分发挥。公共卫生服务体系发展相对滞后。公立医疗机构所占比重过大，床位占比近 90%。资源要素之间配置结构失衡，医护比仅为 1∶1，护士配备严重不足。专科医院发展相对较慢，儿科、精神卫生、康复、老年护理等领域服务能力较为薄弱。

三是医疗卫生服务体系碎片化的问题比较突出。公共卫生机构、医疗机构分工协作机制不健全、缺乏联通共享，各级各类医疗卫生机构合作不够、协同性不强，服务体系难以有效应对日益严重的慢性病高发等健康问题。

四是公立医院改革还不到位，以药补医机制尚未有效破除，科学的补偿机制尚未建立，普遍存在追求床位规模、竞相购置大型设备、忽视医院内部机制建设等粗放式发展问题，部分公立医院单体规模过大，挤压了基层医疗卫生机构与社会办医院的发展空间，影响了医疗卫生服务体系整体效率的提升。

五是政府对医疗卫生资源配置的宏观管理能力不强，资源配置需要进一步优化。区域卫生规划实施过程中存在权威性与约束性不足、科学性和前瞻性不够等问题，规划的统筹作用和调控效力有待增强。

第二节　形势与挑战

党的十八大提出了 2020 年全面建成小康社会的宏伟目标，医疗卫生服务体系的发展面临新的历史任务，要在"病有所医"上持续取得新进展，实现人人享有基本医疗卫生服务。

我国经济社会转型中居民生活方式的快速变化，使慢性病成为主要疾病负担。预计到 2020 年我国人口规模将超过 14 亿人，随着医疗保障制度逐步完善，保障水平不断提高，医疗服务需求将进一步释放，医疗卫生资源供给约束与卫生需求不断增长之间的矛盾将持续存在。

改革开放以来，我国城镇化率不断提高，2013 年达到 53.73%，户籍人口与外来人口公共服务二元结构矛盾日益凸显。2013 年我国流动人口数量达 2.45 亿人。被纳入城镇人口统计的 2 亿多农民工及其随迁家属尚未与城镇居民平等享受医疗、养老等基本公共服务。同时，随着中小城镇快速发展，人口加速聚集，到 2020 年要推动 1 亿左右农业转移人口和其他常住人口在城镇落户，完成约 1 亿人居住的城镇棚户区和城中村改造，引导约 1 亿人在中西部地区就近城镇化，部分地区医疗卫生资源供需矛盾将更加突出，医疗卫生资源布局调整面临更大挑战。

截至 2013 年底，我国 60 周岁以上老年人口达 2.02 亿人，占总人口的 14.90%，老年人口快速增加。老年人生活照料、康复护理、医疗保健、精神文化等需求日益增长。同时，随着近年来工业化和城镇化的加速推进，大量青壮年劳动人口从农村流入城市，提高了农村实际老龄化程度。老龄化进程与家庭小型化、空巢化相伴随，与经济社会转型期各类矛盾相交织，医疗服务需求将急剧增加。老年人口医养结合需要更多卫生资源支撑，康复、老年护理等薄弱环节更为凸显。实施单独两孩生育政策后，新增出生人口将持续增加，对包括医疗卫生机构在内的公共资源造成压力，特别是大中城市妇产、儿童、生殖健康等相关医疗保健服务的供需矛盾将更加突出。

同时，云计算、物联网、移动互联网、大数据等信息化技术的快速发展，为优化医疗卫生业务流程、提高服务效率提供了条件，必将推动医疗卫生服务模式和管理模式的深刻转变。医改的不断深化也对公立医院数量规模和资源优化配置提出了新的要求。

第二章 规划目标和原则

第一节 目 标

优化医疗卫生资源配置，构建与国民经济和社会发展水平相适应、与居民健康需求相匹配、体系完整、分工明确、功能互补、密切协作的整合型医疗卫生服务体系，为实现 2020 年基本建立覆盖城乡居民的基本医疗卫生制度和人民健康水平持续提升奠定坚实的医疗卫生资源基础。

2020 年全国医疗卫生服务体系资源要素配置主要指标

主 要 指 标	2020 年目标	2013 年现状	指标性质
每千常住人口医疗卫生机构床位数(张)	6	4.55	指导性
医院	4.8	3.56	指导性
公立医院	3.3	3.04	指导性
其中：省办及以上医院	0.45	0.39	指导性
市办医院	0.9	0.79	指导性
县办医院	1.8	1.26	指导性
其他公立医院	0.15	0.60	指导性
社会办医院	1.5	0.52	指导性
基层医疗卫生机构	1.2	0.99	指导性
每千常住人口执业(助理)医师数(人)	2.5	2.06	指导性
每千常住人口注册护士数(人)	3.14	2.05	指导性
每千常住人口公共卫生人员数(人)	0.83	0.61	指导性
每万常住人口全科医生数(人)	2	1.07	约束性
医护比	1∶1.25	1∶1	指导性
市办及以上医院床护比	1∶0.6	1∶0.45	指导性
县办综合性医院适宜床位规模(张)	500	—	指导性
市办综合性医院适宜床位规模(张)	800	—	指导性
省办及以上综合性医院适宜床位规模(张)	1 000	—	指导性

第二节 原 则

一、坚持健康需求导向

以健康需求和解决人民群众主要健康问题为导向,以调整布局结构、提升能级为主线,适度有序发展,强化薄弱环节,科学合理确定各级各类医疗卫生机构的数量、规模及布局。

二、坚持公平与效率统一

优先保障基本医疗卫生服务的可及性,促进公平公正。同时,注重医疗卫生资源配置与使用的科学性与协调性,提高效率,降低成本,实现公平与效率的统一。

三、坚持政府主导与市场机制相结合

切实落实政府在制度、规划、筹资、服务、监管等方面的责任,维护公共医疗卫生的公益性。大力发挥市场机制在配置资源方面的作用,充分调动社会力量的积极性和创造性,满足人民群众多层次、多元化医疗卫生服务需求。

四、坚持系统整合

加强全行业监管与属地化管理,统筹城乡、区域资源配置,统筹当前与长远,统筹预防、医疗和康复,中西医并重,注重发挥医疗卫生服务体系的整体功能,促进均衡发展。

五、坚持分级分类管理

充分考虑经济社会发展水平和医疗卫生资源现状,统筹不同区域、类型、层级的医疗卫生资源的数量和布局,分类制订配置标准。促进基层医疗卫生机构发展,着力提升服务能力和质量;合理控制公立医院资源规模,推动发展方式转变;提高专业公共卫生机构的服务能力和水平。

第三章 总体布局

在不同的属地层级实行资源梯度配置。地市级及以下,基本医疗服务和公共卫生资源按照常住人口规模和服务半径合理布局;省部级及以上,分区域统筹考虑,重点布局。

第一节 机构设置

医疗卫生服务体系主要包括医院、基层医疗卫生机构和专业公共卫生机构等(见图示)。医院分为公立医院和社会办医院。其中,公立医院分为政府办医院(根据功能定位主要划分为县办医院、市办医院、省办医院、部门办医院)和其他公立医院(主要包括军队医院、国有和集体企事业单位等举办的医院)。县级以下为基层医疗卫生机构,分为公立和社会办两类。专业公共卫生机构分为政府办专业公共卫生机构和其他专业公共卫生机构(主要包括国有和集体企事业单位等举办的专业公共卫生机构)。根据属地层级的不同,政府办专业公共卫生机构划分为县办、市办、省办及部门办四类。

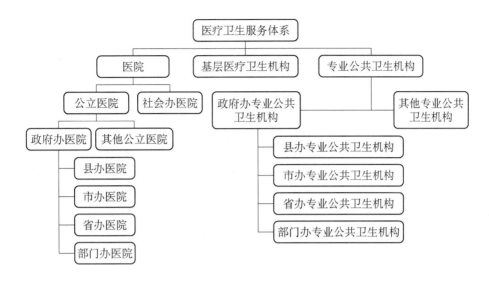

第二节 床位配置

到 2020 年,每千常住人口医疗卫生机构床位数控制在 6 张,其中,医院床位数 4.8 张,基层医疗卫生机构床位数 1.2 张。在医院床位中,公立医院床位数 3.3 张,按照每千常住人口不低于 1.5 张为社会办医院预留规划空间。

分区域制定床位配置原则。根据各省份经济、社会、人口、卫生等方面的实际状况,考虑各地资源差异,在现有基础上,按照鼓励发展、平稳发展、控制发展等策略对各省份区别制定床位发展目标。

第三节 信息资源配置

开展健康中国云服务计划,积极应用移动互联网、物联网、云计算、可穿戴设备等新技术,推动惠及全民的健康信息服务和智慧医疗服务,推动健康大数据的应用,逐步转变服务模式,提高服务能力和管理水平。加强人口健康信息化建设,到 2020 年,实现全员人口信息、电子健康档案和电子病历三大数据库基本覆盖全国人口并信息动态更新。全面建成互联互通的国家、省、市、县四级人口健康信息平台,实现公共卫生、计划生育、医疗服务、医疗保障、药品供应、综合管理等六大业务应用系统的互联互通和业务协同。积极推动移动互联网、远程医疗服务等发展。普及应用居民健康卡,积极推进居民健康卡与社会保障卡、金融 IC卡、市民服务卡等公共服务卡的应用集成,实现就医"一卡通"。依托国家电子政务网,构建与互联网安全隔离,联通各级平台和各级各类卫生计生机构,高效、安全、稳定的信息网络。建立完善人口健康信息化标准规范体系。加强信息安全防护体系建设。实现各级医疗服务、医疗保障与公共卫生服务的信息共享与业务协同。

第四节 其他资源配置

一、设备配置

根据功能定位、医疗技术水平、学科发展和群众健康需求,坚持资源共享和阶梯配置,引导医疗机构合理配置适宜设备,逐步提高国产医用设备配置水平,降低医疗成本。加强大型医用设备配置规划和准入管理,严控公立医院超常装备。支持发展专业的医学检验机构和影像机构,逐步建立大型设备共用、共享、共管机制。建立区域医学影像中心,推动建立"基层医疗卫生机构检查、医院诊断"的服务模式,提高基层医学影像服务能力。按照统一规范的标准体系,二级以上医疗机构检验对所有医疗机构开放,推进有条件的地区开展集中检查检验和检查检验结果互认。大型医用设备按照品目分为甲类和乙类,由国家卫生计生委会同国家发展改革委、财政部、人力资源社会保障部、国家中医药局制定配置规划,并分别由国家和省级卫生计生行政部门组织实施,管理品目实行动态调整。

二、技术配置

健全医疗技术临床应用准入和管理制度,对医疗技术临床应用实行分类、分级管理。加强国家临床医学研究中心和协同研究网络建设,围绕常见疾病和健康问题,加快推进适宜卫生技术的研究开发与推广应用。加强对临床专科建设发展的规划引导和支持,以发展优质医疗资源为目标,发挥其示范、引领、带动和辐射作用,提高基层和区域的专科水平,逐步缓解地域、城乡、学科之间发展不平衡,促进医疗服务体系协调发展。注重中医临床专科的建设,强化中医药技术推广应用。

第四章 各级各类医疗卫生机构

第一节 医 院

一、公立医院

(一)功能定位

公立医院是我国医疗服务体系的主体,应当坚持维护公益性,充分发挥其在基本医疗服务提供、急危重症和疑难病症诊疗等方面的骨干作用,承担医疗卫生机构人才培养、医学科研、医疗教学等任务,承担法定和政府指定的公共卫生服务、突发事件紧急医疗救援、援外、国防卫生动员、支农、支边和支援社区等任务。

县办医院主要承担县级区域内居民的常见病、多发病诊疗,急危重症抢救与疑难病转诊,培训和指导基层医疗卫生机构人员,相应公共卫生服务职能以及突发事件紧急医疗救援等工作,是政府向县级区域内居民提供基本医疗卫生服务的重要载体。

市办医院主要向地市级区域内居民提供代表本区域高水平的综合性或专科医疗服务,接受下级医院转诊,并承担人才培养和一定的科研任务以及相应公共卫生和突发事件紧急医疗救援任务。

省办医院主要向省级区域内若干个地市提供急危重症、疑难病症诊疗和专科医疗服务,接受下级医院转诊,并承担人才培养、医学科研及相应公共卫生和突发事件紧急医疗救援任务。

部门办医院主要向跨省份区域提供疑难危重症诊疗和专科医疗服务,接受下级医院转诊,并承担人才培养、医学科研及相应公共卫生和突发事件紧急医疗救援等任务和技术支撑,带动医疗服务的区域发展和整体水平提升。

(二)机构设置

各级各类公立医院的规划设置要根据地域实际,综合考虑城镇化、人口分布、地理交通环境、疾病谱等因素合理布局。合理控制公立综合性医院的数量和规模,对于需求量大的专科医疗服务,可以根据具体情况设立相应的专科医院。在京津冀、长三角、珠三角等具备一体化发展条件的区域,可以探索打破行政区划的限制,跨区域统筹设置医疗卫生机构,推动资源优化调整,实现大区域范围内资源共享,提高配置效率。

在县级区域依据常住人口数,原则上设置1个县办综合医院和1个县办中医类医院(含中医、中西医结合、民族医等,下同)。中医类资源缺乏,难以设置中医类医院的县可在县办综合医院设置中医科或民族医科室。民族地区、民族自治地方的县级区域优先设立民族医医院。50万人口以上的县可适当增加公立医院数量。

在地市级区域依据常住人口数,每100万~200万人口设置1~2个市办综合性医院(含中医类医院,下同),服务半径一般为50公里左右。地广人稀的地区人口规模可以适当放宽。其中,每个地市级区域原则上至少设置1个市办中医类医院,暂不具备条件的,可在市办综合医院设置中医科或民族医科室。在地市级区域应根据需要规划设置儿童、精神、妇产、肿瘤、传染病、康复等市办专科医院(含中医类专科医院)。

在省级区域划分片区,依据常住人口数,每1 000万人口规划设置1~2个省办综合性医院,同时可以根据需要规划设置儿童、妇产、肿瘤、精神、传染病、职业病以及口腔、康复等省办专科医院(含中医类专科医院)。在省级区域内形成功能比较齐全的医疗服务体系。

按照统筹规划、提升能级、辐射带动的原则,在全国规划布局设置若干部门办医院。

(三)床位配置

根据常住人口规模合理配置公立医院床位规模,重在控制床位的过快增长。各地应结合当地实际情况,参考以下指标研究制定本地区公立医院床位层级设置:每千常住人口公立医院床位数3.3张(含妇幼保健院床位)。其中,县办医院床位数 1.8 张,市办医院床位数 0.9 张,省办及以上医院床位数 0.45 张,国有和集体企事业单位等举办的其他公立医院床位数调减至 0.15 张。实行分类指导,每千常住人口公立医院床位数超过 3.3 张的,原则上不再扩大公立医院规模,鼓励有条件的地区对过多的存量资源进行优化调整。对医疗卫生服务资源短缺、社会资本投入不足的地区和领域,政府要加大投入,满足群众基本医疗卫生服务需求。中医类医院床位数可以按照每千常住人口 0.55 张配置。同时,可以按照 15% 的公立医院床位比例设置公立专科医院。

(四)单体规模

严格控制公立医院单体(单个执业点)床位规模的不合理增长,县办综合性医院床位数一般以 500 张左右为宜,50 万人口以上的县可适当增加,100 万人口以上的县原则上不超过 1 000 张;市办综合性医院床位数一般以 800 张左右为宜,500 万人口以上的地市可适当增加,原则上不超过 1 200 张;省办及以上综合性医院床位数一般以 1 000 张左右为宜,原则上不超过 1 500 张。专科医院的床位规模要根据实际需要合理设置。

二、社会办医院

社会办医院是医疗卫生服务体系不可或缺的重要组成部分,是满足人民群众多层次、多元化医疗服务需求的有效途径。社会办医院可以提供基本医疗服务,与公立医院形成有序竞争;可以提供高端服务,满足非基本需求;可以提供康复、老年护理等紧缺服务,对公立医院形成补充。

到 2020 年,按照每千常住人口不低于 1.5 张床位为社会办医院预留规划空间,同步预留诊疗科目设置和大型医用设备配置空间。放宽举办主体要求,进一步放宽中外合资、合作办医条件,逐步扩大具备条件的境外资本设立独资医疗机构试点。放宽服务领域要求,凡是法律法规没有明令禁入的领域,都要向社会资本开放。优先支持举办非营利性医疗机构。引导社会办医院向高水平、规模化方向发展,发展专业性医院管理集团。支持社会办医院合理配备大型医用设备。加快办理审批手续,对具备相应资质的社会办医院,应按照规定予以批准,简化审批流程,提高审批效率。

完善配套支持政策,支持社会办医院纳入医保定点范围,完善规划布局和用地保障,优化投融资引导政策,完善财税价格政策,社会办医院医疗服务价格实行市场调节价。鼓励政府购买社会办医院提供的服务。加强行业监管,保障医疗质量和安全。

第二节　基层医疗卫生机构

一、功能定位

基层医疗卫生机构的主要职责是提供预防、保健、健康教育、计划生育等基本公共卫生服务和常见病、多发病的诊疗服务以及部分疾病的康复、护理服务,向医院转诊超出自身服务能力的常见病、多发病及危急和疑难重症病人。基层医疗卫生机构主要包括乡镇卫生院、社区卫生服务中心(站)、村卫生室、医务室、门诊部(所)和军队基层卫生机构等。

乡镇卫生院和社区卫生服务中心负责提供基本公共卫生服务,以及常见病、多发病的诊疗、护理、康复等综合服务,并受县级卫生计生行政部门委托,承担辖区内的公共卫生管理工作,负责对村卫生室、社区卫生服务站的综合管理、技术指导和乡村医生的培训等。乡镇卫生院分为中心乡镇卫生院和一般乡镇卫生院,中心乡镇卫生院除具备一般乡镇卫生院的服务功能外,还应开展普通常见手术等,着重强化医疗服务能力并承担对周边区域内一般乡镇卫生院的技术指导工作。

村卫生室、社区卫生服务站在乡镇卫生院和社区卫生服务中心的统一管理和指导下,承担行政村、居委会范围内人群的基本公共卫生服务和普通常见病、多发病的初级诊治、康复等工作。

单位内部的医务室和门诊部等基层医疗卫生机构负责本单位或本功能社区的基本公共卫生和基本医疗服务。

其他门诊部、诊所等基层医疗卫生机构根据居民健康需求,提供相关医疗卫生服务。政府可以通过购买服务的方式对其提供的服务予以补助。

二、机构设置

乡镇卫生院、社区卫生服务中心按照乡镇、街道办事处行政区划或一定服务人口进行设置。到2020年,实现政府在每个乡镇办好1所标准化建设的乡镇卫生院,在每个街道办事处范围或每3万～10万居民规划设置1所社区卫生服务中心。全面提升乡镇卫生院服务能力和水平,综合考虑城镇化、地理位置、人口聚集程度等因素,可以选择1/3左右的乡镇卫生院提升服务能力和水平,建设中心乡镇卫生院。有条件的中心乡镇卫生院可以建设成为县办医院分院。城市地区一级和部分二级公立医院可以根据需要,通过结构和功能改造转为社区卫生服务中心。

合理确定村卫生室和社区卫生服务站的配置数量和布局,根据乡镇卫生院、社区卫生服务中心覆盖情况以及服务半径、服务人口等因素合理设置。原则上每个行政村应当设置1个村卫生室。

个体诊所等其他基层医疗卫生机构的设置,不受规划布局限制,实行市场调节的管理方式。

三、床位配置

按照所承担的基本任务和功能合理确定基层医疗卫生机构床位规模,重在提升床位质量,提高使用效率。到2020年,每千常住人口基层医疗卫生机构床位数达到1.2张,重点加强护理、康复病床的设置。

第三节　专业公共卫生机构

一、功能定位

专业公共卫生机构是向辖区内提供专业公共卫生服务(主要包括疾病预防控制、健康教育、妇幼保健、精神卫生、急救、采供血、综合监督执法、食品安全风险监测评估与标准管理、计划生育、出生缺陷防治等),并承担相应管理工作的机构。专业公共卫生机构主要包括疾病预防控制机构、综合监督执法机构、妇幼保健计划生育服务机构、急救中心(站)、血站等,原则上由政府举办。

县办专业公共卫生机构的主要职责是,完成上级下达的指令性任务,承担辖区内专业公共卫生任务以及相应的业务管理、信息报送等工作,并对辖区内医疗卫生机构相关公共卫生工作进行技术指导、人员培训、监督考核等。

市办专业公共卫生机构的主要职责是,完成上级下达的指令性任务,承担辖区内的专业公共卫生任务以及相应的信息管理等工作,并对下级专业公共卫生机构开展业务指导、人员培训、监督考核等。

省办专业公共卫生机构的主要职责是,完成上级下达的指令性任务,承担辖区内的专业公共卫生任务,开展区域业务规划、科研培训、信息管理、技术支撑以及对下级专业公共卫生机构的业务指导、人员培训、监督考核等。

部门办专业公共卫生机构的主要职责是,实施全国各专业公共卫生工作规划或计划,建立和管理相关公共卫生信息网络,参与重特大突发事件卫生应急处置;加强对下级专业公共卫生机构的业务管理、技术指导、人员培训和监督考核;开展公共卫生发展规律、策略和应用性科学研究,拟定国家公共卫生相关标准和规范。

二、机构设置

专业公共卫生机构要按照辖区常住人口数、服务范围、工作量等因素合理设置。加强区域公共卫生服务资源整合,鼓励组建综合性公共卫生服务中心,10万人口以下的县原则上只设1所公共卫生服务机构。专业公共卫生机构实行按行政区划,分级设置,县级及以上每个行政区划内同类专业公共卫生机构原则上只设一个。县级以下由社区卫生服务中心(站)、乡镇卫生院(妇幼保健计划生育服务站)和村卫生室、计划生育服务室承担相关工作。

县级及以上每个行政区划内原则上只设1个疾病预防控制中心,不再单设其他专病预防控制机构,目前部分地区单设的专病预防控制机构,要逐步整合到疾病预防控制中心。

县级及以上政府要根据工作职责,规范卫生计生综合监督执法机构的设置,由其承担卫生计生综合监督执法任务。

省级可以分设或整合妇幼保健机构和计划生育科研机构。市办和县办妇幼保健机构与计划生育技术服务机构原则上应当予以整合,分别成立市办、县办妇幼保健计划生育服务中心。整合乡办计划生育技术服务机构与乡(镇)卫生院的妇幼保健职能。村级保留村卫生室和村计划生育服务室,共享共用。

省级人民政府根据国家有关规定,结合本行政区域人口、医疗资源、临床用血需求等情况规划血站设置,1个城市内不得重复设置血液中心、中心血站。血液中心和中心血站难以覆盖的县可以依托县办综合医院规划设置1个中心血库。

以专业精神卫生机构为主体、综合性医院精神科为辅助、基层医疗卫生机构和精神疾病社区康复机构为基础,建立健全精神卫生服务体系和网络。

以市办急救中心为龙头,县急救中心和院前急救网络医院共同建成比较完善的急救网络,每个地市必须设置1个急救中心(站),在有核电站、核设施、大型核辐射装置的重点省份可以建设核辐射应急救治基地。

第五章 卫生人才队伍

第一节 人员配备

到2020年,每千常住人口执业(助理)医师数达到2.5人,注册护士数达到3.14人,医护比达到1∶1.25,市办及以上医院床护比不低于1∶0.6,公共卫生人员数达到0.83人,人才规模与我国人民群众健康服务需求相适应,城乡和区域医药卫生人才分布趋于合理,各类人才队伍统筹协调发展。加强全科医生和住院医师规范化培训,逐步建立和完善全科医生制度。促进医务人员合理流动,使其在流动中优化配置,充分发挥作用。加强公共卫生人员的专项能力建设。

一、医院

以执业(助理)医师和注册护士配置为重点,以居民卫生服务需求量和医师标准工作量为依据,结合服务人口、经济状况、自然条件等因素配置医生和护士的数量,合理确定医护人员比例。按照医院级别与功能任务的需要确定床位与人员配比,承担临床教学、带教实习、支援基层、援外医疗、应急救援、医学科研等任务的医疗卫生机构可以适当增加人员配置。未达到床护比标准的,原则上不允许扩大床位规模。

二、基层医疗卫生机构

到2020年,每千常住人口基层卫生人员数达到3.5人以上,在我国初步建立起充满生机和活力的全科医生制度,基本形成统一规范的全科医生培养模式和"首诊在基层"的服务模式,全科医生与城乡居民基本建立比较稳定的服务关系,基本实现城乡每万名居民有2~3名合格的全科医生,全科医生服务水平全面提高,基本适应人民群众基本医疗卫生服务需求。原则上按照每千服务人口不少于1名的标准配备乡村医生。每所村卫生室至少有1名乡村医生执业。

三、专业公共卫生机构

到2020年,每千常住人口公共卫生人员数达到0.83人,各级各类公共卫生人才满足工作需要。

疾病预防控制中心人员原则上按照各省、自治区、直辖市常住人口 1.75/万人的比例核定;地域面积在 50 万平方公里以上且人口密度小于 25 人/平方公里的省、自治区,可以按照不高于本地区常住人口 3/万人的比例核定。其中,专业技术人员占编制总额的比例不得低于 85%,卫生技术人员不得低于 70%。

专业精神卫生机构应当按照区域内人口数及承担的精神卫生防治任务配置公共卫生人员。

妇幼保健计划生育机构应当根据当地服务人口、社会需求、交通状况、区域卫生和计划生育事业发展规划以及承担的功能任务等合理配备人员。市、县、乡级妇幼保健计划生育服务机构中卫生技术人员比例应当不低于总人数的 80%。

血站卫生技术人员数量应当根据年采供血等业务量进行配备。

急救中心人员数量应当根据服务人口、年业务量等进行配备。

第二节　人才培养

加强卫生人才队伍建设,注重医疗、公共卫生、中医药以及卫生管理人才的培养,制订有利于卫生人才培养使用的政策措施。切实加强医教协同工作,深化院校教育改革,推进院校医学教育与卫生计生行业需求的紧密衔接,加强人才培养的针对性和适应性,提高人才培养质量。建立住院医师和专科医师规范化培训制度,开展助理全科医生培训,推动完善毕业后医学教育体系,培养合格临床医师。以卫生计生人员需求为导向,改革完善继续医学教育制度,提升卫生计生人才队伍整体素质。到 2020 年,基本建成院校教育、毕业后教育、继续教育三阶段有机衔接的具有中国特色的标准化、规范化临床医学人才培养体系。院校教育质量显著提高,毕业后教育得到普及,继续教育实现全覆盖。近期,要加快构建以"5 + 3"(5 年临床医学本科教育 + 3 年住院医师规范化培训或 3 年临床医学硕士专业学位研究生教育)为主体、以"3 + 2"(3 年临床医学专科教育 + 2 年助理全科医生培训)为补充的临床医学人才培养体系。

加强以全科医生为重点的基层医疗卫生队伍建设,健全在岗培训制度,鼓励乡村医生参加学历教育。加强政府对医药卫生人才流动的政策引导,推动医药卫生人才向基层流动,加大西部地区人才培养与引进力度。制订优惠政策,为农村订单定向免费培养医学生,研究实施基层医疗卫生机构全科医生及县办医院专科特设岗位计划。创造良好的职业发展条件,鼓励和吸引医务人员到基层工作。加强公共卫生人才队伍建设,加强高层次医药卫生人才队伍建设,大力开发护理、儿科、精神科等急需紧缺专门人才。大力支持中医类人才培养。加大对中西部地区高等医学院校的支持,缩小区域、院校和学科专业之间培养水平的差距。

第三节 人才使用

健全以聘用制度和岗位管理制度为主要内容的事业单位用人机制,完善岗位设置管理,保证专业技术岗位占主体(原则上不低于80%),推行公开招聘和竞聘上岗。健全以岗位职责要求为基础,以品德、能力、业绩为导向,符合卫生人才特点的科学化、社会化评价机制,完善专业技术职称评定制度,促进人才成长发展和合理流动。深化收入分配制度改革,建立以服务质量、服务数量和服务对象满意度为核心、以岗位职责和绩效为基础的考核和激励机制,坚持多劳多得、优绩优酬,人员收入分配重点向关键岗位、业务骨干和做出突出成绩的医药卫生人才倾斜。建立以政府投入为主、用人单位和社会资助为辅的卫生人才队伍建设投入机制,优先保证对人才发展的投入,为医药卫生人才发展提供必要的经费保障。创新公立医院机构编制管理,合理核定公立医院编制总量,并进行动态调整,逐步实行编制备案制,探索多种形式用人机制和政府购买服务方式。

第六章 功能整合与分工协作

建立和完善公立医院、专业公共卫生机构、基层医疗卫生机构以及社会办医院之间的分工协作关系,整合各级各类医疗卫生机构的服务功能,为群众提供系统、连续、全方位的医疗卫生服务。

第一节 防治结合

专业公共卫生机构要对公立医院、基层医疗卫生机构和社会办医院开展公共卫生服务加强指导、培训和考核,建立信息共享与互联互通等协作机制。

进一步明确专业公共卫生机构和医疗机构的职责,着力做好高血压、糖尿病、肿瘤等慢性病的联防联控工作,将结核病、艾滋病等重点传染病以及职业病、精神疾病等病人的治疗交综合性医院或者专科医院开展,强化专业公共卫生机构对医疗机构公共卫生工作的技术指导和考核,监督部门加强对医疗机构的监督检查。

综合性医院及相关专科医院要依托相关科室,与专业公共卫生机构密切合作,承担辖区内一定的公共卫生任务和对基层医疗卫生机构的业务指导。建立医疗机构承担公共卫生任务的补偿机制和服务购买机制。进一步加强基层医疗卫生机构队伍建设,拓展基层医疗卫生机构的功能,确保各项公共卫生任务落实到位。充分发挥中医药在公共卫生中的作用,积极发展中医预防保健服务。

第二节 上下联动

建立并完善分级诊疗模式,建立不同级别医院之间,医院与基层医疗卫生机构、接续性医疗机构之间的分工协作机制,健全网络化城乡基层医疗卫生服务运行机制,逐步实现基层首诊、双向转诊、上下联动、急慢分治。以形成分级诊疗秩序为目标,积极探索科学有效的医联体和远程医疗等多种方式。充分利用信息化手段,促进优质医疗资源纵向流动,建立医院与基层医疗卫生机构之间共享诊疗信息、开展远程医疗服务和教学培训的信息渠道。

控制公立医院普通门诊规模,支持和引导病人优先到基层医疗卫生机构就诊,由基层医疗卫生机构逐步承担公立医院的普通门诊、康复和护理等服务。推动全科医生、家庭医生责任制,逐步实现签约服务。鼓励有条件的地区通过合作、托管、重组等多种方式,促进医疗资源合理配置。探索县域一体化管理。推进乡镇卫生院和村卫生室一体化。

公立医院要通过技术支持、人员培训、管理指导等多种方式,帮扶和指导与之建立分工协作关系的基层医疗卫生机构,提高其服务能力和水平。允许公立医院医师多点执业,探索建立医师执业信息数据库并向公众提供在线查询服务,促进优质医疗资源下沉到基层。建立区域在线预约挂号平台,公立医院向基层医疗卫生机构提供转诊预约挂号服务,对基层医疗卫生机构转诊病人优先安排诊疗和住院;将恢复期需要康复的病人或慢性病病人转诊到病人就近的基层医疗卫生机构。

完善治疗—康复—长期护理服务链,发展和加强康复、老年、长期护理、慢性病管理、临终关怀等接续性医疗机构,建立急慢分治的制度,提高公立医院医疗资源利用效率。

第三节　中西医并重

坚持中西医并重方针,以积极、科学、合理、高效为原则,做好中医医疗服务资源配置。充分发挥中医医疗预防保健特色优势,不断完善中医医疗机构、基层中医药服务提供机构和其他中医药服务提供机构共同组成的中医医疗服务体系,加快中医医疗机构建设与发展,加强综合医院、专科医院中医临床科室和中药房设置,增强中医科室服务能力。加强中西医临床协作,整合资源,强强联合,优势互补,协同协作,提高重大疑难病、急危重症临床疗效。统筹用好中西医两方面资源,提升基层西医和中医两种手段综合服务能力,到2020年,力争使所有社区卫生服务机构、乡镇卫生院和70%的村卫生室具备与其功能相适应的中医药服务能力。

第四节　多元发展

加强社会办医疗机构与公立医疗卫生机构的协同发展,提高医疗卫生资源的整体效率。社会力量可以直接投向资源稀缺及满足多元需求的服务领域,也可以多种形式参与国有企业所办医疗机构等部分公立医院改制重组。鼓励公立医院与社会力量以合资合作的方式共同举办新的非营利性医疗机构,满足群众多层次医疗服务需求。探索公立医院有形资产和无形资产科学评估办法,防止国有资产流失。鼓励社会力量举办中医类专科医院、康复医院、护理院(站)以及口腔疾病、老年病和慢性病等诊疗机构。鼓励药品经营企业举办中医坐堂医诊所,鼓励有资质的中医专业技术人员特别是名老中医开办中医诊所。允许医师多点执业。支持社会办医疗机构加强重点专科建设,引进和培养人才,提升学术地位,加快实现与医疗保障机构、公立医疗机构等信息系统的互联互通。

建立社会力量参与公共卫生工作的机制。政府通过购买服务等方式,鼓励和支持社会力量参与公共卫生工作,并加强技术指导和监督管理。社会力量要加强自身管理,不断强化自身能力,与专业公共卫生机构密切合作,确保公共卫生工作顺利开展。

第五节　医养结合

推进医疗机构与养老机构等加强合作。推动中医药与养老结合,充分发挥中医药"治未病"和养生保健优势。建立健全医疗机构与养老机构之间的业务协作机制,鼓励开通养老机构与医疗机构的预约就诊绿色通道,协同做好老年人慢性病管理和康复护理。增强医疗机构为老年人提供便捷、优先优惠医疗服务的能力。支持有条件的医疗机构设置养老床位。推动二级以上医院与老年病医院、老年护理院、康复疗养机构、养老机构内设医疗机构等之间的转诊与合作。在养老服务中充分融入健康理念,加强医疗卫生服务支撑。支持有条件的养老机构设置医疗机构。统筹医疗服务与养老服务资源,合理布局养老机构与老年病医院、老年护理院、康复疗养机构等,研究制订老年康复、护理服务体系专项规划,形成规模适宜、功能互补、安全便捷的健康养老服务网络。

发展社区健康养老服务。提高社区卫生服务机构为老年人提供日常护理、慢性病管理、康复、健康教育和咨询、中医养生保健等服务的能力,鼓励医疗机构将护理服务延伸至居民家庭。推动开展远程服务和移动医疗,逐步丰富和完善服务内容及方式,做好上门巡诊等健康延伸服务。

第七章　实施保障与监督评价

第一节　加强组织领导

一、加强领导

区域卫生规划是政府对卫生事业进行宏观调控的重要手段。要切实加强对区域卫生规划工作的领导,把区域卫生规划工作提上重要议事日程,列入政府的工作目标和考核目标,建立问责制。各级政府要在土地利用总体规划和城乡规划中统筹考虑医疗卫生机构发展需要,合理安排用地供给,优先保障非营利性医疗机构用地。

二、合理划分各级政府责任

国家卫生计生委会同国家中医药局在各地资源配置的基础上,统筹规划跨省份的资源配置,并纳入所在地市的区域卫生规划。成立专家委员会,建立对各省份资源配置标准和直辖市、计划单列市、省会城市等特殊地区规划的论证机制。根据需要制定分领域专项规划,修订完善医疗机构基本建设标准和设备配置标准。

省级政府负责制订医疗卫生资源配置标准和医疗机构设置规划,将床位配置标准细化到各地市,组织各地市编制区域卫生规划,并根据人口分布、医疗卫生服务需求和交通状况等重点规划各类省办医院与专业公共卫生机构的设置,纳入所在地市的区域卫生规划。

地市级政府负责研究编制区域卫生规划和医疗机构设置规划并组织实施,要重点规划市办及以下医院和专业公共卫生机构,将床位配置标准细化到各县,并按照属地化原则,对本地市范围内的各级各类医疗卫生机构的设置进行统筹规划。

直辖市政府同时承担省、市两级政府职责,负责制定本市医疗卫生资源配置标准,研究编制全市区域卫生规划并组织实施。

县级政府应当按照所在地市的区域卫生规划和医疗机构设置规划要求,负责辖区内县办医院、专业公共卫生机构及基层医疗卫生机构的设置。

三、明确相关部门职责

卫生计生、发展改革、财政、城乡规划、人力资源社会保障、机构编制和中医药等部门要认真履行职责,协调一致地推进区域卫生规划工作。在卫生计生方面,要制订区域卫生规划和医疗机构设置规划并适时进行动态调整;在发展改革方面,要将区域卫生规划和医疗机构设置规划纳入国民经济和社会发展总体规划安排,依据规划对新改扩建项目进行基本建设管理,推进医疗服务价格改革;在财政方面,要按照政府卫生投入政策落实相关经费;在城乡规划管理方面,要依据依法批准的城乡规划审批建设用地;在机构编制方面,要依据有关规定和标准统筹公立医疗卫生机构编制;在社会保障方面,要加快医保支付制度改革;其他相关部门要各司其职,做好相关工作。

第二节　创新体制机制

深化医药卫生体制改革,为区域卫生规划的实施创造有利条件。本规划主要内容是医疗卫生资源配置,"十三五"期间深化医改的总体部署将由医改规划作出安排,在实施推进过程中,要做好与相关规划的衔接。要建立和完善政府卫生投入机制,明确政府在提供公共卫生和基本医疗服务中的主导地位。切实落实对公立和社会办非营利性医疗卫生机构的投入政策。合理划分中央政府和地方政府的医疗卫生投入责任。深化基层医疗卫生机构综合改革,健全网络化城乡基层医疗卫生服务运行机制,提高服务质量和效率;加快公立医院改革,建立合理的补偿机制、科学的绩效评价机制和适应行业特点的人事薪酬制度,推进管办分开、政事分开,实行医药分开。加快发展城乡居民大病保险、商业健康保险,建立完善以基本医保为主体的多层次医疗保障体系。改革医保支付方式,建立更加合理的医保付费机制。加强医疗卫生全行业监管。推行医疗责任保险、医疗意外保险等多种形式的医疗执业保险,加快发展医疗纠纷人民调解等第三方调解机制,完善医疗纠纷处理机制。

第三节 加大资源调整力度

按照严格规划增量、科学调整存量的原则,合理确定区域内公立医院的数量和布局,采取多种措施推动公立医院布局和结构的优化调整。要合理把控公立医院床位规模、建设标准和大型设备配置,禁止举债建设和装备。对新建城区、郊区、卫星城区等薄弱区域,政府要有计划、有步骤建设公立医疗卫生机构,满足群众基本医疗卫生需求。重点加强中医、儿科、妇产、精神卫生、传染病、老年护理、口腔、康复等薄弱领域服务能力的建设。优先加强县办医院服务能力,提高县域医疗能力和水平。支持村卫生室、乡镇卫生院、社区卫生服务机构标准化建设,2020 年达标率达到 95% 以上。加大对老少边穷地区医疗卫生服务体系发展和人才定向培养的支持力度。新建居住区和社区要按照相关规定保障基本医疗卫生设施配套。公立医院资源过剩的地区,要优化结构和布局,从实际出发,根据需要积极稳妥地将部分公立医院转为康复、老年护理等接续性医疗机构或社区卫生服务机构。对超出规模标准的公立医院,要采取综合措施,逐步压缩床位,并选择部分单体规模过大的国家卫生计生委预算管理医院和公立医院改革试点城市的公立医院开展拆分试点。

第四节 强化监督评价

一、规范规划编制流程

各地在编制医疗卫生资源配置标准和区域卫生规划工作中,要根据群众健康需求,合理确定各类医疗卫生资源的配置目标。要综合考虑包括军队医疗机构、复员退伍军人医疗机构等在内的各方医疗资源,充分征求有关部门和社会各界的意见。要与新型城镇化以及区域发展布局相结合,做好与本规划纲要以及当地经济社会发展规划、城乡规划、土地利用总体规划、国防卫生动员需求等的衔接,合理控制资源总量标准及公立医院单体规模,各地可以在强基层的基础上,根据实际需要对不同级别、类型机构床位的比例关系进行适当调整。各地市区域卫生规划起草和论证完成后,须经省级卫生计生行政部门同意并报本地市人民政府审批,确保规划的可行性、可操作性和权威性。区域卫生规划的周期一般为 5 年。

二、严格规划实施

及时发布机构设置和规划布局调整等信息,鼓励有条件的地方采取招标等方式确定举办或运行主体。将纳入规划作为建设项目立项的前提条件。所有新增医疗卫生资源,特别是公立医院的设置和改扩建、病床规模的扩大、大型医疗设备的购置,无论何种资金渠道,必须按照区域卫生规划的要求和程序,严格管理。建立公立医院床位规模分级备案和公示制度,新增床位后达到或超过 1 500 张床以上公立医院,其床位增加须报国家卫生计生委备案(中医类医院同时报国家中医药管理局备案)。对严重超出规定床位数标准、未经批准开展项目建设、擅自扩大建设规模和提高建设标准等的公立医院,要进行通报批评,暂停大型医用设备配置许可、等级评审等审批和财政资金安排。

三、建立规划实施的监督评价机制

各省(区、市)人民政府要强化规划实施监督和评价,建立区域卫生规划和资源配置监督评价机制,成立专门的评价工作小组,组织开展区域卫生规划实施进度和效果评价,及时发现实施中存在的问题,并研究解决对策。评价过程中要实行公开评议、公平竞争,运用法律、经济和行政手段规范、管理和保障区域卫生规划的有效实施。国务院有关部门要根据职责分工,开展规划实施进度和效果评价,必要时开展联合督查,以推动规划落实,实现医疗卫生资源有序发展、合理配置、结构优化。

关于进一步规范社区卫生服务管理和
提升服务质量的指导意见

（国卫基层发〔2015〕93 号）

各省、自治区、直辖市卫生计生委、中医药管理局，新疆生产建设兵团卫生局：

为落实《中共中央　国务院关于深化医药卫生体制改革的意见》《国务院关于促进健康服务业发展的若干意见》(国发〔2013〕40 号)、《国务院关于加快发展养老服务业的若干意见》(国发〔2013〕35 号)、《国务院关于进一步推进户籍制度改革的意见》(国发〔2014〕25 号)、《国务院办公厅关于推进分级诊疗制度建设的指导意见》(国办发〔2015〕70 号)等文件精神，现就进一步规范社区卫生服务管理，提升社区卫生服务质量和能力提出如下意见：

一、规范社区卫生服务机构设置与管理

（一）健全社区卫生服务机构网络。综合考虑区域内卫生计生资源、服务半径、服务人口以及城镇化、老龄化、人口流动迁移等因素，制定科学、合理的社区卫生服务机构设置规划，按照规划逐步健全社区卫生服务网络。在城市新建居住区或旧城改造过程中，要按有关要求同步规划建设社区卫生服务机构，鼓励与区域内养老机构联合建设。对流动人口密集地区，应当根据服务人口数量和服务半径等情况，适当增设社区卫生服务机构。对人口规模较大的县和县级市政府所在地，应当根据需要设置社区卫生服务机构或对现有卫生资源进行结构和功能改造，发展社区卫生服务。在推进农村社区建设过程中，应当因地制宜地同步完善农村社区卫生服务机构。城镇化进程中，村委会改居委会后，各地可根据实际情况，按有关标准将原村卫生室改造为社区卫生服务站或撤销村卫生室。

（二）充分发挥社会力量办医的积极作用。城市社区卫生服务网络的主体是社区卫生服务中心和社区卫生服务站，诊所、门诊部、医务室等其他承担初级诊疗任务的基层医疗卫生机构是社区卫生服务网络的重要组成部分。各地应当积极创造条件，鼓励社会力量举办基层医疗卫生机构，满足居民多样化的健康服务需求。鼓励各地积极探索通过政府购买服务的方式，对社会力量举办的基层医疗卫生机构提供的基本医疗卫生服务予以补助。

(三)规范全科医生执业注册。在社区卫生服务机构从事全科医疗(含中医)工作的临床医师,通过全科医师规范化培训或取得全科医学专业中高级技术职务任职资格的,注册为全科医学专业;通过省级卫生计生行政部门和中医药管理部门认可的全科医师转岗培训和岗位培训,其执业范围注册为全科医学,同时可加注相应类别的其他专业。各地要在2016年6月底前完成现有符合条件人员的注册变更工作,具体注册办法由省级卫生计生行政部门、中医药管理部门制定。

(四)改善社区卫生服务环境。社区卫生服务机构要为服务对象创造良好的就诊环境,规范科室布局,明确功能分区,保证服务环境和设施干净、整洁、舒适、温馨,体现人文关怀。预防接种、儿童保健、健康教育和中医药服务区域应当突出特色,营造适宜服务氛围;挂号、分诊、药房等服务区域鼓励实行开放式窗口服务。鼓励使用自助挂号、电子叫号、化验结果自助打印、健康自测等设施设备,改善居民就诊体验。规范使用社区卫生服务机构标识,统一社区卫生服务机构视觉识别系统,统一工作服装、铭牌、出诊包等,机构内部各种标识须清晰易辨识。保护就诊患者隐私权,有条件的应当做到一医一诊室。完善机构无障碍设施,创造无烟机构环境,做到社区卫生服务机构内全面禁止吸烟。

二、加强社区基本医疗和公共卫生服务能力建设

(五)提升社区医疗服务能力。社区卫生服务机构应当重点加强全科医学及中医科室建设,提高常见病、多发病和慢性病的诊治能力。可根据群众需求,发展康复、口腔、妇科(妇女保健)、儿科(儿童保健)、精神(心理)等专业科室。综合考虑服务需求、老龄化进程、双向转诊需要和机构基础条件等因素,以市辖区为单位统筹规划社区卫生服务机构病床规模,合理设置每个社区卫生服务机构床位数,提高床位使用效率。社区卫生服务机构病床以护理、康复为主,有条件的可设置临终关怀、老年养护病床。乡镇卫生院转型为社区卫生服务中心的,其住院床位和内设科室可根据实际需要予以保留或调整。根据分级诊疗工作需要,按照有关规定和要求配备所需药品品种,满足患者用药需求。

(六)加强与公立医院上下联动。支持社区卫生服务机构与公立医院之间建立固定协作关系,探索推动医疗联合体建设。协作医院应当为社区卫生服务机构预留一定比例的门诊号源,开通转诊绿色通道,优先安排转诊患者就诊。鼓励公立医院医生到社区卫生服务机构多点执业,通过坐诊、带教、查房等多种方式,提升社区卫生服务能力。以高血压、糖尿病、结核病等疾病为切入点,搭建全科医生与公立医院专科医生联系沟通平台,加强分工协作,上下联动,探索社区首诊和双向转诊制度。逐步建立公立医院出院患者跟踪服务制度,为下转患者提供连续性服务。推进远程医疗系统建设,开展远程会诊、医学影像、心电诊断等远程医疗服务。充

分利用公立医院等资源,发展集中检验,推动检查检验互认,减少重复就医。

（七）落实社区公共卫生服务。充分利用居民健康档案、卫生统计数据、专项调查等信息,定期开展社区卫生诊断,明确辖区居民基本健康问题,制订人群健康干预计划。实施好国家基本公共卫生服务项目,不断扩大受益人群覆盖面。严格执行各项公共卫生服务规范和技术规范,按照服务流程为特定人群提供相关基本公共卫生服务,提高居民的获得感。加强社区卫生服务机构与专业公共卫生机构的分工协作,合理设置公共卫生服务岗位,进一步整合基本医疗和公共卫生服务,推动防治结合。在稳步提高公共卫生服务数量的同时,注重加强对公共卫生服务质量的监测和管理,关注健康管理效果。

（八）大力发展中医药服务。在基本医疗和公共卫生服务以及慢性病康复中,充分利用中医药资源,发挥中医药的优势和作用。有条件的社区卫生服务中心集中设置中医药综合服务区。加强合理应用中成药的宣传和培训,推广针灸、推拿、拔罐、中医熏蒸等适宜技术。积极开展中医"治未病"服务,为社区居民提供中医健康咨询、健康状态辨识评估及干预服务,大力推广普及中医药健康理念和知识。

（九）加强社区卫生人才队伍建设。合理配置社区卫生服务机构人员岗位结构,加强以全科医生、社区护士为重点的社区卫生人员队伍建设。继续加大对全科医生规范化培训的支持力度,积极采取措施,鼓励医学毕业生参加全科医生规范化培训。大力推进全科医生转岗培训,充实全科医生队伍。以提高实用技能为重点,加强社区卫生在岗人员培训和继续医学教育,社区卫生技术人员每5年累计参加技术培训时间不少于3个月。各地要定期开展社区卫生服务机构管理人员培训,培养一批懂业务、会管理、群众满意的管理人员。

三、转变服务模式,大力推进基层签约服务

（十）加强签约医生团队建设。签约医生团队由二级以上医院医师与基层医疗卫生机构的医务人员组成。根据辖区服务半径和服务人口,合理划分团队责任区域,实行网格化管理。签约医生团队应当掌握辖区居民主要健康问题,开展健康教育和健康促进、危险因素干预和疾病防治,实现综合、连续、有效的健康管理服务。到2020年,力争实现让每个家庭拥有一名合格的签约医生,每个居民有一份电子化的健康档案。

（十一）大力推行基层签约服务。推进签约医生团队与居民或家庭签订服务协议,建立契约式服务关系。在签约服务起始阶段,应当以老年人、慢性病和严重精神障碍患者、孕产妇、儿童、残疾人等长期利用社区卫生服务的人群为重点,逐步扩展到普通人群。在推进签约服务的过程中,要注重签约服务效果,明确签约服务内容和签约条件,确定双方应当承担的责任、权利、义务等事项,努力让居民通过签

约服务能够获得更加便利的医疗卫生服务,引导居民主动签约。探索提供差异性服务、分类签约、有偿签约等多种签约服务形式,满足居民多层次服务需求。完善签约服务激励约束机制,签约服务费用主要由医保基金、签约居民付费和基本公共卫生服务经费等渠道解决。

(十二)开展便民服务。社区卫生服务机构要合理安排就诊时间,有条件的社区卫生服务机构应当适当延长就诊时间和周末、节假日开诊,实行错时服务,满足工作人群就诊需求。鼓励各地以慢性病患者管理、预防接种、儿童保健、孕产妇保健等相关服务对象为重点,逐步开展分时段预约诊疗服务。对重点人群开展定期随访,对有需要的病人进行上门访视。大力发展社区护理,鼓励开展居家护理服务。

(十三)做好流动人口社区卫生服务。各地要将农民工及其随迁家属纳入社区卫生服务机构服务范围,根据实际服务人口合理配置卫生技术人员,方便流动人群就近获得医疗卫生服务。流动人口按有关规定与居住地户籍人口同等享受免费基本公共卫生服务。要深入流动人口集中区域,采取宣讲、壁报、发放材料、新媒体等多种形式开展宣传,使其了解国家基本公共卫生服务项目的服务对象、内容、流程等。针对流动人口的特点,应当重点加强健康教育、传染病防控、预防接种、孕产妇保健等公共卫生服务。

(十四)延伸社区卫生服务功能。根据社区人群基本医疗卫生需求,不断完善社区卫生服务内容,丰富服务形式,拓展服务项目。鼓励社区卫生服务机构与养老服务机构开展多种形式的合作,加强与相关部门配合,协同推进医养结合服务模式。鼓励社区卫生服务机构面向服务区域内的机关单位、学校、写字楼等功能社区人群,开展有针对性的基本医疗卫生服务。引导社区居民参与社区卫生服务,通过开展慢性病患者俱乐部或互助小组、培训家庭保健员等形式,不断提高居民自我健康管理意识。

四、加强社区卫生服务保障与监督管理

(十五)加强医疗质量安全保障。严格执行医疗质量管理的有关法律法规、规章制度及诊疗规范,加强医疗质量控制。加强一次性医疗用品、消毒剂、消毒器械等索证和验证工作。对口腔科、消毒供应室、治疗室、换药室和清创室等重点部门医疗器械和环境要严格执行清理、消毒和灭菌。加强院内感染控制,严格执行消毒灭菌操作规范,按要求处理医疗废物,实行登记管理制度,保证医疗安全。严格遵守抗菌药物、激素的使用原则及联合应用抗菌药物指征。合理选用给药途径,严控抗菌药物、激素、静脉用药的使用比例,保证用药与诊断相符。完善医疗风险分担机制,鼓励社区卫生服务机构参加医疗责任保险。

（十六）加强信息技术支撑。推进使用居民就医"一卡通"，用活用好电子健康档案。以省（区、市）为单位，统筹社区卫生服务机构信息管理系统建设，进一步整合妇幼保健、计划生育、预防接种、传染病报告、严重精神障碍等各相关业务系统，避免数据重复录入。推动社区卫生信息平台与社区公共服务综合信息平台有效对接，促进社区卫生服务与其他社区公共服务、便民利民服务、志愿互助服务有机融合和系统集成。不断完善社区卫生服务信息管理系统功能，逐步实现预约、挂号、诊疗、转诊、公共卫生服务以及收费、医保结算、检验和药品管理等应用功能，加强机构内部信息整合共享，逐步通过信息系统实现服务数量和质量动态监管。加强区域卫生信息平台建设，推动各社区卫生服务机构与区域内其他医疗卫生机构之间信息互联互通、资源共享。充分利用移动互联网、智能客户端、即时通信等现代信息技术，加强医患互动，改善居民感受，提高服务效能。

（十七）加强政策支持和绩效考核。各级卫生计生行政部门、中医药管理部门要推动落实社区卫生服务机构建设、财政补助、人事分配等相关保障政策，充分调动社区医务人员的积极性。进一步加强对社区卫生服务机构的监督管理，建立健全各项管理制度，加强社区卫生服务机构文化和医德医风建设。各地要不断完善绩效考核制度，将提升服务质量有关内容纳入社区卫生服务机构考核重点内容，推动社区卫生服务机构持续改善服务，提高居民信任度和利用率。

国家卫生计生委　国家中医药管理局
2015 年 11 月 17 日

主要参考文献

[1] 何秋平,陈发钦.国内外社区卫生服务发展现状研究[J].中国农村卫生事业管理,2016,36 (3)：328—332.

[2] 中共中央国务院.关于深化医药卫生体制改革的指导意见[Z].2009‐03‐17.

[3] 樊晓娇.英国以社区卫生服务为核心的卫生保健体系对中国的启示[J].中国全科医学, 2013,16(29)：3403—3405.

[4] 许路.新加坡医疗体制对我国的启示[J].中国医药指南,2011,9(22)：172—17.

[5] 刘利群,周小军.全国社区卫生服务机构基本情况调查分析[J].中华医院管理杂志,2003, 19(8)：485—487.

[6] 陈喆.聚焦我国城市社区卫生服务体系的现状及发展[C].《创新对接京津体制机制——京 津冀协同发展论坛(对接京津与环首都沿渤海第 11 次论坛)论文集》,2015.

[7] 毛星燕.社区卫生服务机构人力资源配置现状、问题与对策研究——以苏州市郭巷街道为 例苏州大学[D].苏州：苏州大学,2015.

[8] 李慧.社区卫生服务机构人力资源配置现状与对策研究——以北京市海淀区为例[D].青 岛：青岛大学,2016.

[9] 王雨晴.社区卫生服务综合评价研究——以江苏省五地区为例[D].南京：东南大 学,2015.

[10] 石建伟,陆媛,张含之,等.我国社区卫生服务功能定位发展的反思与展望[J].中国全科医 学,2016,19(28)：3394—3397.

[11] 张明妍,丁晓燕,高运生.我国社区卫生服务机构服务能力现状、问题及对策[J].中国卫生 事业管理,2016,9：654—681.

[12] 杨晨.我国社区卫生服务质量评价与服务功能分析[D].武汉：华中科技大学,2015.

[13] 王欣.我国卫生服务整合的体系背景分析及实施效果评价一基于三省九县(区)实证研究 [D].济南：山东大学,2017.

[14] 各类别执业(助理)医师数[J].中国卫生和计划生育统计年鉴,2016,2‐3‐3.

[15] 各地区分类别执业(助理)医师和全科医生数[J].中国卫生和计划生育统计年鉴,2016,2— 3—5.

[16] 张宇,张东华,薄红等.浅谈我国全科医生的培养现状、问题与对策[J].继续医学教育, 2015,29(9)：3—5.

[17] 李姝洁,张海瑞,朱丽娜,等.全科医生工作压力和工作满意度现状及其影响因素研究[J].中国全科医学,2015,18(4):387—390.

[18] 赵明月,孙赛,尹爱田,等.全科医生培养机制中的问题与解决路径[J].中国卫生事业管理,2017,7:534—538.

[19] 陈淑玲.全科医生现状调查与培训需求分析[D].青岛:青岛大学,2015.

[20] 田伟.基于全员人口数据库的复合家庭细分方案[D].石家庄:河北师范大学,2015.

[21] 李邵康.基于全员人口数据库的核心家庭分类方案和识别模型[D].石家庄:河北师范大学,2015.

[22] 罗学琴.家庭类型、家庭功能与社区卫生服务需求的关系分析[J].当代医学,2011,17(3):16—17.

[23] 张恺娣.试析我国的家庭类型及其成员构成[J].人口与经济,1988,6:46—50.

[24] 唐灿.我国城乡社会家庭结构与功能的变迁[J].中国社会科学院院报,2005,3:10—13.

[25] 王跃生.中国城乡老年人居住的家庭类型研究—基于第六次人口普查数据的分析[J].中国人口科学,2014,1:20—32.

[26] 王跃生.中国当代家庭、家户和家的"分"与"合"[J].中国社会科学,2016,4:91—110.

[27] 王勤荣,吴国球,倪卫子.SOAP式问题描述在临床教学中的应用[J].中等医学教育,1999,17(11):35—36.

[28] 曾雪梅,王子岳."生物—心理—社会"医学模式的临床应用[J].心理技术与应用,2014,15(11):35—38.

[29] 吴曦,陈剑春,刘建民.卡尔加里—剑桥指南在医患沟通技能教学中的应用[J].中国医学教育技术,2013,27(2):218—220.

[30] 梁渊,田怀谷,卢祖洵.生物—心理—社会医学模式的理论构成[J].中国社会医学杂志,2006,23(1):13—15.

[31] 李梦斐.我国"医联体"发展现状与对策研究[D].济南:山东大学,2017.

[32] (美)保曼(Paulman, P. M.),著.全科医学见习实习指南[M].吴寿岭,陈乃耀,译.北京:北京大学医学出版社,2007.

[33] 杨秉辉.全科医学概论[M].北京:人民卫生出版社,2008.

[34] 梁万年.全科医学概论[M].北京:人民卫生出版社,2007.

[35] 刘子民.社区卫生服务规范管理[M].北京:人民卫生出版社,2009.

[36] 崔树起.社区卫生服务管理[M].北京:人民卫生出版社,2006.

[37] 罗伯特·泰勒.全科医学实习教程[M].北京:华夏出版社,2000.

[38] Ian R McWhinney, Thomsas Freeman. Textbook of Family Medicine [M]. OXFORD: OXFORD University Press, 2009.

[39] 黎东生.卫生经济学[M].北京:中国中医药出版社,2010.

[40] 舍曼 富兰德(Sherman Folland).卫生经济学(第6版)[M].北京:中国人民大学出版社,2011.

[41] 彭迎春,苏宁,何永洁.社区卫生服务机构岗位工作内容的非参与观察研究[J]中国全科医疗,2012,15(3):726—728.

[42] 冯雁,董铭,陈淑敏.上海市嘉定区社区全科医生执业现状[J]调查中国公共卫生管理,2016,32(5):629—631.

[43] 李兆强.社区医疗机构工作中加强医患沟通的重要性[J].求医问药,2012,10(6):553.

[44] 高晓飞,周维燕,孙忠河,等.我国医疗纠纷原因的 Meta 分析[J].中国医药导报,2012,9(6):160—164.

[45] 孙晨,路孝琴.以人为中心的全科医生应诊服务评价指标体系构建研究[J].中国全科医学,2017,20(7):773—778.

[46] 钱雯.社区就诊居民家庭医生签约现况及影响因素分析[D].上海:复旦大学,2014.

[47] Olive C Lennon, MSc Aisling Carey. Reliability and Validity of COOP/WONCA Functional Health Status Charts for Stroke Patients in Primary Care [J]. Journal of Stroke and Cerebrovascular Diseases, 2011,2(5):465—473.

[48] 黄煊,施榕.家庭病床患者的功能状态和心理状态及家庭功能状况调查[J].中国全科医学,2008.11(7A):1171—1175.

[49] 杨辉.澳大利亚《全科医学预防服务指南》简介[J].中国全科医学,2006,19(16):1368.

[50] 罗春燕,傅华,陈洁,等.临床预防服务指南的制定和应用前景[J].中国全科医学,1999,2(2):147—149.

[51] 瓮学清.周期性健康检查—全科医生开展临床预防服务的重要手段[J].中国全科医学,2001,4(1):30—32.

[52] 罗春燕,傅华,董恒进,等.临床预防服务概述[J].卫生软科学,1999,13(2):25—28.

[53] 许茗越.云南省全科医学师资培训临床实践教学培训情况分析[D].昆明:昆明医科大学,2015.

[54] 卢祖洵.我国全科医学师资队伍现状分析与建设构想[J].全科医学临床与教育,2011,9(2):121—122.

[55] 朱福,刘小娜,雷鹏,等.社区全科医师知识技能现状与培训需求研究[J].中国全科医学,2001,14(11):3601—3604.

[56] 方炳,施榕,姜宏,等.浦东新区社区全科医生临床技能操作应用情况调查[J].中国全科医学,2010,13(7C):2412—2415.

[57] 孟庆跃.明确功能整合体系提升医疗卫生服务体系能力[J].中国卫生监督杂志,2015,22(2):107—108.

[58] 孙志刚.加快建设覆盖全民的医疗卫生服务体系-国家卫生计生委副主任孙志刚解读《全国医疗卫生服务体系规划纲要(2015—2020 年)》[J].紫光阁,××××,2015,5:37—38.

[59] 黎晓奇,张新庆,高文慧,等.基层医疗卫生机构标准化建设中的问题与对策研究[J].中国卫生事业管理,2017,31(7):488—490.

[60] 韩璐,张耀光,张明吉,等.基于标准化建设的社区卫生服务机构设施设备配置研究[J].中国初级卫生保健,2017,31(6):15—19.

[61] 王凌峰.中国城市社区卫生服务发展研究[D].沈阳:东北大学,2014.

[62] 路孝琴,梁万年,贾庆春,等.基层医疗国际分类(ICPC)及其在全科/家庭医疗中的应用[J].中国全科医学,2003,6(1):86—88.

[63] 路孝琴,贾庆春,梁万年,等.基层医疗国际分类对城市全科医疗门诊老年患者就诊原因及服务需求的评价[J].中国全科医学,2004,7(12):862—864.

[64] 卢祖洵,金生国.国外社区卫生服务[M].北京:人民卫生出版社,2001.

[65] 郝晓宁,李士雪,李湘江.美国社区卫生服务运行机制和管理模式研究[J].医学与哲学(人文社会医学版),2006,27(8):22—24.

[66] 李湘江,李士雪,郝晓宁.澳大利亚社区卫生服务运行机制和管理模式研究[J].中国卫生

　　事业管理,2007,5：351—352.

[67] 刘喜珍. 城市社区卫生服务发展研究—以福建省为例[D]. 福州：福建师范大学,2012.

[68] 李志新. 社区卫生服务管理与实践[M]. 北京：人民军医出版社,2009.

[69] 崔树起. 社区卫生服务管理[M]. 北京：人民卫生出版社,2006.

[70] 卢祖洵,姜润生. 社会医学[M]. 北京：人民卫生出版社,2013.